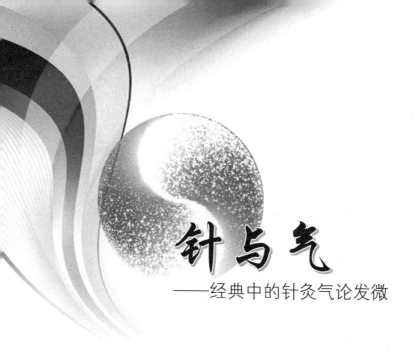

针与气

——经典中的针灸气论发微

姜　姗　赵京生　著

U0235629

人民卫生出版社

图书在版编目（CIP）数据

针与气：经典中的针灸气论发微/姜姗，赵京生著.—北京：人民卫生出版社，2018

ISBN 978-7-117-26002-2

Ⅰ.①针… Ⅱ.①姜…②赵… Ⅲ.①针灸学-研究 Ⅳ.①R245

中国版本图书馆 CIP 数据核字（2018）第 050546 号

| 人卫智网 | www.ipmph.com | 医学教育、学术、考试、健康，购书智慧智能综合服务平台 |
| 人卫官网 | www.pmph.com | 人卫官方资讯发布平台 |

针与气——经典中的针灸气论发微

著　　者：姜　姗　赵京生
出版发行：人民卫生出版社（中继线 010-59780011）
地　　址：北京市朝阳区潘家园南里 19 号
邮　　编：100021
E - mail：pmph @ pmph.com
购书热线：010-59787592　010-59787584　010-65264830
印　　刷：三河市尚艺印装有限公司
经　　销：新华书店
开　　本：850×1168　1/32　印张：13.5
字　　数：315 千字
版　　次：2018 年 5 月第 1 版　2018 年 5 月第 1 版第 1 次印刷
标准书号：ISBN 978-7-117-26002-2/R·26003
定　　价：45.00 元

打击盗版举报电话：010-59787491　E - mail：WQ @ pmph.com
（凡属印装质量问题请与本社市场营销中心联系退换）

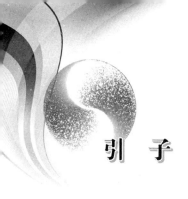

引 子

气，是中国古人千年来对未知世界的冥想。

它是林间水面的白雾袅袅，是其釜之上的浓烟燎燎；它是天地人间的衍化之源，是生灵万物的构形之本；它是凝集思想的变通语素，是字里行间的奥妙之音。

当回归人之为人的根本，气是现象，也是功能；是形状，也是运动；是症状，也是机理；是起因，也是结果。气之内涵，在经典针灸文献里繁华。

我们今天看到"气息"密布的针灸文本，究竟是满纸荒唐言，还是一字纳玄机？抑或，这仅仅是古人所思、所见、所信为真的独特语言？本书将对针灸之气索隐探赜，解读以"气"书写的密码，搭筑针灸理论的知行之道。

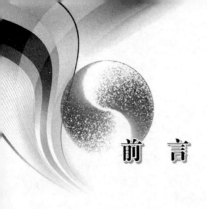

前　言

　　中医学起源于古代原始社会，其理论由古人对人体生命健康与疗愈疾病的认识及经验凝练而生。在实践的维度上，中医学是一种维持人体生命健康的科学，而在思想的维度上，它却与现代定义的"科学"存在根本的差异。这一方面因于现代科学建构在西方哲学思想的平台之上，而中西方的思想文化根基相离；另一方面更重要的是，因中医学有着一脉相承的悠久历史，其理论的形成是伴随着中国古代哲学思想之嬗变的渐进过程。从某种意义上，甚至可以说，中医学既是一种科学，亦是一种哲学，充溢着古代哲思与人文情怀。

　　概念串联思想。而在中国古代哲学思想中，气可谓是贯穿始终的核心概念。气是古人认知世界的基本元素，在不同的思想界域均有体现，且内涵极丰富。气，或独立运用，如《老子·第四十二章》中"道生一，一生二，二生三，三生万物。万物负阴而抱阳，冲气以为和"；或与其他概念组合为更具体意象，如在《黄帝内经》中常见的"阴气""阳气""天气""人气""营气""卫气"等。在不同语境下，气所传达的语义内涵虽有微妙差别，但总体而言，是把貌似不同的事物划归到相似的概念体系之中，从而形成了古代中国思想所特有的"气学"。

　　同样，气的概念在中医领域中亦发挥着重要作用。古代的生命观、人体观、健康观、疾病观、治疗观、养生观等，皆常用气概念来表述理论，描绘现象，论说思想。而针灸，更是其中十分特殊的、具有极强表观性与实践性的内容，气在针灸理论中，是常见的现象描摹与机理阐释的关键词。

综观现有研究，有关中医学中气的讨论不在少数，却鲜有专门针对针灸之气的理论研究。古代针灸文献中，大量以气记述的重要思想，若不深入细致地厘清其中气的内涵与具体所指，将直接影响对古代文献的理解、释义与运用。这一空白的填补将具有深远意义。

回溯至目前所见最早的有关针灸的记载，简帛医籍可谓伊始。然而，其针灸理论特点与现今广为流传的版本已大相径庭，从其传播范围与影响程度，命之为经典是不适宜的。

简帛医籍之后，最早的医学专书便是《黄帝内经》，其中《素问》是对人身生命问题的全面探讨，而《灵枢》（古称《针经》），称之为最早的针灸专书实不为过。而《难经》，则是对《黄帝内经》针灸理论继承基础上更推进理论建构的发展，在经脉理论方面，扩展出奇经八脉含义、内容、循行部位、起止点、与十二经脉关系、发病证候等[1]；在腧穴理论方面，则因于《难经》时期五行思想的盛行，强化了对井、荥、俞、经、合等五输穴以及原穴的论述[2]，至今影响深远；在针刺法方面，进一步细化了各种针刺补泻的方法，并对针刺深浅、进出针、留针待气等具体操作有所发展[3]。而在《难经》之后，针灸理论的基本格局已然定立，后世的医家注家虽在此基础上各现千秋，但未脱《黄帝内经》与《难经》之雏形。

因此，"经典针灸文献"，于此主要指向《黄帝内经》

---

①　南京中医学院. 难经校释 [M]. 北京：人民卫生出版社，2009：48.
②　南京中医学院. 难经校释 [M]. 北京：人民卫生出版社，2009：115.
③　南京中医学院. 难经校释 [M]. 北京：人民卫生出版社，2009：127.

《难经》。

其中，值得注意的是，《黄帝内经》非成书于一时，亦非一人而作。《素问》中的《天元纪大论》《五运行大论》《六微旨大论》《气交变大论》《五常政大论》《六元正纪大论》《至真要大论》等七篇大论及其遗篇文风与他篇不相称，故疑似王冰补足亡佚篇卷而加入①；且其内容与针灸关联不大，因而本研究未将其纳入研究范围，仅涉及《至真要大论》中一处有较大影响的气论文段。

明确了经典的范畴，仍应理解《素问》《灵枢》与《难经》的论说内容各有不同偏重，而本书旨在关注其中的针灸理论，因而需基于针灸与气的相合比重，以返观三部经典的各自特点。笔者对三者经文中"气"字进行了统计分析，数据如下表所示。

文献	含"气"总数	针灸相关内容"气"数	针灸相关"气"的比例（%）
《素问》	1893	869	45.91
《灵枢》	1149	979	85.20
《难经》	154	135	87.66

从经典成书时间上看，《素问》与《灵枢》早于《难经》，且《难经》中针灸理论多是于《黄帝内经》基础上发展而来；但从与气相关探讨的针灸理论在总经文中的比重来看，《灵枢》中"针灸之气"占据了大部分内容，这与《灵枢》本身以针灸内容为要直接相关。基于这样的分析，本书将以《灵枢》《素问》《难经》的先后顺序及相对比重展开。

① 龙伯坚. 黄帝内经概论［M］. 上海：上海科学技术出版社，1980：15.

　　本书的内容尚属对《黄帝内经》与《难经》针灸之气研究的基础部分。全书主要基于《灵枢》《素问》及《难经》所有针灸理论中与"气"相关的经文，并根据每段经文所述内容性质分章分类；由于部分经文的论述并不局限于特定内容，因而以每段经文中相对偏重探讨的核心为划归分类的标准，如无明显突出的中心，则参考经文所出之篇章主题为据。

　　对于后世注家、医家的释义，本书择要挑选，重点梳理、研究其中对气及相关内容的理解认识，并在此基础上，结合气所出现的语境，对其进行语义逻辑的分析，阐述笔者自身的理解，力求得出更接近古人本义的概念内涵，挖掘经文背后的深层意蕴。

　　古代文献汇集编排的背后常有多种复杂的动因，在研究中，若直接以古人所划定的篇章为研究单元，一方面使每一研究单位过长，难以细化篇章内不同文段的内容之别，另一方面这种大篇幅的特点分析与对照实乏说服力。但反之，太过细化的研究单元则容易破坏前后文语境连贯性，同时因部分古文的排比、对仗等修辞写作特点，以研究目标所在句子为研究单元则难免琐碎。因而，研究单元的确定是这一研究的基础。

　　这里所说的研究单元，与语言学语料库建设时选用文段的概念十分相似，二者都以研究某语段中的词义或表达为目的，而节选篇章中的语段或语句作为独立的分析对象。由于目前尚缺乏专门针对古典文献研究的经文选择理论，因此，在选取语段的方法上，主要以语料库建设中文本取样的相关理论为依据，但同时，古典经文的研究又有别于单纯的语料提取。在此，我们提出"经文段"的概念，加以明晰。

　　从语料库的语言学基础而论，Firth 的语境论对这里"经文段"的界定最具启发性。Firth 提出，"意义"是语言学研究中的重点，而"意义"是由"语境"决定的。他认为，任何词使用在一个新的语境中都会成为一个新词，因此研究"意义"要从语境入手，反对割离语境研究语言，强调文本整体性，提倡着眼于语境中的文本①。我们在提取经文段的时候，亦是遵循着这种语境整体性的原则，保持研究目标所在经文上下文义的整体性，进行剥离，所有将影响对研究目标理解的经文都将予以纳入。与普通语料选取不同在于，古代经文的理解，对现代人来说，具有相当困难，因而对经文段的选择应尽量保持充分的语境，往往需借助上下文段语义来推知研究目标的内涵。

此外，在"基于语料库"研究范式的语料文本取样方法中，为了尽可能保证语料库的代表性，语料库文本长短大致相等②。在经文段的选取中，同样参考了这一原则。回顾古代医籍文献，不难发现，许多经文在撰述中已具备此特点，《难经》《伤寒论》即是典例。古代汉语本身的高度精炼性，使以短短数语明言大义成为可能。对于如《黄帝内经》这般未以短悍文段分章节者，文本间实亦有较为清晰的转义分界，因而根据文段含义即可进行分割；且本研究中所涉及经典文献皆以问答体为主，一问一答间所论话题往往趋同，这也为经文段的分割提供了便利。

综上，所谓"经文段"，是指一段古典文献中，包含作为研究对象的字、词、句，论述中心集中、语境完整的经文。经统计，《黄帝内经》针灸理论中，含有"气"的经文段共计508个，《难经》共计36个。

本书以内容集中的完整经文段为基本研究单位，逐一梳

---

① ② 梁茂成. 语料库语言学研究的两种范式：渊源、分歧及前景 [J]. 外语教学与研究（外国语文双月刊），2012，44（3）：323-478.

理，并对每部分内容进行系统分析，以保证发微过程之深入与精细。此外，"针灸相关"的所指范围较宽，凡与针灸之理、穴、脉、形、器、法等诸方面有所关联的内容均纳入研究范围，以确保文本资料的翔实与全面。对于书中所引《黄帝内经》《难经》经文，其中字体繁简、部分异体字写法及句读，均以人民卫生出版社 2012 年版《灵枢》《黄帝内经素问》及 2009 年版《难经校释》为依据，对个别经文存疑之处，同时参引影印版《黄帝内经》。

本书写作初衷在于准确理解古人通过"气"的概念所传达的思想，真实还原《黄帝内经》《难经》所载针灸经文之本义。唯愿拙著可对针灸理论研究及临床实践中合理合义地理解、运用经典中气相关理念与经验有所助益，或在一定程度上，为古代针灸经典文本的现代语释及外文翻译研究起到铺陈作用，为针灸理论的构建与针灸文化思想的探索贡献绵薄之力。

本书的出版，得益于国家重点基础研究发展计划（973 计划）课题项目的资助。值此付梓之际，特别感谢人民卫生出版社编辑对本书的支持与辛勤编审；书稿的最后校对工作，得到了北京大学医学人文研究院研究生韩明月、米卓琳、陈雪扬等三位同学的大力协助，在此表示感谢。

姜　姗　赵京生
戊戌年夏·北京

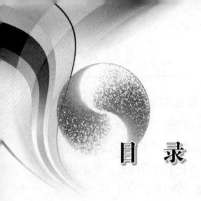

目　录

10

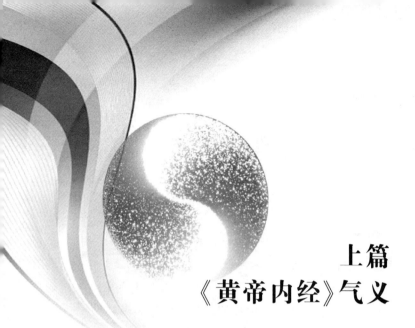

上篇
《黄帝内经》气义

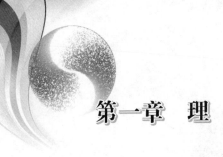

第一章　理

理，小即针理，大至医理。

本章所引《黄帝内经》中针灸之理的内容，属针灸理论整体思想的纲领，将有关针灸之理的内容置于篇首亦是突出其价值之重。

理的论说深度最接近针灸思想的核心，在内容上的含纳范围亦是最广，人身生命之理、经脉腧穴之理、疾病发生之理、针灸效用之理、治疗原则之理……凡有关作用机理、观念思想、逻辑推断的经文均属论理的范畴。对这一部分内容中"气"的梳理，一方面可体现气在针灸学理论层面所发挥的重要作用；另一方面，也更能直接呈现气概念本身所含纳的"气理"的特点与价值。

《灵枢》

1 小针解第三

　　所谓易陈者，易言也。难入者，难著于人也。粗守形者，守刺法也。上守神者，守人之血**气**有余不足，可补泻也。神客者，正邪共会也。神者，正**气**也。客者，邪**气**也。在门者，邪循正**气**之所出入也。未睹其疾者，先知邪正何经之疾也。恶知其原者，先知何经之病所取之处也。

　　【发微】"小针解"可算是"九针十二原"最早的释文。值得注意的是，于"九针十二原"中，并未见有关针灸的气的出现，而释文"小针解"中却频现以"气"字解针理之处。由此可见，对于当时的古人，气是较容易理解、可用于诠释文本的有效"媒介"。

　　本经文中，对于同一个"神"字，却以两种不同的气来解释。"上守神"之"神"，释为"血气"，与"粗守形"之"形"相对，即"刺法"；"神客"之"神"，则释为"正气"，与"客者"之"客"相对，即"邪气"。

　　后文将"在门者"释为"邪循正气之所出入也"，实亦为将"神乎神，客在门"之"神"解为"正气"。对神的不同理解，可视为因其所处的语境差异而致，而几种不同的气在此所体现的灵活的诠释功用则为反映当时古人气观特点提供重要佐证。

2 小针解第三

　　知其往来者，知**气**之逆顺盛虚也。要与之期者，知**气**之可取之时也。粗之暗者，冥冥不知**气**之微密也。妙哉！工独有之者，尽知针意也。往者为逆者，言气之虚而小，小者逆也。来者为顺者，言形气之平，平者顺也。明知逆顺，正行无问者，言知所取之处也。迎而夺之者，泻也。追而济之者，补也。

【发微】此处延续以"气"字释文的风格，但本经文中气并没有特别指明某一种气，而是以气之变来阐明把握针刺时机的重要性，因而文段中多个气，实最终都指向"机"。

3　小针解第三

夫气之在脉也，邪气在上者，言邪气之中人也高，故邪气在上也。浊气在中者，言水谷皆入于胃，其精气上注于肺，浊溜于肠胃，言寒温不适，饮食不节，而病生于肠胃，故命曰浊气在中也。清气在下者，言清湿地气之中人也，必从足始，故曰清气在下也。针陷脉则邪气出者，取之上。针中脉则浊气出者，取之阳明合也。针太深则邪气反沉者，言浅浮之病，不欲深刺也，深则邪气从之入，故曰反沉也。

皮肉筋脉各有所处者，言经络各有所主也。取五脉者死，言病在中，气不足，但用针尽大泻其诸阴之脉也。取三阳之脉者，唯言尽泻三阳之气，令病人惟然不复也。夺阴者死，言取尺之五里五往者也。夺阳者狂，正言也。睹其色、察其目、知其散复、一其形、听其动静者，言上工知相五色于目，有知调尺寸小大缓急滑涩，以言所病也。知其邪正者，知论虚邪与正邪之风也。右主推之、左持而御之者，言持针而出入也。气至而去之者，言补泻气调而去之也。调气在于终始一者，持心也。节之交三百六十五会者，络脉之渗灌诸节者也。

【发微】本段集中在对《灵枢·九针十二原》中有关邪气中人部位规律以及由此决定的针刺的部位、方法与效应关系的释义。值得注意的是文段前半部分反复运用"气"讨论人身上中下三部经脉所受邪气种类之异：在上部者为"邪气"，在中部者为"浊气"，在下部者为"清气"。通常的理解，"邪气"应是对致病之气的泛称，但为何此处邪气仅留于上？根据杨上善的解释，此处的"邪气"实具体指风热邪气，其中人部位则多在于头部，故而言在上。

在中的"浊气"体现了古人对胃肠稽留不化的病理认识。古人认为，食物入体内会分化为两种微小物质，一种有益于人体的，即"精气"，会通过肺气推动作用遍布滋养周身，而另一种无用的精微，滞留于胃肠，则为"浊气"。

"清气"在此处与中国思想之"清气"含义有所不同，实为对寒湿之邪的形象描绘。这种对受病部位的划分显见其基于古人对自然现象，如云、雾、雨等天象的观察。也正是这样的观念，决定了古人施用针刺疗法，对不同的病性采用不同的取穴部位。

取"五脉"与"三阳之脉"，其中所言之气分指脏气及经气，但都是以气的状况言说机体脏腑经络的功能盛衰情况。

下文以"补泻气调"诠释"气至"，显现出古人对"气至"的认识，即用补泻的各类方法，使经气调和的过程。

最后以"调气在于终始一"来概述针刺产生效应的核心，"终始"于《黄帝内经》中有两层含义，较为具象者指腧穴在上下两端的对应关系，喻在上之部位乃在下之腧穴作用的体现之处[1]；而在此属较抽象的内涵，属针刺"治神"的范畴，意在对行针整体过程的把握（有关《灵枢·小针

---

① 赵京生. 足经腧穴远道主治规律的理论形式——根结理论解读 [J]. 中国针灸，2008，28（5）：387-391.

解》的进一步探讨，详见散论1 "从《针解》以'气'释文
到古人'气'观")。

4 邪气脏腑病形第四

黄帝问于岐伯曰：邪气之中人也奈何？

岐伯答曰：邪气之中人高也。

黄帝曰：高下有度乎？

岐伯曰：身半已上者，邪中之也；身半已下者，湿中之
也。故曰：邪之中人也，无有常，中于阴则溜于府，中于阳则
溜于经。

【发微】与前经文相似，此段也讨论不同身形部位所对应
的不同致病之邪性质特点。在此"邪气"同样是于上部中人，
只因此处部位划分变为"二分"，故而"邪气"的所中范围由
《灵枢·小针解》篇的头部扩展至"身半已上"。杨上善对这
一"邪气"的释义为"风雨之邪"，虽与之前的"风热"病
邪有所不同，但亦言"风为百病之长，故偏得邪名"，将风邪
成为"邪气"的缘由阐释十分清晰。

5 邪气脏腑病形第四

黄帝曰：此故伤其脏乎？

岐伯答曰：身之中于风也，不必动脏。故邪入于阴经，则
其脏气实，邪气入而不能客，故还之于腑。故中阳则溜于经，
中阴则溜于腑。

【发微】此段接前文，合言邪中阳分与中阴分的传变规
律。其中"身之中于风"，进一步说明《黄帝内经》中常以
"邪气"代称风邪的特点。

"脏气实"，言五脏功能充盛，不易留邪于其内，也在一

定程度上以脏之气呼应了脏腑虚实之特点。

6　邪气脏腑病形第四

三焦病者，腹气满，小腹尤坚，不得小便，窘急，溢则水，留即为胀，候在足太阳之外大络，大络在太阳少阳之间，亦见于脉，取委阳。

【发微】经文中以"腹气满"描述三焦病症表现之一，但此处的"气"不宜理解为直义的腹中气滞症状，而是借用气的抽象内涵，描摹三焦气滞或失调所致的腹中胀满不舒的病症感受，后文的"小腹尤坚"即是佐证。

7　根结第五

岐伯曰：天地相感，寒暖相移，阴阳之道，孰少孰多？阴道偶，阳道奇，发于春夏，阴气少，阳气多，阴阳不调，何补何泻？发于秋冬，阳气少，阴气多，阴气盛而阳气衰，故茎叶枯槁，湿雨下归，阴阳相移，何泻何补？奇邪离经，不可胜数，不知根结，五脏六腑，折关败枢，开合而走，阴阳大失，不可复取。九针之玄，要在终始，故能知终始，一言而毕，不知终始，针道咸绝。

【发微】此段于《灵枢·根结》一篇之首，由天地阴阳之道引出根结终始于针道中的重要意义。阳气与阴气在《黄帝内经》中为极常见的用语，但其具体含义所指则是由所处语境决定。此处的阴阳之气，是指自然界于四时阴阳盛衰的消长，即春夏阳盛阴衰，秋冬阴盛阳衰，与气候冷暖、万物生长收藏规律等直接相关。而这种阴阳的盛衰亦会影响用针时补泻方法的选用，体现了因时制宜的针灸治疗原则。

8　根结第五

黄帝曰：形气之逆顺奈何？

岐伯曰：形气不足，病气有余，是邪胜也，急泻之。形气有余，病气不足，急补之。形气不足，病气不足，此阴阳气俱不足也，不可刺之，刺之则重不足，重不足则阴阳俱竭，血气皆尽，五脏空虚，筋骨髓枯，老者绝灭，壮者不复矣。形气有余，病气有余，此谓阴阳俱有余也，急泻其邪，调其虚实。故曰有余者泻之，不足者补之，此之谓也。

【发微】本段中涉及"形气"与"病气"两个核心概念，对这两个词义的理解，将影响对整段经文语义内涵的把握。

杨上善认为，"形气为阳，病气为阴"，这种理解源于原文中"形气不足，病气不足，此阴阳气俱不足也"，故而将形气与病气直接等同于阴阳之气；马莳将"形气本不足，病气反有余"对应于"邪胜"，而"形气本有余，病气则衰弱"对应于"正衰"，是由病证虚实性质角度的理解方式；张介宾则将"形气"理解为貌似，"病气"释义为"神气、病气"，两者的并举体现的是内外虚实的关系；张志聪则定义"形气，谓皮肉筋骨之形气"，而"病气，谓三阴三阳之经气，为邪所病也"。

根据文中"形气不足，病气有余"则泻，"形气有余，病气不足"则补，直接将两者分别对应于阴阳之气，似为不妥，因阴阳之气的盛衰与补泻实无直接关联。再结合两者都不足则不能再用针以防"重不足"，以及两者俱有余则要急泻，可推知张介宾的释义是更符合逻辑的，即指表象与实质，马莳的邪胜正衰之说虽语义上与之相合，但未能将"形气""病气"的具体指向明言。而张志聪另涉及"三阴三阳之经气"则有些过于具体而难以与原文逻辑相合。

9　根结第五

　　故曰刺不知逆顺，真邪相搏。满而补之，则阴阳四溢，肠胃充郭，肝肺内膜，阴阳相错。虚而泻之，则经脉空虚，血气竭枯，肠胃㑊辟，皮肤薄著，毛腠夭膲，予之死期。

　　故曰用针之要，在于知调阴与阳，调阴与阳，精气乃光，合形与气，使神内藏。

　　故曰上工平气，中工乱脉，下工绝气危生。

　　故曰下工不可不慎也。必审五脏变化之病，五脉之应，经络之实虚，皮之柔粗，而后取之也。

　　【发微】虚而泻所致的血气之枯竭自不必多言，本段核心在于"用针之要"。此要点在于"调阴与阳"，实即调阴阳之气，所要达到的目的即"精气乃光"，杨上善将此"光"解为"彰盛貌"，张志聪更深一步释为"阴阳精气之相合"，也就是通过调气，使"精神形气外华而内藏"。因而此处的"精气"旨在言说更泛化的人身阴阳和调的状态。

　　由此也就可推知，后文"合形与气"，即使形气相合，既是与"形"对应，此处的"气"则是代表内在的虚实状况，与外在之表征的吻合与一致。

　　在这种认识的基础上，区分了上工、中工、下工三种水平层次的医者的施治效果，且两个都是以"气"来描述，根据张介宾的解释，"上工知阴阳虚实，故能平不平之气；中工无的确之见，故每多淆乱经脉；下工以假作真，以非作是，故绝人之气，危人之生，虽中工所乱是经脉，但实可对此作更简单的理解，即上工平乱气，中工使气乱，下工绝气，此时的"气"，象征着人身各功能状况，而医者的水平，则直接决定了这种整体状态的表现。气于此的指称，颇蕴整体观念。

10 寿夭刚柔第六

黄帝问于伯高曰：余闻形气病之先后，外内之应奈何？

伯高答曰：风寒伤形，忧恐忿怒伤气。气伤脏，乃病脏；寒伤形，乃应形；风伤筋脉，筋脉乃应。此形气外内之相应也。

【发微】本段进一步体现了"气"与"形"的对待，即以二者直接对等于内外关系。因而"气"指代内在的功能状态的内涵不可忽略，这亦是由气概念自古便有的难以直观、变幻无形等特点隐喻而来。

11 本神第八

黄帝问于岐伯曰：凡刺之法，先必本于神。血、脉、营、气、精神，此五脏之所藏也，至其淫泆离脏则精失、魂魄飞扬、志意恍乱、智虑去身者，何因而然乎？天之罪与？人之过乎？何谓德、气、生、精、神、魂、魄、心、意、志、思、智、虑？请问其故。

【发微】此处"气"作为一个独立概念，先后出现在两段并举中，且并列中所举内容彼此之间有很强的逻辑关系。已有研究者提出，"血、脉、营、气、精神"的并列，表明气血阴阳及血脉营气精是五神活动的基础，是脏腑官能状态的决定因素，亦是认知心理活动的物质基础①。

对于这一并举的顺序，不难发现，是由极其具体可见的

---

① 汪正於，杨才弟，宋云彩.《黄帝内经》心理现象的生理基础 [J]. 中国中医基础医学杂志，2013，19（1）：95-96.

"血脉",过渡到精微难言的"营气",再到完全空虚无形的"精神",是对五神活动基础的一个逐渐抽象化的罗列。其后的"德、气、生、精、神、魂、魄、心、意、志、思、智、虑"的对举,单纯如此观之很难明晰其内在关系,但联系后文便可见其中缜密的推理思维:

"天之在我者德也,地之在我者气也,德流气薄而生者也。故生之来谓之精,两精相搏谓之神,随神往来者谓之魂,并精而出入者谓之魄,所以任物者谓之心,心有所忆谓之意,意之所存谓之志,因志而存变谓之思,因思而远慕谓之虑,因虑而处物谓之智。"

这一段经文将"气"与"德"对举而论,分别应于天地,显然相对更偏抽象内涵的"德"而言,此处的"气"象征了一定的具体、实体的含义。

短短一段经文, "气"的实在性就有所变幻,可见对"气"的概念内涵的诠释,有相当的语境依赖性,其初始运用的灵活,也就决定了在解释中对其词义切换把握的复杂与即时。

12 本神第八

肾盛怒而不止则伤志,志伤则喜忘其前言,腰脊不可以俯仰屈伸,毛悴色夭,死于季夏;恐惧而不解则伤精,精伤则骨酸痿厥,精时自下。是故五脏,主藏精者也,不可伤,伤则失守而阴虚,阴虚则无气,无气则死矣。是故用针者,察观病人之态,以知精神魂魄之存亡得失之意,五者以伤,针不可以治之也。

【发微】对于五脏失守而致阴虚无气,各家都以五脏主阴出发论述。马莳论曰:"五脏皆有气,则各有精,而五脏各有以藏之，伤则失守而阴气虚，以五脏皆属阴也，阴虚则五脏无气，所以随时而死"；张介宾与之相似，并进一步细论因精能化气，所以五脏阴（精）虚就会无气，并通过"气聚则生，气散则死，然则死生在气，而气本于精"来说明气于人身生命之重要意义。

13　终始第九

凡刺之道，毕于终始，明知终始，五脏为纪，阴阳定矣。阴者主脏，阳者主腑，阳受气于四末，阴受气于五脏。故泻者迎之，补者随之，知迎知随，气可令和。和气之方，必通阴阳，五脏为阴，六腑为阳，传之后世，以血为盟，敬之者昌，慢之者亡，无道行私，必得夭殃。

【发微】关于"阳受气于四末，阴受气于五脏"一句内涵，杨上善将其中阴阳之气进行清浊二分，即"清阳实于四肢，浊阴者走于六腑，故阳受气于四末也。清阴起于五脏，浊阳者营于四肢，故阴受气于五脏也"，此论述颇有辩证意味。但后世注家的解释则简易了很多，多从阳外阴内的身形观出发，即阳受天气于外，阴受地气于内。这样的解释对于现代人来说在理解上仍存在距离，但从直观的四肢与内脏相对动静内外关系而言，也并非完全不可会意。因而此处的"受气"，恐怕并没有更好地对应于现代语境中的译文，而是一种对身形描述的观念的体现。

后文"气可令和"与"和气之方"之"气"为同指，都是通过顺势的针刺方法来调整恢复的全身状态。

14　终始第九

凡刺之属，三刺至谷气，邪僻妄合，阴阳易居，逆顺相反，沉浮异处，四时不得，稽留淫泆，须针而去。故一刺则阳邪出，再刺则阴邪出，三刺则谷气至，谷气至而止。所谓谷气至者，已补而实，已泻而虚，故以知谷气至也。邪气独去者，阴与阳未能调，而病知愈也。故曰补则实，泻则虚，痛虽不随针，病必衰去矣。阴盛而阳虚，先补其阳，后泻其阴而和之。阴虚而阳盛，先补其阴，后泻其阳而和之。

【发微】本段的核心便是对于"谷气"及其与针刺关系的诠释。这一部分旨在论述针刺不同深浅层次、阶段所得之气的性质，而"谷气"则是针刺得气之时的所得之气。赵京生结合历代注家诠释，明确此处"谷气"与"邪气"的具体所指，"谷气"即对应针刺治疗效应的表现；而"邪气"则属于机体对针刺刺激的本能防御性反应①。

15　经脉第十

雷公问于黄帝曰：禁脉之言，凡刺之理，经脉为始，营其所行，制其度量，内次五脏，外别六腑，愿尽闻其道。

黄帝曰：人始生，先成精，精成而脑髓生，骨为干，脉为营，筋为刚，肉为墙，皮肤坚而毛发长，谷入于胃，脉道以通，血气乃行。

雷公曰：愿卒闻经脉之始生。

黄帝曰：经脉者，所以能决死生，处百病，调虚实，不可不通。

【发微】结合"血气"的上下文论述，侧重于人身有形结构的描摹。"脉道"为行血的通道，因而此处的"血"与"气"实为分指的概念，前者是偏于行于脉中的血，而后者则

---

① 赵京生. 针灸关键概念术语考论［M］. 北京：人民卫生出版社，2012：341.

是这种推动血运的动力或实现血运的功能。

16　五十营第十五

黄帝曰：余愿闻五十营奈何？

岐伯答曰：天周二十八宿，宿三十六分，人气行一周，千八分。日行二十八宿，人经脉上下、左右、前后二十八脉，周身十六丈二尺，以应二十八宿，漏水下百刻，以分昼夜。故人一呼，脉再动，气行三寸，一吸，脉亦再动，气行三寸，呼吸定息，气行六寸。十息气行六尺，日行二分。二百七十息，气行十六丈二尺，气行交通于中，一周于身，下水二刻，日行二十五分。五百四十息，气行再周于身，下水四刻，日行四十分。二千七百息，气行十周于身，下水二十刻，日行五宿二十分。一万三千五百息，气行五十营于身，水下百刻，日行二十八宿，漏水皆尽，脉终矣。所谓交通者，并行一数也，故五十营备，得尽天地之寿矣，凡行八百一十丈也。

【发微】此段体现了古人天人相应的时间观念，论述了天象、"气"行路线与速度、脉动节律的相对相合关系。似乎是对一身之气的有形描摹。但客观地看，一方面，人身之气是散在于全身的，是对人体精微物质、生理功能反应与现象以及真实的呼吸之气的象征与表达，难以用这种规律的、有方向的"行"来准确规定；另一方面，这种整齐的对应于脉长的数字规定，有着较强的说理意图，应属观念上的理论建构，是出于古人形成规整的理论体系所需。因而在现代理论诠释与运用中不宜教条解读。

17　营气第十六

黄帝曰：营气之道，内谷为宝。谷入于胃，乃传之肺，流溢于中，布散于外，精专者行于经隧，常营无已，终而复始，是谓天地之纪。故气从太阴出，注手阳明，上行注足阳明，下行至跗上，注大指间，与太阴合，上行抵髀。从脾注心中，循手少阴出腋下臂，注小指，合手太阳，上行乘腋出颇内，注目内眦，上巅下项，合足太阳，循脊下尻，下行注小指之端，循足心注足少阴，上行注肾，从肾注心，外散于胸中。循心主脉出腋下臂，出两筋之间，入掌中，出中指之端，还注小指次指之端，合手少阳，上行注膻中，散于三焦，从三焦注胆，出胁注足少阳，下行至跗上，复从跗注大指间，合足厥阴，上行至肝，从肝上注肺，上循喉咙，入颃颡之窍，究于畜门。其支别者，上额循巅下项中，循脊入骶，是督脉也，络阴器，上过毛中，入脐中，上循腹里，入缺盆，下注肺中，复出太阴。此营气之所行也，逆顺之常也。

【发微】首句"内"实通"纳"，即如马莳注本所载"营气之道，纳谷为宝"。张介宾对此句的释义较清晰，认为"营气之行，由于谷气之化，谷不入则营气衰"，由是即可见"营气"于此更偏于代指有形之血，唯有水谷精微为人体吸收、接纳，才可使脉中之血充盈。

而后文"气从太阴出……"则是论说营气运行之方向，亦即经脉的循行路线，但这也并非言"营气"或营血严格按照这样的路径运行，实亦为与时间疗法相应而论的说理性工具。

18 脉度第十七

五脏常内阅于上七窍也，故肺气通于鼻，肺和则鼻能知臭香矣；心气通于舌，心和则舌能知五味矣；肝气通于目，肝和则目能辨五色矣；脾气通于口，脾和则口能知五谷矣；肾气通于耳，肾和则耳能闻五音矣。五脏不和则七窍不通，六腑不和则留为痈。故邪在腑则阳脉不和，阳脉不和则气留之，气留之则阳气盛矣。阳气太盛则阴不利，阴脉不利则血留之，血留之则阴气盛矣。阴气太盛，则阳气不能荣也，故曰关。阳气太盛，则阴气弗能荣也，故曰格。阴阳俱盛，不得相荣，故曰关格。关格者，不得尽期而死也。

【发微】本段论气之辞分两部分，前半以"气"言说五脏对应五官的功能表现，张介宾对此直接引用《素问·阴阳应象大论》的原文解析，即"肺在窍为鼻，心在窍为舌，肝在窍为目，脾在窍为口，肾在窍为耳"，认为"其气各有所通，亦各有所用"，因而此处的气是对功能相通为用的一种描摹。

后半以阴阳之不和论述"关""格"的机制，推想古人是基于关、格之脉象特征，揣测其源于人身经脉阴阳失衡的特点，即阳偏盛、阴偏盛，因而此段中"气"，直解为经脉的阴阳之气，但实以之阐发一身阴阳盛衰的特征。

19 脉度第十七

黄帝曰：气独行五脏，不荣六腑，何也？

岐伯答曰：气之不得无行也，如水之流，如日月之行不休，故阴脉荣其脏，阳脉荣其腑，如环之无端，莫知其纪，终而复始。其流溢之气，内溉脏腑，外濡腠理。

【发微】对于"气独行五脏，不荣六腑"的理解，杨上善与张介宾说法基本一致，即黄帝以跻脉为少阴之别，故而有此问，因而此处的"气"即经气。

而"气之不得无行"，杨上善解释，"阴阳一气，相注如环，故不得无行"，即是对经脉贯通周身的循环特征的表述。

而对"流溢之气"的解释，属张介宾解较为清晰："流者流于内，溢者溢于外，故曰流溢之气，内溉脏腑，外濡腠理，谓其不独在脏也"，意在言说经脉濡养灌溉范围的广博性。

20 营卫生会第十八

黄帝问于岐伯曰：人焉受气？阴阳焉会？何气为营？何气为卫？营安从生？卫于焉会？老壮不同气，阴阳异位，愿闻其会。

岐伯答曰：人受气于谷，谷入于胃，以传与肺，五脏六腑，皆以受气，其清者为营，浊者为卫，营在脉中，卫在脉外，营周不休，五十而复大会。阴阳相贯，如环无端。卫气行于阴二十五度，行于阳二十五度，分为昼夜，故气至阳而起，至阴而止。

故曰：日中而阳陇为重阳，夜半而阴陇为重阴。故太阴主内，太阳主外，各行二十五度，分为昼夜。夜半为阴陇，夜半后而为阴衰，平旦阴尽而阳受气矣。日中为阳陇，日西而阳衰，日入阳尽而阴受气矣。夜半而大会，万民皆卧，命曰合阴，平旦阴尽而阳受气，如是无已，与天地同纪。

【发微】本段意在说明营卫之气的生之源与行之规。全段反复运用"受气"一词，从注家的解释来看，"受气"是为古人通用理解的固定用语，于现今似可解为汲取、吸纳万物之精微。

通过经文对营气与卫气的生成及运行特点，可感知古人以行于脉中有滋养作用之血为"营"，而因其循行流动故而有一定的活动性冠之以"气"；以固护脉外、使血不外溢的力量为"卫"，因其同样不可见，属精微之物而冠之以气。

21 营卫生会第十八

黄帝曰：老人之不夜瞑者，何气使然？少壮之人不昼瞑者，何气使然？

岐伯答曰：壮者之气血盛，其肌肉滑，气道通，荣卫之行，不失其常，故昼精而夜瞑。老者之气血衰，其肌肉枯，气道涩，五脏之气相搏，其营气衰少而卫气内伐，故昼不精，夜不瞑。

【发微】问句中因"老人不夜瞑"与"少壮之人不昼瞑"的原因不明晰，因而以"何气"代指探问微妙的原因何在。"壮者之气血盛"与"老者之气血衰"，其中的"气血"实可泛化为一身状况；"气道"根据马蒔的解释，实指"脉气之道"，亦即经脉的畅通与否之状况。

张志聪对后文的解释较清晰，即当"气血衰""肌肉枯""气道涩"时，"五脏之气相搏，而不能通调于外内矣。夫营血者，五脏之精气也。五脏不和则营气衰少，营气衰则不能外营于肌肉，而卫气内伐矣。卫气内伐而不得循行五脏，故昼不精而夜不瞑也。此言营卫相将，卫随营行者也"。即言五脏功能（五脏之气）的协调平和是血脉充盈畅通的根本，五脏之有形的精微之物便幻化为血（营气），而固护人体之外的阳气即卫气，营气的充盈也是卫气稳定的基础。

总体而言，少壮人五脏功能正常，血脉通畅，故而全身各方面功能也都协调稳定；反之，老年人的功能失常，则是源于五脏功能的不调，而带来的全身性失调。因此本段中后文的"气"多是对人身功能的代称。

22 营卫生会第十八

黄帝曰：愿闻营卫之所行，皆何道从来？

岐伯答曰：营出于中焦，卫出于下焦。

黄帝曰：愿闻三焦之所出。

岐伯答曰：上焦出于胃上口，并咽以上贯膈而布胸中，走腋，循太阴之分而行，还至阳明，上至舌，下足阳明，常与营俱行于阳二十五度，行于阴亦二十五度一周也，故五十度而复大会于手太阴矣。

黄帝曰：人有热，饮食下胃，其**气**未定，汗则出，或出于面，或出于背，或出于身半，其不循**卫气**之道而出何也？

岐伯曰：此外伤于风，内开腠理，毛蒸理泄，**卫气**走之，固不得循其道，此**气**慓悍滑疾，见开而出，故不得从其道，故命曰漏泄。

【发微】古人认为，饮食入胃之后，其"清者为营，浊者为卫"，而文中"其气未定"，即是言说，饮食下胃，"其营卫宗气，未有定分"，即应该由饮食转化而成的卫气还未及从胃上口有规律地运行，也就引出后文所言"不循卫气之道而出"。

段末的"此气慓悍滑疾"之"气"的所指，依杨上善等释义，是指卫气"勇急"，所以"不循其道"；但马莳则理解为，"热饮食之气慓悍滑疾，见腠理之开，而遂出为汗，不得从卫气之道也"，虽然从其论断逻辑来看，似可说通，但结合通篇围绕营卫之气的运行功用之主题，以及《黄帝内经》中不止一处以"慓悍滑疾"来描述卫气的惯用法，此处的"气"应依然理解为对卫气的简称为宜。

23 营卫生会第十八

黄帝曰：愿闻中焦之所出。

岐伯答曰：中焦亦并胃中，出上焦之后，此所受**气**者，泌糟粕，蒸津液，化其精微，上注于肺脉，乃化而为血，以奉生身，莫贵于此，故独得行于经隧，命曰营气。

黄帝曰：夫血之与气，异名同类，何谓也？

岐伯答曰：营卫者精气也，血者神气也，故血之与气，异名同类焉。故夺血者无汗，夺汗者无血，故人生有两死而无两生。

【发微】本段阐明了"营气"的来源与定义，根据杨上善的解释，"身之所贵，莫先于血，故得行于十二经络之道，以营于身，故曰营气"，后世医家多从此解。如粗看，则往往易认为血即营气，但杨氏描述中存在着先后逻辑，即身之所贵是血，血行于十二经络之道，营周身而为营气。因而实营气为行于经络、具有营养周身功能的动态的血，二者不能完全等同，换言之，若概念内涵完全对应，古人无需创两个不同术语来表述。

关于"血之与气，异名同类"的原因，张介宾的解释十分透彻。《类经·经络类》言：

营卫之气，虽分清浊，然皆水谷之精华，故曰营卫者精气也。血由化而赤，莫测其妙，故曰血者神气也。然血化于液，液化于气，是血之与气，本为同类，而血之与汗，亦非两种；但血主营，为阴为里，汗属卫，为阳为表，一表一里，无可并攻，故夺血者无取其汗，夺汗者无取其血。若表里俱夺，则不脱于阴，必脱于阳，脱阳亦死，脱阴亦死，故曰人生有两死。然而人之生也，阴阳之气皆不可无，未有孤阳能生者，亦未有孤阴能生者，故曰无两生也。

由此可推知，原文中"气"是对一身之气的泛指，即所有无形的精微之物；而"精气"是对人受纳水谷之后所得之精华的指代，"神气"则是因古人对血本身何以成"赤"，认为"莫测其妙"，也以"气"来描摹这种特性。

可见，文段中"气"既有完全无形的状态，亦有可见但莫测的内涵，体现了"气"之表述功用的极强灵活性。

24　营卫生会第十八

黄帝曰：愿闻下焦之所出。

岐伯答曰：下焦者，别回肠，注于膀胱而渗入焉。故水谷者，常并居于胃中，成糟粕，而俱下于大肠，而成下焦，渗而俱下，济泌别汁，循下焦而渗入膀胱焉。

黄帝曰：人饮酒，酒亦入胃，谷未熟而小便独先下何也?

岐伯答曰：酒者熟谷之液也，其气悍以清，故后谷而入，先谷而液出焉。

黄帝曰：善。余闻上焦如雾，中焦如沤，下焦如渎，此之谓也。

【发微】此"气"意为酒之性，暗含饮酒后对人身所成影响之义。

25　五邪第二十

邪在脾胃，则病肌肉痛。阳气有余，阴气不足，则热中善饥；阳气不足，阴气有余，则寒中肠鸣腹痛。阴阳俱有余，若俱不足，则有寒有热。皆调于三里。

【发微】此即以阴阳二气来象征病痛的寒热特点及阐明其机制，即病症表现偏于热的、亢进的，则是属阳的性质；反之，表现为凝滞、冷的病症，则是属阴的性质。

26　寒热病第二十一

凡刺之害，中而不去则精泄，不中而去则致气；精泄则病甚而恇，致气则生为痈疽也。

【发微】"致"于古汉语中有"招引，引来"之义①，结合杨上善的诠释，"刺中于病，补泻不以时去针，则泄人精气；刺之不中于病，即便去针，以伤良肉，故致气聚"，因而此处之"精"，应理解为精气，即有益于人体的精微物质；而"致气"，则意为使气聚集，这与"致气"之后的后果也相吻合，即成为具有凝聚不散特点的"痈疽"病。

27 口问第二十八

黄帝闲居，辟左右而问于岐伯曰：余已闻九针之经，论阴阳逆顺六经已毕，愿得口问。

岐伯避席再拜曰：善乎哉问也，此先师之所口传也。

黄帝曰：愿闻口传。

岐伯答曰：夫百病之始生也，皆生于风雨寒暑，阴阳喜怒，饮食居处，大惊卒恐。则血气分离，阴阳破败，经络厥绝，脉道不通，阴阳相逆，卫气稽留，经脉虚空，血气不次，乃失其常。论不在经者，请道其方。

【发微】本段以"血气"之紊乱无序及"卫气"的失常来言说疾病所起的缘由。后文则接续此总论，分十二种病症，结合不同的与气相关的因素，详述其各自的病因病机及治法。

28 口问第二十八

黄帝曰：人之欠者，何气使然？

岐伯答曰：卫气昼日行于阳，夜半则行于阴。阴者主夜，夜者卧。阳者主上，阴者主下。故阴气积于下，阳气未尽，阳

---

① 王力，等. 古汉语常用字字典 ［M］. 北京：商务印书馆，2014：503.

引而上，阴引而下，阴阳相引，故数欠。阳气尽，阴气盛，则目瞑；阴气尽而阳气盛，则寤矣。泻足少阴，补足太阳。

【发微】十二种病症探讨的发问，都以"何气使然"开篇，但并非全部以"气"之变来诠释病机，因而可知，此处的"气"并非是具体指向是何种病气所致疾病，而是对不明的病因病机的一种代称，似可理解为"什么因素所致"。

本段是关于人之"欠"的原因的探讨，开篇即以"卫气"之行的规律来解释，可见，如张介宾所言，"凡人之瘖瘿，由于卫气"。在古人的观念中，卫气所行的阴阳之分，即会体现出相应的属性特征。

但这毕竟是观念层面的认识，实即意在言说人身的生理节律与昼夜更迭规律相合，古人以阴阳"气"的上下交替相引规律，来表述人身状态的切换过程。而如果主夜、主卧的"阴气"特质过盛，则会出现数欠等症状表现。对应至相应的针灸治疗，则应泻阴经，补阳脉。

29　口问第二十八

黄帝曰：人之哕者，何气使然？

岐伯曰：谷入于胃，胃气上注于肺。今有故寒气与新谷气，俱还入于胃，新故相乱，真邪相攻，气并相逆，复出于胃，故为哕。补手太阴，泻足少阴。

【发微】关于"谷气入胃，上注于肺"的观念，前文已有分析，即其中的"清气"上注肺中。

"寒气与新谷气"，意为在刚刚进食后，或进食过程中，感受寒凉，"寒气"（邪气）就会与"谷气"于胃中相搏，使谷气无法完成清升浊降的协调过程，从而使之凝聚，逆而上出。

针刺"补手太阴，泻足少阴"的方法，张介宾从"寒气自下而升"的角度，将之解为寒邪与胃气并而上逆，认为"当补肺于上以壮其气，泻肾于下以引其寒"，实仍为通过针刺调节阴阳盛衰的机理。

30　口问第二十八

黄帝曰：人之唏者，何气使然？

岐伯曰：此阴气盛而阳气虚，阴气疾而阳气徐，阴气盛而阳气绝，故为唏。补足太阳，泻足少阴。

【发微】"唏"之义，根据《释文》，"哀痛不泣曰唏"，张介宾进一步解释，"悲忧之气生于阴惨，故为阴盛阳虚之候"。此处关于阴阳盛衰的三段论述都是在说明"阴气"盛而"阳气"衰，所以致病。所以针治思路也是补阳泻阴。

31　口问第二十八

黄帝曰：人之振寒者，何气使然？

岐伯曰：寒气客于皮肤，阴气盛，阳气虚，故为振寒寒栗。补诸阳。

【发微】本段经文单从阴盛阳虚尚无法理解为何成"振寒"症。张志聪的诠释十分到位："此言阳气之在外也。诸阳之气，主于肌表，故寒气客于皮肤，借阳气以化热，若阴气盛而阳气虚，则为振寒战栗，当补诸阳。"可知此段要点在于阳气本身于人体分布主外的特点。

32　口问第二十八

黄帝曰：人之噫者，何气使然？

岐伯曰：寒气客于胃，厥逆从下上散，复出于胃，故为噎。补足太阴、阳明。一曰补眉本也。

【发微】此症原理与"人之哕者"相似，但此处没有"谷气"的参与，只是感受寒凉之邪所致的厥逆。此时针治所取经脉是从脏腑辨证角度出发，补益脾胃以制寒邪的思路。

33 口问第二十八

黄帝曰：人之嚏者，何气使然？

岐伯曰：阳气和利，满于心，出于鼻，故为嚏。补足太阳荣眉本，一曰眉上也。

【发微】乍看来，"阳气和利"应是平顺的表现，但若满溢于心，则由于阳气本身有上升、清轻等特性，故而从鼻窍上出，从而成嚏。

而所以补足太阳，如杨注所言"太阳起鼻上两箱，发于攒竹"，而《素问·宣明五气》云："肾为欠、为嚏"，太阳与少阴相表里，故此。

34 口问第二十八

黄帝曰：人之軃者，何气使然？

岐伯曰：胃不实则诸脉虚，诸脉虚则筋脉懈惰，筋脉懈惰则行阴用力，气不能复，故为軃。因其所在，补分肉间。

【发微】"軃"为身体懈惰之症。此症病因在于筋脉懈惰之时，强力入房，而致筋脉牵引不收。张志聪对"胃不实"与"筋脉懈惰"的关系进行详述，认为"阳明主润宗筋，阳明虚则宗筋纵，是以筋脉懈惰，则阳明之气行于宗筋，而用力于阴器矣，行阴用力，则阳明之气不能复养于筋脉"，可知此处的"气"应是阳明经脉之气。

35 口问第二十八

黄帝曰：人之哀而泣涕出者，何**气**使然？

岐伯曰：心者，五脏六腑之主也；目者，宗脉之所聚也；上液之道也；口鼻者，**气**之门户也。故悲哀愁忧则心动，心动则五脏六腑皆摇，摇则宗脉感，宗脉感则液道开，液道开故泣涕出焉。液者，所以灌精濡空窍者也，故上液之道开则泣，泣不止则液竭，液竭则精不灌，精不灌则目无所见矣，故命曰夺精。补天柱经侠颈。

【发微】此文段中既是言"口鼻"，则"气之门户"中的"气"不宜单纯理解为呼吸之气，尚应含纳食饮水谷之气。而于本段中，主要论其鼻主呼吸之气。

36 口问第二十八

黄帝曰：人之太息者，何**气**使然？

岐伯曰：忧思则心系急，心系急则**气**道约，约则不利，故太息以伸出之。补手少阴、心主、足少阳留之也。

【发微】杨上善对此经文注释曰："心系连肺，其（脉）上迫肺系，肺系为喉通气之道，既其被迫，故气道约不得通也，故太息取气以申出之。"其内在逻辑是心系急，使其连通的肺系被迫，所以使呼吸之气道受约束，故而呼吸不利。可知此处的"气道"应是呼吸通气之道。

37 口问第二十八

黄帝曰：人之涎下者，何**气**使然？

岐伯曰：饮食者皆入于胃，胃中有热则虫动，虫动则胃缓，胃缓则廉泉开，故涎下。补足少阴。

【发微】参本章第28段析。

38　口问第二十八

黄帝曰：人之耳中鸣者，何气使然？

岐伯曰：耳者宗脉之所聚也，故胃中空则宗脉虚，虚则下溜，脉有所竭者，故耳鸣。补客主人，手大指爪甲上与肉交者也。

【发微】参本章第28段析。

39　口问第二十八

黄帝曰：人之自啮舌者，何气使然？

岐伯曰：此厥逆走上，脉气辈至也。少阴气至则啮舌，少阳气至则啮颊，阳明气至则啮唇矣。视主病者则补之。

【发微】"脉气辈至"之"辈"为"类"义，即各经脉气以类而达。但此处的"气至"与常用针刺"气至"完全不同义，是病理状态下，经脉之气厥逆上行而达头面的意思。

所啮部位不同，依其所行经脉辨证施治。古人对"啮舌""啮颊""啮唇"竟依循行经脉而有如此翔实的认识，实在令人惊奇。

40　口问第二十八

凡此十二邪者，皆奇邪之走空窍者也。故邪之所在，皆为不足。故上气不足，脑为之不满，耳为之苦鸣，头为之苦倾，目为之眩；中气不足，溲便为之变，肠为之苦鸣；下气不足，则乃为痿厥心悗。补足外踝下留之。

【发微】此处的"上气不足""中气不足""下气不足"都与"邪之所在"相对待，故其语义偏于指人身正气，或泛指人的身体状态，与上、中、下三焦之气应做鉴别。

41　师传第二十九

黄帝曰：余闻先师，有所心藏，弗著于方。余愿闻而藏之，则而行之，上以治民，下以治身，使百姓无病，上下和亲，德泽下流，子孙无忧，传于后世，无有终时，可得闻乎？

岐伯曰：远乎哉问也。夫治民与自治，治彼与治此，治小与治大，治国与治家，未有逆而能治之也，夫惟顺而已矣。顺者，非独阴阳脉论气之逆顺也，百姓人民皆欲顺其志也。

【发微】此段旨在言说治民、自治之纲要在一个"顺"字，体现古人治民、治身、治病遵循的顺势思想。故此处的"阴阳脉（论）气"为对阴阳经脉中营卫之气的概称。

42　海论第三十三

黄帝问于岐伯曰：余闻刺法于夫子，夫子之所言，不离于营卫血气。夫十二经脉者，内属于腑脏，外络于肢节，夫子乃合之于四海乎？

岐伯答曰：人亦有四海、十二经水。经水者，皆注于海，海有东西南北，命曰四海。

黄帝曰：以人应之奈何？

岐伯曰：人有髓海，有血海，有气海，有水谷之海，凡此四者，以应四海也。

【发微】"营卫血气"是行针刺疗法的基础，本节则是在这一基础之上，进一步论述人身与自然之四海相合的有特殊、重要功用之部位。

"气海"于后文已有解释，即膻中。

43 海论第三十三

黄帝曰：四海之逆顺奈何？

岐伯曰：气海有余者，气满胸中，悗息面赤；气海不足，则气少不足以言。血海有余，则常想其身大，怫然不知其所病；血海不足，亦常想其身小，狭然不知其所病。水谷之海有余，则腹满；水谷之海不足，则饥不受谷食。髓海有余，则轻劲多力，自过其度；髓海不足，则脑转耳鸣，胫酸眩冒，目无所见，懈怠安卧。

【发微】"气海有余"，指气海之邪气有余，即表现为邪盛之候，依据张介宾的解释，"气海在胸中而属阳，故气实则胸中悗闷喘息，面热而赤。声由气发，气不足则语言轻怯，不能出声"，因此"气满胸中"与"气少不足以言"，有呼吸之气与人身中气之义。

44 五乱第三十四

黄帝曰：何谓相顺？

岐伯曰：经脉十二者，以应十二月。十二月者，分为四时。四时者，春秋冬夏，其气各异，营卫相随，阴阳已和，清浊不相干，如是则顺之而治。

【发微】本经文中的"气"已是虚指，意为春夏秋冬四季有其各自的阴阳盛衰征象，而人身营卫气血也会与此相应。

45 五乱第三十四

黄帝曰：何谓逆而乱？

岐伯曰：清气在阴，浊气在阳，营气顺脉，卫气逆行，清浊相干，乱于胸中，是谓大悗。故气乱于心，则烦心密嘿，俯首静伏；乱于肺，则俯仰喘喝，接手以呼；乱于肠胃，则为霍乱；乱于臂胫，则为四厥；乱于头，则为厥逆，头重眩仆。

【发微】关于文段中"清气在阴，浊气在阳，营气顺脉，卫气逆行"的含义，杨上善与后世注家的解释不同。杨上善认为"清气在于脉内，为营为阴也；浊气在于脉外，为卫为阳也……此其常也"，言外之意，从"清气在阴"至"卫气逆行"都是对正常状态下的阴阳分布阐述。但后世注家的释义则恰好相反，以马莳为例，"清气宜升，当在于阳，反在于阴；浊气宜降，当在于阴，而反在于阳。营气阴性精专，固顺宗气以行于经隧之中；卫气阳性慓悍滑利，宜行于分肉之间。今昼未必行于阳经，夜未必行于阴经，其气逆行"，即言此段皆是对"逆而乱"的描摹。

《素问·阴阳应象大论》曰："清阳为天，浊阴为地；地气上为云，天气下为雨；雨出地气，云出天气。故清阳出上窍，浊阴出下窍；清阳发腠理，浊阴走五脏；清阳实四肢，浊阴归六腑。"可见当时的古人素以"清气"为阳，"浊气"为阴。此外，经文开篇便是对"何谓逆而乱"的发问，岐伯应答时，从语境上也应是直接对"逆而乱"的释义，因此，认为"清气在阴……卫气逆行"为"常"是不合适的。后文"气"乱于不同脏腑部位则是对此"逆而乱"的不同情形的具体分论。

46 五乱第三十四

黄帝曰：补泻奈何？

岐伯曰：徐入徐出，谓之导气，补泻无形，谓之同精，是非有余不足也，乱气之相逆也。

黄帝曰：允乎哉道，明乎哉论，请著之玉版，命日治乱也。

【发微】本经文涉及《黄帝内经》中与补泻针法并存的另一针法，即"导气"。有关导气的内涵意义，根据赵京生的研究，其作用在于"可引导逆乱之气恢复到和调状态，此与补泻针法通过补正祛邪而使机体由失调恢复到和调状态的最终意义是相同的，故云'同精'"，并提出"经气逆乱，反映在各气街部位，即为'五乱'"①。因而本条中"导气"与"乱气"之"气"，应皆指经气，只是处在不同状态者。

47　胀论第三十五

黄帝曰：胀者焉生？何因而有？

岐伯曰：卫气之在身也，常然并脉循分肉，行有逆顺，阴阳相随，乃得天和，五脏更始，四时循序，五谷乃化。然后厥气在下，营卫留止，寒气逆上，真邪相攻，两气相搏，乃合为胀也。

黄帝曰：善。何以解惑？

岐伯曰：合之于真，三合而得。

帝曰：善。

【发微】本段论胀发生机理，过程较复杂。首先可明确的是，胀的发生与"卫气"关系密切，开篇即论卫气常态顺应天时阴阳规律。

胀病发生的节点即在于"厥气在下，营卫留止"，我们无法直接理解"厥气"究竟是一种什么样的气，但根据张介宾的解释："上节言卫气之顺，此节明卫气之逆也。厥逆之气，

---

① 赵京生.《内经》导气针法研究［J］. 南京中医学院学报, 1993, 9（2）：49-50.

自下而上，营卫失常"，似乎可以推知，"厥气"并非一种外来之邪，而正是运行失常的"卫气"，因营卫之气在这种厥逆的状态下无以营运周身，所以处于"留止"的状态，也就由此而生了"寒气"，也就是寒邪。正如马莳的诠释，"寒邪随厥气以上行，正邪相攻，两气相搏，乃合而为胀"，可知此处的"两气"即失常卫气（厥气）与寒气。

48　逆顺肥瘦第三十八

　　黄帝曰：愿闻自然奈何？
　　岐伯曰：临深决水，不用功力，而水可竭也，循掘决冲，而经可通也。此言气之滑涩，血之清浊，行之逆顺也。
　　【发微】《灵枢·逆顺肥瘦》一篇多论针刺与人的体质关系，因而此段之"气"应是人身之气的概指，但因对气的描述为"滑涩"，则理解为经脉之气更准确。

49　逆顺肥瘦第三十八

　　黄帝曰：临深决水奈何？
　　岐伯曰：血清气浊，疾泻之，则气竭焉。
　　黄帝曰：循掘决冲奈何？
　　岐伯曰：血浊气涩，疾泻之，则经可通也。
　　【发微】本经文以"临深决水"与"循掘决冲"之顺自然之法来隐喻针刺顺势之理。但关于岐伯的两段应答之词，各注家持观点不一。马莳将"气竭"之"气"解作"邪气"，认为通过顺应临深决水的思想，可使邪气尽泻，即对"血清气浊（滑）"与"血浊气涩"两种体质的人用"疾泻"之法都可达到治愈的效果。张志聪虽然反对此段意在论"泻邪"，但其主旨亦在于顺应自然之势则可达到治疗目的。但张介宾的观点则与此相反："血清气滑者，犹临深决水，泄之最易，宜从缓治可也。若疾泻之，必致真气皆竭矣……血浊气涩者，犹循掘决冲，必借人力，但疾泻之，其经可通也。"

从整体行文逻辑来讲，张介宾的释义更合理。首先，明显两段所论并非同一体质之人，对于不同体质而行相同的治法，本身就不合于《灵枢·逆顺肥瘦》的主旨思想；其次，"临深决水"与"循掘决冲"存在着是否有人为因素的差异，即"掘"，因而可知前者实不应过度干预治疗，仅顺应其势即可，即"从缓治可也"（以舒缓方法治疗就够了）；最后，《黄帝内经》成文善用对比论述的方式，如果相并对照的两段所述内容实相同，则与《黄帝内经》整体的叙述风格相悖。

50　血络论第三十九

黄帝曰：针入而肉著者，何也？

岐伯曰：热**气**因于针则针热，热则肉著于针，故坚焉。

【发微】"因"古有"依附"之义，从现代科学解释，此即针刺入之后，肌肤与针发生热传递，使针体的温度升高。于古人的观念中，即是以"热气"来表述这一现象。

51　阴阳清浊第四十

黄帝曰：余闻十二经脉，以应十二经水者，其五色各异，清浊不同，人之血**气**若一，应之奈何？

岐伯曰：人之血**气**，苟能若一，则天下为一矣，恶有乱者乎。

黄帝曰：余问一人，非问天下之众。

岐伯曰：夫一人者，亦有乱**气**，天下之众，亦有乱人，其合为一耳。

【发微】此处"血气"泛指血脉与经络之气，其归于不同的十二经脉，有所谓"乱气"之说。结合后文"天下之众，亦有乱人"，可知此处的乱气应是指不循十二经之常而行的逆乱经气。

52 阴阳清浊第四十

黄帝曰：夫阴清而阳浊，浊者有清，清者有浊，清浊别之奈何？

岐伯曰：气之大别，清者上注于肺，浊者下走于胃。胃之清气，上出于口；肺之浊气，下注于经，内积于海。

【发微】"气之大别"之"气"应是概指一身之气，本段实是对清浊之气的一种大致分类的方法。结合杨上善的注文，在受纳饮食水谷之后，本是清气上注肺，浊气下走胃，但在胃中的浊气亦可再分相对的清浊，其中"浊而清者，上咽出口，以为噫气……而（肺中清而）浊气下注十二经，并积膻中，以为气海而成呼吸"，这种对"气"的细致辨析与划分，体现出古人对肺胃功能特点的深入认识。

53 淫邪发梦第四十三

黄帝曰：愿闻淫邪泮衍奈何？

岐伯曰：正邪从外袭内，而未有定舍，反淫于脏，不得定处，与营卫俱行，而与魂魄飞扬，使人卧不得安而喜梦。气淫于腑，则有余于外，不足于内；气淫于脏，则有余于内，不足于外。

【发微】此段中的"气"不再是单纯的邪气，与上文的"正邪"概念密切相关。张介宾对"正邪"的概念做了详细解释，"正邪者，非正风之谓，凡阴阳劳逸之感于外，声色嗜欲之动于内，但有干于身心者，皆谓之正邪"，可见各类致病因素若有扰于心神，则可归入"正邪"范畴内。

"气淫于腑，则有余于外"，即阳盛阴虚，"气淫于脏，则有余于内"，即阴盛阳虚，因此本段中的"气"即是上文的"正邪"，根据其侵扰的不同部位，可显出不同的阴阳征象。

54　本脏第四十七

黄帝问于岐伯曰：人之血气精神者，所以奉生而周于性命者也。经脉者，所以行血气而营阴阳，濡筋骨，利关节者也。卫气者，所以温分肉，充皮肤，肥腠理，司关合者也。志意者，所以御精神，收魂魄，适寒温，和喜怒者也。是故血和则经脉流行，营复阴阳，筋骨劲强，关节清利矣。卫气和则分肉解利，皮肤调柔，腠理致密矣。志意和则精神专直，魂魄不散，悔怒不起，五脏不受邪矣。寒温和则六腑化谷，风痹不作，经脉通利，肢节得安矣。此人之常平也。五脏者，所以藏精神血气魂魄者也。六腑者，所以化水谷而行津液者也。此人之所以具受于天也，无愚智贤不肖，无以相倚也。然有其独尽天寿，而无邪僻之病，百年不衰，虽犯风雨卒寒大暑，犹有弗能害也；有其不离屏蔽室内，无怵惕之恐，然犹不免于病，何也？愿闻其故。

【发微】本段是对人身所有生命基础要素的罗列，并分别言说各自的功用意义，且更侧重于描述用以维持"血气精神"这些基本要素的正常运行、使之发挥作用者，如"经脉""卫气""志意"等。

这也就解释了为何此段只言"卫气"而未及营气的原因，营气因更偏于物质层面，而被含纳入"血气精神"之中。

55 禁服第四十八

凡刺之理，经脉为始，营其所行，知其度量，内刺五脏，外刺六腑，审察卫气，为百病母，调其虚实，虚实乃止，泻其血络，血尽不殆矣。

雷公曰：此皆细子之所以通，未知其所约也。

【发微】"审察卫气，为百病母"，体现出察"卫气"于针刺之中的重要性，卫气布散于皮肤分肉之间，则如杨上善所言，"受诸邪气以为百病"，也因为"卫气"受邪在先，其状态也就作为判断病情发展变化的重要方面，因此提出"审察卫气"的要求。

56 卫气第五十二

黄帝曰：五脏者，所以藏精神魂魄者也。六腑者，所以受水谷而行化物者也。其气内于五脏，而外络肢节。其浮气之不循经者，为卫气；其精气之行于经者，为营气。阴阳相随，外内相贯，如环之无端，亭亭淳淳乎，孰能穷之。然其分别阴阳，皆有标本虚实所离之处。能别阴阳十二经者，知病之所生。候虚实之所在者，能得病之高下。知六腑之气街者，能知解结契绍于门户。能知虚石之坚软者，知补泻之所在。能知六经标本者，可以无惑于天下。

【发微】结合语境可知，文段中第一个"气"，指上文"六腑"之气，具体而言，则是"六腑"之谷气。

"浮气之不循经"，可以说是对"卫气"特点的描述，即杨上善所言"悍气浮而行者"；"精气之行于经"，一方面表明营气（营血）所行位置，另一方面也说明了营气的组成成分，即水谷中的精微之气。

"知六腑之气街者"一句引出了本篇中的重要概念："气街"。根据赵京生的研究，"气街"所表达的含义在于"多向之通路，以说明'气'能够通达（作用得以实现）的机制，不是直接指人体组织或部位"[①]。

57　卫气第五十二

请言气街：胸气有街，腹气有街，头气有街，胫气有街。故气在头者，止之于脑。气在胸者，止之膺与背腧。气在腹者，止之背腧，与冲脉于脐左右之动脉者。气在胫者，止之于气街，与承山踝上以下。取此者用毫针，必先按而在久应于手，乃刺而予之。所治者，头痛眩仆，腹痛中满暴胀，及有新积。痛可移者，易已也；积不痛，难已也。

【发微】杨上善对人身四处"气街"的认识为"气行之道"，即在"胸""腹""头""胫"四个部位的气有各自的所行所止之处，实际上是对一种治疗取治之处及其功用关系的描述。

赵京生通过对气街理论的全面分析，提出了四街的深层意义：第一，四街说明的是"头身部腧穴的近部作用原理，与卫气密切相关，提示相应部位腧穴的主治范围、特点"，这也是四街理论出现在《灵枢·卫气》一篇的原因；第二，从历时角度分析，"躯干部尤其是胸腹部腧穴与相应五脏经脉的确切关系完成得很晚，四街处于此前的过渡阶段"；第三，四街与根结、标本、经络等理论的立论基础不同，不可混同[②]。（详见散论2"关于气街"之文）

---

①②　赵京生. 气街理论研究［J］. 针刺研究，2013，38（6）：502-505.

58　逆顺第五十五

黄帝问于伯高曰：余闻气有逆顺，脉有盛衰，刺有大约，可得闻乎？

伯高曰：气之逆顺者，所以应天地、阴阳、四时、五行也。脉之盛衰者，所以候血气之虚实有余不足。刺之大约者，必明知病之可刺，与其未可刺，与其已不可刺也。

【发微】文中"逆顺之气"，并非单纯的人身之气，而是对"四时""五行"与人体之逆顺状况的总括；脉为血行的通道，因而"脉之盛衰"也就作为诊断"血气"状况的依据。而知此则是"调气之要"，也就是行针刺之法的先决条件。

59　五味第五十六

黄帝曰：愿闻谷气有五味，其入五脏，分别奈何？

伯高曰：胃者，五脏六腑之海也，水谷皆入于胃，五脏六腑皆禀气于胃。五味各走其所喜，谷味酸，先走肝，谷味苦，先走心，谷味甘，先走脾，谷味辛，先走肺，谷味咸，先走肾。谷气津液已行，营卫大通，乃化糟粕，以次传下。

【发微】本段中"谷气有五味"，所指较具体，即古人以五行观念对饮食水谷之味的划分，至于五味分别对应五脏，则含有一定的说理目的。

"五脏六腑皆禀气于胃"也体现了五谷由胃中分清浊转化为精微之物遍布滋养周身的功用特点。

60　五味第五十六

黄帝曰：营卫之行奈何？

伯高曰：谷始入于胃，其精微者，先出于胃之两焦，以溉五脏，别出两行，营卫之道。其大**气**之抟而不行者，积于胸中，命曰**气海**，出于肺，循喉咽，故呼则出，吸则入。天地之精**气**，其大数常出三入一，故谷不入，半日则**气**衰，一日则**气**少矣。

【发微】本经文涉及古人对人身不同种类之气的认识，有重要的理论意义。根据经文，饮食水谷经胃之运化，可有"营气""卫气""大气"三类气分道别行，而杨上善将"化为糟粕及浊气并尿"的浊气一并纳入，则"谷化为气，计有四道"。而其所行之处，即合于上、中、下三焦的认识。

其中有关"大气"的问题，以张介宾解释得较为清晰，云："大气，宗气也……气海，即上气海，一名膻中，居于膈上"，这与《黄帝内经》中的四海之说也是一致的。

"天地之精气"的"出三入一"，一般注家认为，天地之气通过吸气进入人体，合于饮食水谷精微奉养周身；而饮食水谷摄纳之后所生之气，会随呼气排出，所谓的"出三入一"不可拘泥于字面义理解，这是古人通过观察半日不食水谷会"气衰"、一日不食水谷会"气少"之现象后，在思维层面的推理，论述目的在于表明定时摄纳饮食水谷的重要性。

61 水胀第五十七

肠覃何如？

岐伯曰：寒**气**客于肠外，与卫**气**相搏，**气**不得荣，因有所系，癖而内著，恶**气**乃起，瘜肉乃生，其始生也，大如鸡卵，稍以益大，至其成如怀子之状，久者离岁，按之则坚，推之则移，月事以时下，此其候也。

【发微】关于本段所论在"肠覃"病之所成中卫气所起的作用，以张介宾的解释较为翔实，认为乃"卫气留于腹中"

所致，而关于卫气留于腹中之义，在其对《灵枢·卫气失常》的注释中云："卫气者，水谷之悍气也。其气循皮肤之中，分肉之间，熏于肓膜，散于胸腹，此卫气之常也。失其常，则随邪内陷，留于腹中，蓄积不行而苑蕴为病。"在经文中的"随邪内陷"即是随寒邪内陷，滞留于腹中。

"气不得荣"应是指卫气无以如正常状态下与营气并行，继而如张志聪所释"无形之气，相抟于肠外空郭之中，而著于有形之膏募也。是以血肉之恶气乃起"，"恶气"在此与病气相似，即发生病理变化。

62 贼风第五十八

黄帝曰：夫子言贼风邪气之伤人也，令人病焉，今有其不离屏蔽，不出空穴之中，卒然病者，非不离贼风邪气，其故何也？

【发微】马莳认为此经文中"贼风邪气"即《素问·上古天真论》所言"虚邪贼风"，结合杨上善注释中"贼邪之风夜来"，可知此处的"邪气"即泛指外感风邪。

63 玉版第六十

黄帝曰：病之生时，有喜怒不测，饮食不节，阴气不足，阳气有余，营气不行，乃发为痈疽。阴阳不通，两热相搏，乃化为脓，小针能取之乎？

岐伯曰：圣人不能使化者，为之邪不可留也。故两军相当，旗帜相望，白刃陈于中野者，此非一日之谋也。能使其民，令行禁止，士卒无白刃之难者，非一日之教也，须臾之得也。夫至使身被痈疽之病，脓血之聚者，不亦离道远乎。夫痈疽之生，脓血之成也，不从天下，不从地出，积微之所生也。

故圣人自治于未有形也，愚者遭其已成也。

【发微】本段之首即提出痈疽为病的四种条件，杨上善对此四点进行了更为翔实的阐释："喜怒无度，（热）争气聚，生痈一也；饮食不依节度，纵情不择寒温，为痈二也；藏阴气虚，府阳气实，阳气实盛，生痈三也；邪客于血，聚而不行，生痈四也。"因而"阴气"应是指代脏气，"阳气"则是腑气，而"营气"依然保留基本含义，即营血。

64　玉版第六十

岐伯曰：人之所受气者，谷也。谷之所注者，胃也。胃者，水谷气血之海也。海之所行云气者，天下也。胃之所出气血者，经隧也。经隧者，五脏六腑之大络也，迎而夺之而已矣。

【发微】本段实即一隐喻，以自然中海生云气及其散布过程，形容胃受纳水谷而后出气血遍布周身。

马莳云："试观海之行云气者，本于地气上为云，而后云气行于天之下也。"同样，"人之所受气"也如同"本于地气"，即用以维持人身生命活动的相关物质，属外来之气。胃即"水谷气血之海"，是饮食运化转生精微物质的聚集之所。

本段是古人善于取法自然解析人体生命现象的颇具代表之文，也体现了天人合一的独特视角。

65　五音五味第六十五

黄帝曰：妇人无须者，无血气乎？

岐伯曰：冲脉、任脉，皆起于胞中，上循背里，为经络之海。其浮而外者，循腹右上行，会于咽喉，别而络唇口。血气盛则充肤热肉，血独盛则澹渗皮肤，生毫毛。今妇人之生，有余于**气**，不足于血，以其数脱血也，冲任之脉，不荣口唇，故须不生焉。

【发微】本段论为何"妇人无须"十分巧妙。古人认为"发为血之余"，故而有"妇人无须者，无血气乎"的发问。通过描述冲任脉与血气之关系，结合妇人"数脱血"的生理现象，将气、血分别，指明根本原因在于"有余于气，不足于血"，可谓是逻辑严密的理论模型。

现代医学研究可知这一生理现象与激素的分泌有关，古人在未知激素这一物质的情形下，仅透过可见的少数现象，即能得出自圆之说，其思想的创造性与深度可见一斑。

66 五音五味第六十五

黄帝曰：士人有伤于阴，阴**气**绝而不起，阴不用，然其须不去，其故何也？宦者独去何也？愿闻其故。

岐伯曰：宦者去其宗筋，伤其冲脉，血泻不复，皮肤内结，唇口不荣，故须不生。

【发微】对于本经文的理解，首先应辨清"阴"与"宗筋"两个概念。根据文意，"士人有伤于阴"，则"阴不用"，可知此"阴"应是指阴器，马莳更是将此句直接译为"士人有伤于阴器，而阴器绝而不起"，可知此处的"阴气"与泛指一身之气属阴分的部分，以及脏气等概念已不同。

67 五音五味第六十五

黄帝曰：其有天宦者，未尝被伤，不脱于血，然其须不生，其故何也？

岐伯曰：此天之所不足也，其任冲不盛，宗筋不成，有**气**无血，唇口不荣，故须不生。

【发微】与上文人为的"宦者"不同，本段所言是天生"宗筋不成"者，即杨上善所言"天然不足于血"，故而须不生。可见宗筋与冲任之脉及血气的重要关系。

68 百病始生第六十六

是故虚邪之中人也，始于皮肤，皮肤缓则腠理开，开则邪从毛发入，入则抵深，深则毛发立，毛发立则淅然，故皮肤痛。

留而不去，则传舍于络脉，在络之时，痛于肌肉，其痛之时息，大经乃代。

留而不去，传舍于经，在经之时，洒淅喜惊。

留而不去，传舍于输，在输之时，六经不通，四肢则肢节痛，腰脊乃强。

留而不去，传舍于伏冲之脉，在伏冲之时，体重身痛。

留而不去，传舍于肠胃，在肠胃之时，贲响腹胀，多寒则肠鸣飧泄，食不化，多热则溏出糜。

留而不去，传舍于肠胃之外，募原之间，留著于脉，稽留而不去，息而成积。或著孙脉，或著络脉，或著经脉，或著输脉，或著于伏冲之脉，或著于脊筋，或著于肠胃之募原，上连于缓筋，邪气淫泆，不可胜论。

【发微】此"邪气"与段首中人之"虚邪"为同指。

69 百病始生第六十六

黄帝曰：积之始生，至其已成奈何？

岐伯曰：积之始生，得寒乃生，厥乃成积也。

黄帝曰：其成积奈何？

岐伯曰：厥气生足悗，悗生胫寒，胫寒则血脉凝涩，血脉凝涩则寒气上入于肠胃，入于肠胃则䐜胀，䐜胀则肠外之汁沫迫聚不得散，日以成积。卒然多食饮则肠满，起居不节，用力过度，则络脉伤，阳络伤则血外溢，血外溢则衄血，阴络伤则血内溢，血内溢则后血，肠胃之络伤，则血溢于肠外，肠外有寒汁沫与血相搏，则并合凝聚不得散而积成矣。卒然外中于寒，若内伤于忧怒，则气上逆，气上逆则六输不通，温气不行，凝血蕴里而不散，津液涩渗，著而不去，而积皆成矣。

【发微】"厥气"为外邪厥逆之气，与正常经气逆向而行，是对病症特点的描述。

"寒气"即外感之寒邪。而对于"卒然外中于寒"的机理，根据杨上善所言，亦是"厥气逆上"所致，根据阴阳消长的规律，此时阴气盛，则阳气虚，故而"六腑阳经六输皆不得通，卫气不行"，根据《灵枢·本脏》对卫气的描述"温分肉，肥腠理"，即可推知此处所谓"温气"，即是卫气。

70 行针第六十七

黄帝问于岐伯曰：余闻九针于夫子，而行之于百姓，百姓之血气各不同形，或神动而气先针行，或气与针相逢，或针已出气独行，或数刺乃知，或发针而气逆，或数刺病益剧，凡此六者，各不同形，愿闻其方。

【发微】"百姓之血气"是泛指各人有不同的体质特点。

后文几个与"气"相关的论述，皆是对针刺后患者的不同反应与得气的快慢的描述（详见散论 3："从《灵枢·行针》看针灸理论的观念之气与现象之气"）。

71 行针第六十七

黄帝曰：针入而气逆者，何气使然？

岐伯曰：其气逆与其数刺病益甚者，非阴阳之气，浮沉之势也，此皆粗之所败，上之所失，其形**气**无过焉。

【**发微**】此处的"气逆"，与其他文段中的逆乱经气之义略有不同，虽然亦非正常现象，但这一"气逆"是因针刺而致，因而是对针刺后引发的各类不良反应的泛称，属人为因素，故不可用"阴阳""浮沉"理解，与"形气"，即人身生理特点无关。

72　寒热第七十

黄帝问于岐伯曰：寒热瘰疬在于颈腋者，皆何**气**使生？

岐伯曰：此皆鼠瘘寒热之毒**气**也，留于脉而不去者也。

【**发微**】本段中"何气使生"依然理解为什么原因所致为宜，同时也是对下文"毒气"的呼应。

这一"毒气"源于"鼠瘘"，据马莳解释，为"鼠用饮食流涎于其中，人误用之，所以毒气感而生瘰疬"，可见古人惯将因虫、鼠等致病的因素称为"毒气"。

73　邪客第七十一

黄帝问于伯高曰：夫邪**气**之客人也，或令人目不瞑，不卧出者，何**气**使然？

伯高曰：五谷入于胃也，其糟粕、津液、宗**气**分为三隧。故宗**气**积于胸中，出于喉咙，以贯心脉，而行呼吸焉。营**气**者，泌其津液，注之于脉，化以为血，以荣四末，内注五脏六腑，以应刻数焉。卫**气**者，出其悍**气**之慓疾，而先行于四末分肉皮肤之间而不休者也。昼日行于阳，夜行于阴，常从足少阴之分间，行于五脏六腑。今厥**气**客于五脏六腑，则卫**气**独卫其外，行于阳，不得入于阴。行于阳则阳**气**盛，阳**气**盛则阳跷陷；不得入于阴，阴虚，故目不瞑。

【发微】本段重在论述"宗气""营气""卫气"的走行方式，明确了宗气、营气、卫气分别为呼吸之气、脉中之血、护外屏障的性质。

段首的"邪气"与后文"厥气"应是同指，即不循经而行的厥逆邪气，并论因其客于内，所以卫气只得"独卫其外"，故阴阳失调而阳盛。

对于"目不瞑"这一机制的论述，总体说来是偏于理论层面的。

74 邪客第七十一

黄帝问于岐伯曰：人有八虚，各何以候？

岐伯答曰：以候五脏。

黄帝曰：候之奈何？

岐伯曰：肺心有邪，其气留于两肘；肝有邪，其气流于两腋；脾有邪，其气留于两髀；肾有邪，其气留于两腘。凡此八虚者，皆机关之室，真气之所过，血络之所游，邪气恶血，固不得住留，住留则伤筋络骨节机关，不得屈伸，故痀挛也。

【发微】有关"八虚"之义，根据马莳的注本可知，"即下两肘、两腋、两髀、两腘之间，由五脏内虚，以致虚邪客之而为病……凡此八者，皆机关之室，正气之所过，血脉之所游，非邪气恶血可以住留之所"。这样就可以理解，各脏有邪时，"邪气"就会住留于脏所主经脉所过之处，即所谓"其气留"，这种说理也体现了极强的经脉与脏腑理论结合的观念。

其后"真气"即与"邪气"相对应，为人体正常之气义。

75 通天第七十二

黄帝问于少师曰：余尝闻人有阴阳，何谓阴人，何谓阳人？

少师曰：天地之间，六合之内，不离于五，人亦应之，非徒一阴一阳而已也，而略言耳，口弗能遍明也。

黄帝曰：愿略闻其意，有贤人圣人，心能备而行之乎？

少师曰：盖有太阴之人，少阴之人，太阳之人，少阳之人，阴阳和平之人。凡五人者，其态不同，其筋骨气血各不等。

【发微】"筋骨气血"并称，是对五人体质的概括。

76　官能第七十三

黄帝曰：用针之理，必知形气之所在，左右上下，阴阳表里，血气多少，行之逆顺，出入之合，谋伐有过。知解结，知补虚泻实，上下气门，明通于四海，审其所在，寒热淋露，以输异处，审于调气，明于经隧，左右肢络，尽知其会。寒与热争，能合而调之，虚与实邻，知决而通之，左右不调，把而行之，明于逆顺，乃知可治，阴阳不奇，故知起时，审于本末，察其寒热，得邪所在，万刺不殆，知官九针，刺道毕矣。

【发微】本段论及"用针"的各项原则。首论"知形气之所在"，杨上善将其拆解为"形之所在肥瘦，气之所在虚实"，可知此处"形气"亦是对体质状态的概述，意在强调用针前应辨析受术者体质。

其后"血气多少"亦有此意，即杨上善所言"三阴三阳之脉"的血气盛衰状况。

有关"气门"之义，各家之见略存分歧，马莳直接将"气门"理解为"气穴"，概参引后文"守其门户，明于调气"而论；张介宾云："上下气门，即经络类诸经标本气街之义"；张志聪的注释与之相似，言"上下气门者，知六腑气街之门户"。结合语境，"上下气门"与"知解结""知补虚泻实"一并作为用针的先决条件，且后文与之相接的便是"明通于四海"，则推知此处的气门理解为"气街"义较妥，"解结""补虚泻实"为法，"气门""四海"为理要，故而气街理论与四海理论更可相对待。

后文中"调气"与通常所言针刺调气略有不同，根据杨上善的释文，似是"审吐纳导引以调气"，因全文皆是言"用针"之前的各项准备与观察，以及相关技巧理论的掌握，而尚未进行实际的针刺动作，故这里是对针刺调气之原理的描述。

77　官能第七十三

邪气之中人也，洒淅动形。正邪之中人也微，先见于色，不知于其身，若有若无，若亡若存，有形无形，莫知其情。是故上工之取气，乃救其萌芽；下工守其已成，因败其形。

【发微】本段中"上工之取气"与前文"邪气之中人"相应，"邪气"初侵入时，未待成形，此"气"与"形"相对，代表病邪深入的不同程度。上工可在"邪气"尚未成形之时便取治，故而言"取气"。

78　刺节真邪第七十五

请言解论，与天地相应，与四时相副，人参天地，故可为解。下有渐洳，上生苇蒲，此所以知形气之多少也。阴阳者，寒暑也，热则滋雨而在上，根荄少汁。人气在外，皮肤缓，腠理开，血气减，汁大泄，皮淖泽。寒则地冻水冰，人气在中，皮肤致，腠理闭，汗不出，血气强，肉坚涩。当是之时，善行水者，不能往冰；善穿地者，不能凿冻；善用针者，亦不能取四厥；血脉凝结，坚搏不往来者，亦未可即柔。故行水者，必待天温冰释冻解，而水可行，地可穿也。人脉犹是也，治厥者，必先熨调和其经，掌与腋、肘与脚、项与脊以调之，火气已通，血脉乃行，然后视其病，脉淖泽者，刺而平之，坚紧者，破而散之，气下乃止，此所谓以解结者也。

【发微】本段亦贯通人与天地相参之理。"形气"之义，上文已反复论之。

"人气在外"与"人气在中"的两种情况，分别对应寒暖自然气候之变。暑热之时，"人气在外"，体现出于古人理解中，与阳、热相应者应是升发、宣泄，故而"人气"（即人身之气）亦应外出，因汗出多，故而"血气减"，内涵"津血同源"之义。反之，寒冷则致"人气"闭藏于内，故而"在中"，因血气未随汗液外泄，故而"血气强"。

后文"火气"即指前文所借而来的火"熨"之力。

因此段言"治厥"，故"气下乃止"作为停止治疗的标准，应是指厥逆之气，即观察病症反应的消失。

79　刺节真邪第七十五

用针之类，在于调气，气积于胃，以通营卫，各行其道。宗气留于海，其下者注于气街，其上者走于息道。故厥在于足，宗气不下，脉中之血，凝而留止，弗之火调，弗能取之。

【发微】"用针之类，在于调气"，即以针调节一身之气。

"积于胃"之气，应是水谷之气，张介宾言"人受气于谷，故气积于胃。然气义有三：曰营气，曰卫气，曰宗气……宗气大气也"。

后文则着重论古人关于宗气的观念，认为其留止于"上下气海"，并下注于"气街"，根据各家释义，此"气街"应是足阳明之气街。

49

若"厥在于足",则将使应下行之"宗气不下",总之依然是言气滞涩之病的成因。

80 刺节真邪第七十五

黄帝曰：有一脉生数十病者，或痛、或痈、或热、或寒、或痒、或痹、或不仁，变化无穷，其故何也？

岐伯曰：此皆邪气之所生也。

黄帝曰：余闻气者，有真气，有正气，有邪气，何谓真气？

岐伯曰：真气者，所受于天，与谷气并而充身也。正气者，正风也，从一方来，非实风，又非虚风也。邪气者，虚风之贼伤人也，其中人也深，不能自去。正风者，其中人也浅，合而自去，其气来柔弱，不能胜真气，故自去。

【发微】"一脉生数十病"的病因皆在"邪气"，则应为受外邪侵袭而致。就此一"气"，继而对"真气""正气""邪气"加以区别。

根据文意，"真气"为人受纳自然的气，以及饮食之后充盈于体内的正气（与后文的"正气"有所不同）；而"正气"，不同于通常所言人身之正气，而是外来的"正风"，即对人体无害的外在因素；与"正气"相对，则是"邪气"，即"虚邪贼风"，代指对人体有害的外在因素。因此，"正风"柔弱，"不能胜真气"，也就不能导致疾病的发生。

81 刺节真邪第七十五

虚邪之中人也，洒淅动形，起毫毛而发腠理。其入深，内搏于骨，则为骨痹。搏于筋，则为筋挛。搏于脉中，则为血闭不通，则为痈。搏于肉，与卫气相搏，阳胜者则为热，阴胜者则为寒，寒则真气去，去则虚，虚则寒。搏于皮肤之间，其气外发，腠理开，毫毛摇，气往来行，则为痒。留而不去，则痹。卫气不行，则为不仁。

【发微】本段叙述了"虚邪"中于人体不同层次则有相应的病变。其中唯至"搏于肉"之时，涉及"卫气"与虚邪相搏的问题，首先可察古人观念中"卫气"所护卫人体的部位。

"与卫气相搏"分两种结果，其中若"阴胜者则为寒，寒则真气去"，似乎"阴胜"的后果更为严重，其中原因，根据张介宾注可知，"气属阳，人以气为主，寒胜则阳虚，所重在气也"。

后文"其气外发""气往来行"，则续前文所言的"虚邪之气"；而若"卫气"已不行，即没有"相搏"的可能，则会致不知痛痒的"不仁"。

82　刺节真邪第七十五

虚邪偏客于身半，其入深，内居荣卫，荣卫稍衰，则真气去，邪气独留，发为偏枯。其邪气浅者，脉偏痛。

【发微】此与上一经文义相接续，若致"真气"（即人身之正气）去，则病情较深重，便会出现麻木不仁表现的"偏枯"（半身不遂）；而若受邪部位浅，则会致有痛感之病，而此处的"脉偏痛"并非针对"脉"的疼痛，而是如张介宾所释之"半身偏痛"。

83　刺节真邪第七十五

虚邪之入于身也深，寒与热相搏，久留而内著，寒胜其热，则骨疼肉枯，热胜其寒，则烂肉腐肌为脓，内伤骨，内伤骨为骨蚀。有所疾前筋，筋屈不得伸，邪气居其间而不反，发于筋溜。有所结，**气**归之，卫**气**留之，不得反，津液久留，合而为肠溜，久者数岁乃成，以手按之柔。已有所结，**气**归之，津液留之，邪**气**中之，凝结日以易甚，连以聚居，为昔瘤，以手按之坚。有所结，深中骨，**气**因于骨，骨与**气**并，日以益大，则为骨疽。有所结，中于肉，宗**气**归之，邪留而不去，有热则化而为脓，无热则为肉疽。凡此数**气**者，其发无常处，而有常名也。

【发微】本段依然论述虚邪中在人体不同部位所发之病，文段中所有单字"气"无一例外皆是对"虚邪之气"的简称。

较为特殊之处一是"肠溜"之成因，由"（邪）气归之，卫气留之，不得反"所致，马莳对此的释义为，"邪气有所结，而归于内，卫气亦留于内，而不得出以返于外，所以津液亦久留于其中"，意为邪气所致的卫气不行而久积成疾；另一处则是"中于肉，宗气归之"，根据马莳的解释，"上焦宗气正行于其所，被邪气留而不去"，亦是由邪气所致的宗气停滞不行。因而此两点与人身正常之气相关者皆是因常气不行留滞而致。

84 卫气行第七十六

黄帝问于岐伯曰：愿闻卫**气**之行，出入之合，何如？

岐伯曰：岁有十二月，日有十二辰，子午为经，卯酉为纬。天周二十八宿，而一面七星，四七二十八星，房昴为纬，虚张为经。是故房至毕为阳，昴至心为阴，阳主昼，阴主夜。故卫**气**之行，一日一夜五十周于身，昼日行于阳二十五周，夜行于阴二十五周，周于五脏。

【发微】本段论"卫气"之行的时间规律，并与天象相合，但属于古人基于对人身某些生理现象的观察基础上，为满足天人合一观念的说理。

85　卫气行第七十六

　　是故平旦阴尽，阳气出于目，目张则气上行于头，循项下足太阳，循背下至小指之端。其散者，别于目锐眦，下手太阳，下至手小指之间外侧。其散者，别于目锐眦，下足少阳，注小指次指之间。以上循手少阳之分，侧下至小指之间。别者以上至耳前，合于颌脉，注足阳明，以下行至跗上，入五指之间。其散者，从耳下下手阳明，入大指之间。入掌中。其至于足也，入足心，出内踝下，行阴分，复合于目，故为一周。

　　【发微】本篇通篇论"卫气"之流行，故而此"阳气"特指"卫气"。

86　卫气行第七十六

　　是故日行一舍，人气行一周与十分身之八；日行二舍，人气行三周于身与十分身之六；日行三舍，人气行于身五周与十分身之四；日行四舍，人气行于身七周与十分身之二；日行五舍，人气行于身九周；日行六舍，人气行于身十周与十分身之八；日行七舍，人气行于身十二周在身与十分身之六；日行十四舍，人气二十五周于身有奇分与十分身之二，阳尽于阴，阴受气矣。其始入于阴，常从足少阴注于肾，肾注于心，心注于肺，肺注于肝，肝注于脾，脾复注于肾为周。是故夜行一舍，人气行于阴藏一周与十分藏之八，亦如阳行之二十五周，而复合于目。阴阳一日一夜，合有奇分十分身之四，与十分藏之二，是故人之所以卧起之时有早晏者，奇分不尽故也。

　　【发微】关于本段中"人气"之义，易误解为人一身之气，但马莳早有分析，认为"人气者，卫气也，对天之日数而言，故谓卫气为人气"，通篇都以卫气之行与天时相应，故若称天时为"天气"，则相对的人之气行，即"人气"。

87 卫气行第七十六

水下一刻，人气在太阳；水下二刻，人气在少阳；水下三刻，人气在阳明；水下四刻，人气在阴分。水下五刻，人气在太阳；水下六刻，人气在少阳；水下七刻，人气在阳明；水下八刻，人气在阴分。水下九刻，人气在太阳；水下十刻，人气在少阳；水下十一刻，人气在阳明；水下十二刻，人气在阴分。水下十三刻，人气在太阳；水下十四刻，人气在少阳；水下十五刻，人气在阳明；水下十六刻，人气在阴分。水下十七刻，人气在太阳；水下十八刻，人气在少阳；水下十九刻，人气在阳明；水下二十刻，人气在阴分。水下二十一刻，人气在太阳；水下二十二刻，人气在少阳；水下二十三刻，人气在阳明；水下二十四刻，人气在阴分。水下二十五刻，人气在太阳，此半日之度也。从房至毕一十四舍，水下五十刻，日行半度，回行一舍，水下三刻与七分刻之四。大要日常以日之加于宿上也，人气在太阳。是故日行一舍，人气行三阳行与阴分，常如是无已，天与地同纪，纷纷盼盼，终而复始，一日一夜，水下百刻而尽矣。

【发微】参本章第 86 段析。

88 九宫八风第七十七

是故太一入徙立于中宫，乃朝八风，以占吉凶也。风从南方来，名曰大弱风，其伤人也，内舍于心，外在于脉，气主热。风从西南方来，名曰谋风，其伤人也，内舍于脾，外在于肌，其气主为弱。风从西方来，名曰刚风，其伤人也，内舍于肺，外在于皮肤，其气主为燥。风从西北方来，名曰折风，其伤人也，内舍于小肠，外在于手太阳脉，脉绝则溢，脉闭则结不通，善暴死。风从北方来，名曰大刚风，其伤人也，内舍于肾，外在于骨与肩背之膂筋，其气主为寒也。风从东北方来，名曰凶风，其伤人也，内舍于大肠，外在于两胁腋骨下及肢节。风从东方来，名曰婴儿风，其伤人也，内舍于肝，外在于筋纽，其气主为身湿。风从东南方来，名曰弱风，其伤人也，内舍于胃，外在肌肉，其气主体重。此八风皆从其虚之乡来，乃能病人。三虚相搏，则为暴病卒死。两实一虚，病则为淋露寒热。犯其雨湿之地，则为痿。故圣人避风，如避矢石焉。其有三虚而偏中于邪风，则为击仆偏枯矣。

【发微】本段所主之"气"，意指各不同方位所代表的性质特点。

89　岁露论第七十九

黄帝问于岐伯曰：经言夏日伤暑，秋病疟，疟之发以时，其故何也？

岐伯曰：邪客于风府，病循膂而下，卫气一日一夜，常大会于风府，其明日日下一节，故其日作晏。此其先客于脊背也，故每至于风府则腠理开，腠理开则邪气入，邪气入则病作，此所以日作尚晏也。卫气之行风府，日下一节，二十一日下至尾底，二十二日入脊内，注于伏冲之脉，其行九日，出于缺盆之中，其气上行，故其病稍益至。其内抟于五脏，横连募原，其道远，其气深，其行迟，不能日作，故次日乃稽积而作焉。

【发微】本段以卫气循行途径解释为何疟的发病时早时晚，渗透出古人对发病时间的理论性观念。不甚明了的是两个单字"气"之所指，在此应皆代指"邪气"。

90 岁露论第七十九

黄帝曰：卫气每至于风府，腠理乃发，发则邪入焉。其卫气日下一节，则不当风府奈何？

岐伯曰：风府无常，卫气之所应，必开其腠理，气之所舍节，则其府也。

【发微】本段即是对上文说理的补充论述，似言"邪气"之入必即风府有些过于刻板。马莳通过对两种不同"风府"之所指进行区分，使此理更能自圆，云："上'风府'，乃督脉经穴名；此'风府'，乃风之所舍为府也"，对应至原文"气之所舍节"，即意为"邪气（风邪）"所驻留之处。

91 岁露论第七十九

黄帝曰：善。夫风之与疟也，相与同类，而风常在，而疟特以时休何也？

岐伯曰：风气留其处，疟气随经络沉以内抟，故卫气应乃作也。

帝曰：善。

【发微】此段旨在鉴别风与疟之异。杨上善认为，"因腠理开，风入藏内，至时而发，名之为疟"，故而风与疟异名同类。差异之处在于"风气"的静态、留止性，以及"疟气"的动态、循行性，即"随经络"而入，也因此与循于周身的"卫气"相应。

92 岁露论第七十九

黄帝曰：愿闻岁之所以皆同病者，何因而然？

少师曰：此八正之候也。

黄帝曰：候之奈何？

少师曰：候此者，常以冬至之日，太一立于叶蛰之宫，其至也，天必应之以风雨者矣。风雨从南方来者，为虚风，贼伤人者也。其以夜半至也，万民皆卧而弗犯也，故其岁民少病。其以昼至者，万民懈惰而皆中于虚风，故万民多病。虚邪入客于骨而不发于外，至其立春，阳气大发，腠理开，因立春之日，风从西方来，万民又皆中于虚风，此两邪相搏，经气结代者矣。故诸逢其风而遇其雨者，命曰遇岁露焉。因岁之和，而少贼风者，民少病而少死；岁多贼风邪气，寒温不和，则民多病而死矣。

【发微】本段言万民之病与天候相应，尤以风雨之方位论对人体的影响。实即古人对自然气候寒暖之变与人体健康疾病关联的经验性总结。故文段中"阳气"为自然清阳之气。

"经气结代"，《太素》作"经气绝代"，杨上善注"两邪相薄，致经脉绝代以为病也"；张介宾释为"邪留而不去，故曰结；当其令而非其气，故曰代"，此说较为妥当。

93　大惑论第八十

黄帝曰：病而不得卧者，何气使然？

岐伯曰：卫气不得入于阴，常留于阳。留于阳则阳气满，阳气满则阳跷盛，不得入于阴则阴气虚，故目不瞑矣。

【发微】此以"卫气"的循行阴阳失常阐述"病而不得卧"的成因。实即指人身阴阳的失衡，即司目之开合的阳跷脉阳气满盛，而阴气虚，所以人体表现出偏于阳的"不瞑"的症状特点，属古人运用阴阳理论论述病因病机的具体方式。

94　大惑论第八十

黄帝曰：病目而不得视者，何气使然？

岐伯曰：卫气留于阴，不得行于阳。留于阴则阴气盛，阴气盛则阴跷满，不得入于阳则阳气虚，故目闭也。

【发微】与上一经文相对，若卫气滞留于阴分，则阴跷脉满盛，而阳气虚，则体现出"目闭"偏于阴的症状特点。

95　大惑论第八十

黄帝曰：人之多卧者，何气使然？

岐伯曰：此人肠胃大而皮肤湿，而分肉不解焉。肠胃大则卫气留久，皮肤湿则分肉不解，其行迟。夫卫气者，昼日常行于阳，夜行于阴，故阳气尽则卧，阴气尽则寤。故肠胃大，则卫气行留久；皮肤湿，分肉不解，则行迟。留于阴也久，其气不清，则欲瞑，故多卧矣。其肠胃小，皮肤滑以缓，分肉解利，卫气之留于阳也久，故少瞑焉。

【发微】古人以"卫气"之行的阴阳分特点解释人昼寤夜卧的原理，此时的"气"，更多是对生理节律的象征性表达。而若人"肠胃大""皮肤湿"，则气行（代谢）缓慢，更具阴之特点，故而自然多卧；反之，则"少瞑"。体现人身各种阴阳属性的相关性与一致性。

96　大惑论第八十

黄帝曰：其非常经也，卒然多卧者，何气使然？

岐伯曰：邪气留于上膲，上膲闭而不通，已食若饮汤，卫气留久于阴而不行，故卒然多卧焉。

【发微】关于此"卒然多卧"的具体机理，张志聪从三焦角度的阐释十分清晰：

"非常经者，非日行于阳，夜行于阴之经常出入，此因邪气留于上焦，则上焦闭而不通，饮食于胃则中焦满实，以致卫气久留于下之阴，而不能上行于阳，故卒然多卧也。"

这种推断也就延续了上文将人体划分为阴阳之分，通过卫气所行、所停部位论病机的说理特点。

97　痈疽第八十一

黄帝曰：余闻肠胃受谷，上焦出**气**，以温分肉，而养骨节，通腠理。中焦出**气**如露，上注谿谷，而渗孙脉，津液和调，变化而赤为血，血和则孙脉先满溢，乃注于络脉，皆盈，乃注于经脉。阴阳已张，因息乃行，行有经纪，周有道理，与天合同，不得休止。切而调之，从虚去实，泻则不足，疾则**气**减，留则先后。从实去虚，补则有余。血**气**已调，形**气**乃持。余已知血**气**之平与不平，未知痈疽之所从生，成败之时，死生之期，有远近，何以度之，可得闻乎？

【发微】结合"气"各自功用可知，文段之首上焦所出之"气"为"卫气"，中焦所出之"气"为"营气"。

后文则重在描述针刺调血气之法，杨上善从气至之后的相关操作进行详述："气至因而疾泻，则便气减；气至留而不泻，则针与气先后不相得"。待行针之后，"血气已调""形气乃持"存在因果关系，可体察出"血气"谓人身在内的身体状况，而"形气"则偏于外在表现，或如杨上善所释"形与神相保守"的关系。

98　痈疽第八十一

岐伯曰：经脉留行不止，与天同度，与地合纪。故天宿失度，日月薄蚀，地经失纪，水道流溢，草萱不成，五谷不殖，径路不通，民不往来，巷聚邑居，则别离异处，血气犹然，请言其故。夫血脉营卫，周流不休，上应星宿，下应经数。寒邪客于经络之中则血泣，血泣则不通，不通则卫气归之，不得复反，故痈肿。寒气化为热，热胜则腐肉，肉腐则为脓，脓不泻则烂筋，筋烂则伤骨，骨伤则髓消，不当骨空，不得泄泻，血枯空虚，则筋骨肌肉不相荣，经脉败漏，熏于五脏，脏伤故死矣。

【发微】本段亦合天人相应之理。"血气犹然"，即与上文之"水道"之行相应，认为人体血行与自然之水行有相似之理，应注意此处的"血气"与"气血"不可同待，前者偏于"血"，而后者则偏指一身内在状况，因此后文才有"血泣（涩）"的讨论。

有关"不通则卫气归之"的含义，马莳解释为"血涩不通，卫气归于内，而不得复返于外，故痈疽乃生"。

其后"寒气"则与前文"寒邪"之义相当。

99　痈疽第八十一

发于颈，名曰夭疽，其痈大以赤黑，不急治，则热气下入渊腋，前伤任脉，内熏肝肺，熏肝肺十余日而死矣。

【发微】此所以为"热气"，上文已有解释，即"寒气化为热"。

100　痈疽第八十一

黄帝曰：夫子言痈疽，何以别之？

岐伯曰：营卫稽留于经脉之中，则血泣而不行，不行则卫气从之而不通，壅遏而不得行，故热。大热不止，热胜则肉腐，肉腐则为脓。然不能陷，骨髓不为燋枯，五脏不为伤，故命曰痈。

【发微】有关"血泣（涩）而不行，不行则卫气从之而不通"的原理，与上文"不通则卫气归于内"相似，依然是因阻碍了卫气的循行而致。

《素问》

1 上古天真论篇第一

帝曰：有其年已老而有子者何也？

岐伯曰：此其天寿过度，气脉常通，而肾气有余也。此虽有子，男不过尽八八，女不过尽七七，而天地之精气皆竭矣。

【发微】本段论年老而仍能有子的原因。"气脉常通"义为人身"经脉之气"通畅，且肾脏之"脏气"未尽，王冰将此处的"肾气"解为"天真之气"，合于肾藏先天之气。

最后"天地之精气"，根据马莳注，指"天癸"，也就是人的生育功能。

2 四气调神大论篇第二

逆春气，则少阳不生，肝气内变。逆夏气，则太阳不长，心气内洞。逆秋气，则太阴不收，肺气焦满。逆冬气，则少阴不藏，肾气独沉。

夫四时阴阳者，万物之根本也，所以圣人春夏养阳，秋冬养阴，以从其根，故与万物沉浮于生长之门。逆其根，则伐其本，坏其真矣。

故阴阳四时者，万物之终始也，死生之本也，逆之则灾害生，从之则苛疾不起，是谓得道。道者，圣人行之，愚者佩之。从阴阳则生，逆之则死，从之则治，逆之则乱。反顺为逆，是谓内格。

【发微】此论天人相应观念之脏腑与四时的关联。若不顺应四时，则所对应脏腑易发生病变。"春气""夏气""秋气""冬气"分别指四时的阴阳寒热规律，而"肝气""心气""肺气""肾气"则是相应的脏腑功能状态。

3 生气通天论篇第三

阳气者，精则养神，柔则养筋。开阖不得，寒气从之，乃生大偻。陷脉为瘘，留连肉腠。俞气化薄，传为善畏，及为惊骇。营气不从，逆于肉理，乃生痈肿。魄汗未尽，形弱而气烁，穴俞以闭，发为风疟。

【发微】本段续接前文论人身之"阳气"的功用。"开阖"为皮肤腠理的保护性作用，杨上善解释道，"腠理有邪，开令邪出……腠理无邪，闭令不开……今腠理开，邪入即便闭之，故不得也"，因此"寒气"应是指外感之寒邪。

经文中"俞气"之义，各注家理解不尽相同，王冰、吴崑等均认为指"背俞之气"，所以才能"变化入深而薄于脏腑"；而马莳则认为"凡一身之穴，皆可曰腧"。考虑到所病属神志类疾病，有一定特殊性，且所关联脏腑较深入，故而以"背俞之气"为解较妥帖。

段中"营气"偏指"营血"，血逆而作痈肿。

"形弱而气烁"，杨上善释为"形之虚弱，气之衰损"，有互文之义，即"形""气"的虚损，可引申理解为阴阳、内外皆出现虚衰的症状表现。

4　生气通天论篇第三

岐伯曰：阴者，藏精而起亟也；阳者，卫外而为固也。阴不胜其阳，则脉流薄疾，并乃狂。阳不胜其阴，则五脏**气**争，九窍不通。是以圣人陈阴阳，筋脉和同，骨髓坚固，**气**血皆从。如是则内外调和，邪不能害，耳目聪明，**气**立如故。

【发微】"五脏气争"是因阳虚而阴胜所致，马莳释为"五脏在内，其气与阳气争拒"，此"气"当为"脏气"。

"气血皆从"是对阴阳平和的状态描述，此处的"从"，根据王冰注释，偏于顺应时间规律的含义，而"气血"则是在这一循环中的物质基础及动力作用。

段末"气立"之义，有对全篇主旨的概括性内涵，吴崑谓"人受天地之气以立命，故有生谓之气立"，现代理解则是指各项生命征象及功能的正常。

5　金匮真言论篇第四

黄帝问曰：天有八风，经有五风，何谓？

岐伯对曰：八风发邪，以为经风，触五脏，邪**气**发病。所谓得四时之胜者，春胜长夏，长夏胜冬，冬胜夏，夏胜秋，秋胜春，所谓四时之胜也。

【发微】本段论外感"天"之"八风"而致脏腑发病的成因。"邪气"在此即外感"八风"之邪，其病传通过经脉而至脏腑，即王冰所言"以邪干正，故发病"。

6　阴阳别论篇第七

曰：一阳发病，少**气**善咳善泄；其传为心掣，其传为隔。

【发微】段中所谓"少气",为"气"不足之症,后有"善咳"的症状,则推知"少气"亦是以"肺气"不足之表现为主,似"少气不足以息"之义。

7 阴阳别论篇第七

二阳一阴发病,主惊骇背痛,善噫善欠,名曰风厥。二阴一阳发病,善胀心满善**气**。三阳三阴发病,为偏枯痿易,四肢不举。

【发微】关于此"善气"之义,注家多未进一步释义,应是古时的惯用表达。但根据王冰释其机制,言"下虚上盛故气泄出",并结合语境,可推知此"气"当为动词义,为"矢气"。

8 阴阳别论篇第七

阴争于内,阳扰于外,魄汗未藏,四逆而起,起则熏肺,使人喘鸣。阴之所生,和本曰和。是故刚与刚,阳**气**破散,阴**气**乃消亡。淖则刚柔不和,经**气**乃绝。

【发微】段中"阳气破散,阴气乃消亡",体现了"阴阳之气"的相互依存关系。所谓"刚与刚",是"阳气"过盛的状态,从而阴阳失和,不能长久,随着"阳气"的衰败,阴气也难以独存。此处的阴阳之"气"是对病症状态特性的象征。

"经气"即十二经脉循行之"气"。

9 六节藏象论篇第九

黄帝问曰:余闻天以六六之节,以成一岁,人以九九制会,计人亦有三百六十五节以为天地,久矣。不知其所谓也?

岐伯对曰：昭乎哉问也，请遂言之。夫六六之节，九九制会者，所以正天之度、气之数也。天度者，所以制日月之行也；气数者，所以纪化生之用也。天为阳，地为阴；日为阳，月为阴；行有分纪，周有道理，日行一度，月行十三度而有奇焉，故大小月三百六十五日而成岁，积气余而盈闰矣。立端于始，表正于中，推余于终，而天度毕矣。

【发微】本段论古代计时法，以及与之相配的万物生成之数理。"天之度"是自然时间上的更迭；"气之数"则是万物的生长规律。此处以"气"蕴含生命与变化之义。

"积气余而盈闰"，即古人对闰年之形成的认识，吴崑解释为"有奇之度谓之气余，积之三年，则气余盈满而成闰"，这种以"气"直接代天时、表示"节气"之义的用法，在《黄帝内经》中较为少见。

10 六节藏象论篇第九

帝曰：余已闻六六九九之会也，夫子言积气盈闰，愿闻何谓气？请夫子发蒙解惑焉。

岐伯曰：此上帝所秘，先师传之也。

帝曰：请遂闻之。

岐伯曰：五日谓之候，三候谓之气，六气谓之时，四时谓之岁，而各从其主治焉。五运相袭，而皆治之，终期之日，周而复始，时立气布，如环无端，候亦同法。

故曰：不知年之所加，气之盛衰，虚实之所起，不可以为工矣。

【发微】本段是对上一经文中"积气盈闰"之理的进一步阐述，尤其对"气"之义的深入探讨。根据经文所述，"候""气""时""岁"在此皆为计量时间的单位，其对应天数如下所示：

1 候 = 5 天

1 气 = 3 候 = 15 天

1 时 = 6 气 = 18 候 = 90 天

1 岁 = 4 时 = 24 气 = 72 候 = 360 天

显然，此处的"气"应指二十四节气。其后的"气"则是"节气"的引申，"五运六气"理论即是此义，体现了古代时间医学的观念认识。

"时立气布，如环无端"已不是在言经脉，而是指四时间的往复循环规律。而行医者应对节气、时间与人体气血盛衰变化的规律有一定认识，有助于使治疗效果得到更好的体现，并避免在不适宜的时段施术。

11 六节藏象论篇第九

帝曰：五运之始，如环无端，其太过不及何如？

岐伯曰：五气更立，各有所胜，盛虚之变，此其常也。

帝曰：平气何如？

岐伯曰：无过者也。

帝曰：太过不及奈何？

岐伯曰：在经有也。

【发微】本段续论运气之常。经言"五气更立"，似与前文"六气"之说相悖，结合张志聪的解释，此"五气"当为"五运之气"，也就是"五运"之盛衰规律。

而"平气"则指"无太过不及之岁"，也就是正常情况。

12 六节藏象论篇第九

故人迎一盛病在少阳，二盛病在太阳，三盛病在阳明，四盛已上为格阳。寸口一盛病在厥阴，二盛病在少阴，三盛病在太阴，四盛已上为关阴。人迎与寸口俱盛四倍已上为关格，关格之脉嬴，不能极于天地之精气，则死矣。

【发微】本段论"关格"病脉象。"关格"病发时，"不能极于天地之精气"，简单地说，即天人之"气"相应的平衡被打破，使人难生。张志聪对此原因剖析更翔实，言"人生于天地气交之中，阴阳和平，是为无病。如阴阳俱盛而不和，是不能及于天地阴阳精气之承制，则死矣"。

13　五脏生成篇第十

诸脉者皆属于目，诸髓者皆属于脑，诸筋者皆属于节，诸血者皆属于心，诸气者皆属于肺，此四肢八溪之朝夕也。故人卧血归于肝，肝受血而能视，足受血而能步，掌受血而能握，指受血而能摄。卧出而风吹之，血凝于肤者为痹，凝于脉者为泣，凝于足者为厥，此三者，血行而不得反其空，故为痹厥也。人有大谷十二分，小溪三百五十四名，少十二俞，此皆卫气之所留止，邪气之所客也，针石缘而去之。

【发微】文中"属于肺"之"诸气"当既包括肺中"呼吸之气"，还泛指一身之气，如王冰言，因于"肺脏主气"。

人身溪谷为"卫气"留止、"邪气"所客之处，既是"卫气"固护的要害，亦是容易感受病邪之处，故而于此针刺，以去其病。

14　五脏生成篇第十

是以头痛巅疾，下虚上实，过在足少阴、巨阳，甚则入肾。徇蒙招尤，目冥耳聋，下实上虚，过在足少阳、厥阴，甚则入肝。腹满䐜胀，支膈胠胁，下厥上冒，过在足太阴、阳明。咳嗽上气，厥在胸中，过在手阳明、太阴。心烦头痛，病在膈中，过在手巨阳、少阴。

【发微】 "咳嗽上气"是主要集中在肺脏的病症，是对"逆气上冲"致咳的症状描述。

15 五脏别论篇第十一

帝曰：气口何以独为五脏主？

岐伯曰：胃者，水谷之海，六腑之大源也。五味入口，藏于胃以养五脏气，气口亦太阴也。是以五脏六腑之气味，皆出于胃，变见于气口。故五气入鼻，藏于心肺，心肺有病，而鼻为之不利也。凡治病必察其下，适其脉，观其志意，与其病也。拘于鬼神者，不可与言至德。恶于针石者，不可与言至巧。病不许治者，病必不治，治之无功矣。

【发微】本段是对"气口独为五脏主"这一命题的经典论述。"气口"即"脉口"，本段中专指寸口部位。

水谷饮食通过胃之运化分至五脏，所养"五脏气"即"脏腑之气"，意为保证五脏的功能正常发挥。

"五脏六腑之气味"，杨上善解释为"五脏六腑善恶"，此时的"气"之义，仍偏于对其功能状态的概括。

最后入鼻的"五气"之义，杨上善认为，乃"谷入于胃，以养五脏，上熏入鼻"义；而吴崑与张介宾皆解释为天之"五气"。因前文所论为水谷入胃之说，正如张介宾所论，"气味之化，在天为气，在地为味。上文言五味入口藏于胃者，味为阴也；此言五气入鼻藏于心肺者，气为阳也"，因此，从行文对照关系来看，此处之"气"释为自然之"气"、即"天气"更妥，且所藏之处在上焦"心肺"，更印证了这一说法。

16　汤液醪醴论篇第十四

帝曰：形弊血尽而功不立者何？

岐伯曰：神不使也。

帝曰：何谓神不使？

岐伯曰：针石，道也。精神不进，志意不治，故病不可愈。今精坏神去，荣卫不可复收。何者？嗜欲无穷，而忧患不止，精气弛坏，荣泣卫除，故神去之而病不愈也。

【发微】"精气弛坏，荣泣卫除"为"神去"一并伴随出现的表现，马莳将之释为"精神志意、精气营卫皆非其故"，由于在"精气"之后又"荣卫"并举之说，推知此处的"精气"应是分指"精"与"气"，前者偏指精神状态，后者偏指各项功能作用。

17　汤液醪醴论篇第十四

帝曰：夫病之始生也，极微极精，必先入结于皮肤。今良工皆称曰：病成名曰逆，则针石不能治，良药不能及也。今良工皆得其法，守其数，亲戚兄弟远近音声日闻于耳，五色日见于目，而病不愈者，亦何暇不早乎？

岐伯曰：病为本，工为标，标本不得，邪气不服，此之谓也。

【发微】"服"，有降服、服从之义，"邪气不服"，应指外感病邪之势难以为治法控制。

18　玉版论要篇第十五

揣脉瘈躄，寒热之交。脉孤为消气，虚泄为夺血。孤为逆，虚为从。行奇恒之法，以太阴始。行所不胜曰逆，逆则死；行所胜曰从，从则活。八风四时之胜，终而复始，逆行一过，不复可数，论要毕矣。

【发微】本段论脉气之"孤"与"虚"两种情况，根据吴崑释义，所谓"脉孤"，指"脉来有里无表"，为"孤阴"，因而"消气"于此，应是指"阳气"的消耗；反之，"脉来有表无里曰虚"，为"虚阳"，因而所"夺"当为"阴血"。

19 玉机真脏论篇第十九

是故风者，百病之长也，今风寒客于人，使人毫毛毕直，皮肤闭而为热，当是之时，可汗而发也；或痹不仁肿痛，当是之时，可汤熨及火灸刺而去之。弗治，病入舍于肺，名曰肺痹，发咳上气。弗治，肺即传而行之肝，病名曰肝痹，一名曰厥，胁痛出食，当是之时，可按若刺耳。弗治，肝传之脾，病名曰脾风，发瘅，腹中热，烦心出黄，当此之时，可按可药可浴。弗治，脾传之肾，病名曰疝瘕，少腹冤热而痛，出白，一名曰蛊，当此之时，可按可药。弗治，肾传之心，病筋脉相引而急，病名曰瘛，当此之时，可灸可药。弗治，满十日，法当死。

肾因传之心，心即复反传而行之肺，发寒热，法当三岁死，此病之次也。然其卒发者，不必治于传，或其传化有不以次，不以次入者，忧恐悲喜怒，令不得以其次，故令人有大病矣。因而喜大虚则肾气乘矣，怒则肝气乘矣，悲则肺气乘矣，恐则脾气乘矣，忧则心气乘矣，此其道也。故病有五，五五二十五变，及其传化。传，乘之名也。

【发微】本段论病之传变规律。"上气"之义，如前文所述，与"咳"相联，常表示"逆气"上冲致咳的症状，在此作为"肺痹"的表现之一。

后文"肾气""肝气""肺气""脾气""心气"等皆为五脏的正常之"气",但在过度"忧、恐、悲、喜、怒"等因素存在的情况下,原本正常者相对过盛,故而有"乘"之谓。

20 玉机真脏论篇第十九

黄帝曰:见真脏曰死,何也?

岐伯曰:五脏者皆禀气于胃,胃者五脏之本也,脏气者,不能自至于手太阴,必因于胃气,乃至于手太阴也,故五脏各以其时,自为而至于手太阴也。故邪气胜者,精气衰也,故病甚者,胃气不能与之俱至于手太阴,故真脏之气独见,独见者病胜脏也,故曰死。帝曰:善。

【发微】本段实论"胃气"的重要意义。五脏所禀之"气"皆源于胃,即依靠胃受纳饮食水谷而保障五脏功能的正常发挥。

"脏气"亦即五脏之"气",由于其"至于手太阴",即体现于"气口"部位,则此处的"气"应指五脏的状态,其无法直接体现于脉口,需借助"胃气",即胃的功能作用。

"邪气"为外感之病邪;"精气"则与之相对为人身"正气"。

在病情严重时,"胃气"衰败,胃的功能无以发挥,则于寸口之处仅能触及"真脏脉",直接体现所病之脏的状况,即"真脏之气"。真脏脉的具体表现,则如本段经文之前所描述。

21 三部九候论篇第二十

帝曰:愿闻天地之至数,合于人形血气,通决死生,为之奈何?

岐伯曰:天地之至数,始于一,终于九焉。一者天,二者地，三者人，因而三之，三三者九，以应九野。故人有三部，部有三候，以决死生，以处百病，以调虚实，而除邪疾。

【发微】此处"合于人形血气"，意在表明天人相应之理，实为对人身整体状态的概括。因其后主要论脉象，故此"血气"应偏于血脉之"气"的含义。

22 经脉别论篇第二十一

食气入胃，散精于肝，淫气于筋。食气入胃，浊气归心，淫精于脉。脉气流经，经气归于肺，肺朝百脉，输精于皮毛。毛脉合精，行气于府。府精神明，留于四脏，气归于权衡。权衡以平，气口成寸，以决死生。饮入于胃，游溢精气，上输于脾。脾气散精，上归于肺，通调水道，下输膀胱。水精四布，五经并行，合于四时五脏阴阳，揆度以为常也。

【发微】本段论摄纳的饮食水谷何以滋养濡润全身的机理，论述中对气的概念运用十分灵活。整个过程始于"食气"，即胃摄纳的水谷精微。

所谓"淫气"，吴崑解释为"浸淫滋养之气"，在此体现的是肝与筋的关联。

入于心的"气"为"浊气"，马莳对此的理解为，"谷气入胃，其已化之气虽曰精气，而生自谷气，故亦可名为浊气"，意在于表达一种与"谷气"的同源关系。

其后的"脉气"与"经气"各有偏重，前者偏于指血，后者则偏于经脉之气的内涵。

所谓"毛脉合精"，意指心肺功能的关联性，此处所行之"气"，根据马莳的释义，应是心肺二脏的"精气"，亦即指两者共同发挥的功能。

之后，食饮之"气"输布至此，则至于最高主宰"神明"，张介宾言"神明出于心"，即心主神明，认为此四脏为"肺肝脾肾四脏，无不赖神明之留以为主宰"，而所谓"气归于权衡"即指各脏气都处于平衡协调的状态。

"气口"即诊脉之处，因古人认为"气口"为体表联通脏腑之处，故而作为判断脏腑状况的部位，即"气口成寸"。

"游溢精气"即胃运化水谷后将精微之气布散于脾，实与前文所述其他各脏原理相同，只是气因归于不同脏腑而有特定名称代之。

最后，"脾气"即脾的脏腑之气。

23 宝命全形论篇第二十五

帝曰：余念其痛，心为之乱惑反甚，其病不可更代，百姓闻之，以为残贼，为之奈何？

岐伯曰：夫人生于地，悬命于天，天地合气，命之曰人。人能应四时者，天地为之父母；知万物者，谓之天子。天有阴阳，人有十二节；天有寒暑，人有虚实。能经天地阴阳之化者，不失四时；知十二节之理者，圣智不能欺也；能存八动之变，五胜更立；能达虚实之数者，独出独入，呿吟至微，秋毫在目。

【发微】有关段中"天地合气"之义，王冰引《灵枢》中"天之在我者德也，地之在我者气也"之文，将其释为"德气同归"；吴崑则以天为阳，地为阴，言"一阴一阳之谓道，故天地合气而成形"。无论从哪一角度认识，实都意在说明人禀受天地自然之"气"而成形的原理。

24 宝命全形论篇第二十五

帝曰：人生有形，不离阴阳，天地合气，别为九野，分为

73

四时，月有小大，日有短长，万物并至，不可胜量，虚实呿吟，敢问其方？

岐伯曰：木得金而伐，火得水而灭，土得木而达，金得火而缺，水得土而绝，万物尽然，不可胜竭。故针有悬布天下者五，黔首共余食，莫知之也。一曰治神，二曰知养身，三曰知毒药为真，四曰制砭石小大，五曰知腑脏血气之诊。五法俱立，各有所先。今末世之刺也，虚者实之，满者泄之，此皆众工所共知也。若夫法天则地，随应而动，和之者若响，随之者若影，道无鬼神，独来独往。

【发微】开篇即强调"不离阴阳"，故而此"天地合气"之义较上一经文更为明确，即阴阳之"气"。

五法之论中，有关"血气"所指，马莳、吴崑等均理解为脏腑本身的"血气"状态，而王冰则从十二经脉"气血"多少理论进行认识。而由于五法之论本身就是对治疗法则的全面概括，故而以王冰之说更为全面。

25 八正神明论篇第二十六

黄帝问曰：用针之服，必有法则焉，今何法何则？

岐伯对曰：法天则地，合以天光。

帝曰：愿卒闻之。

岐伯曰：凡刺之法，必候日月星辰，四时八正之气，气定乃刺之。是故天温日明，则人血淖液而卫气浮，故血易泻，气易行；天寒日阴，则人血凝泣而卫气沉。月始生，则血气始精，卫气始行；月郭满，则血气实，肌肉坚；月郭空，则肌肉减，经络虚，卫气去，形独居。是以因天时而调血气也。是以天寒无刺，天温无疑。月生无泻，月满无补，月郭空无治，是谓得时而调之。因天之序，盛虚之时，移光定位，正立而待之。故曰月生而泻，是谓脏虚，月满而补，血**气**扬溢，络有留血，命曰重实；月郭空而治，是谓乱经。阴阳相错，真邪不别，沉以留止，外虚内乱，淫邪乃起。

【发微】本段之论体现了古人对人身状态、形体随天时而变的观察与经验性总结。所谓"四时八正之气"，吴崑解释极详细，谓"温与寒，天之气也；明与阴，日之气也；月之生满郭空，月之气也；躔候度数，星辰之气也；寒暑温凉，四时之气也；八节之风，朝于太乙，八正之气也"，可见，此处的"气"是对自然天时的各种规律的总称。

而所谓"气定"，则为"定其所宜"，是对循天时而行针刺之法原则的概括。总体规律是日月星辰呈现属阳、满溢的状态时，人之气血亦是如此，反之亦然。

故而"天温日明"时，人身之属阳的"卫气"得以调动，此时行针刺易于调气而得到理想效果，即"气易行"。

论及月之圆缺与人身关系时，"血气"是对人体血液流动性和对治疗的反应程度的概括，其中的"卫气"亦随月相变化而有沉浮之异。

最后，"因天时而调血气"是这一治疗时间原则的核心所在。

26　八正神明论篇第二十六

帝曰：星辰八正何候？

岐伯曰：星辰者，所以制日月之行也。八正者，所以候八风之虚邪以时至者也。四时者，所以分春秋冬夏之**气**所在，以时调之，〈候〉八正之虚邪，而避之勿犯也。以身之虚，而逢天之虚，两虚相感，其**气**至骨，入则伤五脏，工候救之，弗能伤也，故曰：天忌不可不知也。

帝曰：善。

【发微】"春秋冬夏之气所在"意指根据不同时节判断人体血气特点。

其后论若对宜行针刺的时机把握失当，使本就处于非正常状态的"身之虚"，加之不适当的天时，即"天之虚"，使病邪不得泻，反入深。

经文中"气至骨"，即致病的"邪气"入深之义。

27　八正神明论篇第二十六

其法星辰者，余闻之矣，愿闻法往古者。

岐伯曰：法往古者，先知针经也。验于来今者，先知日之寒温，月之虚盛，以候气之浮沉，而调之于身，观其立有验也。观于冥冥者，言形气荣卫之不形于外，而工独知之，以日之寒温，月之虚盛，四时气之浮沉，参伍相合而调之，工常先见之，然而不形于外，故曰观于冥冥焉。通于无穷者，可以传于后世也，是故工之所以异也，然而不形见于外，故俱不能见也。视之无形，尝之无味，故谓冥冥，若神仿佛。

【发微】"候气之浮沉"与"四时气之浮沉"，于前文"卫气浮""卫气沉"之论中已提及，此"气"当指"卫气"。

所谓"形气荣卫之不形于外"，并非仅指不可见于外的含义，而是如吴崑所言，人身内外状态"虚实未判"。

28　八正神明论篇第二十六

虚邪者，八正之虚邪气也。正邪者，身形若用力汗出，腠理开，逢虚风，其中人也微，故莫知其情，莫见其形。上工救其萌牙，必先见三部九候之气，尽调不败而救之，故曰上工。下工救其已成，救其已败。救其已成者，言不知三部九候之相失，因病而败之也。知其所在者，知诊三部九候之病脉处而治之，故曰守其门户焉，莫知其情而见邪形也。

【发微】所谓"虚邪气"，即"虚邪贼风"之谓，杨上善将此"虚邪"注为"八虚邪风"，王冰言，"以从虚之乡来，袭虚而入为病"，结合经文中对其释义，应是指非因外感，而因虚致之病。

其后上工所见的"三部九候之气"，则是通过诊三部九候之脉而得之，此"气"当为"脉气"义。

29　八正神明论篇第二十六

帝曰：余闻补泻，未得其意。

岐伯曰：泻必用方，方者，以气方盛也，以月方满也，以日方温也，以身方定也，以息方吸而内针，乃复候其方吸而转针，乃复候其方呼而徐引针，故曰泻必用方，其气乃行焉。补必用员，员者行也，行者移也，刺必中其荣，复以吸排针也。故员与方，非针也。故养神者，必知形之肥瘦，荣卫血气之盛衰。血气者，人之神，不可不谨养。

【发微】本段之"泻方补员"之说，与《灵枢·官能》的"泻员补方"相悖，赵京生已有对此问题的研究并得出结论，本篇为对《灵枢·官能》的释文，属后出，经文当以《灵枢·官能》之说为准，意在说明"泻法操作以动为特点而称圆，补法操作以静为特点而称方[①]"。

虽然本段释义存有偏颇，但分析其中"气"的含义，对理解古人对气的运用仍有一定价值。"气方盛"置于"月"

---

① 赵京生. 针灸关键概念术语考论［M］. 北京：人民卫生出版社，2012：375-377.

"日""身"等意象之前，应是对自然整体状态之旺盛的描述，而吴崑则更将其具体为"阳气"。

通过运用泻法，使"气"行，当为泻出"邪气"之后，人身之"正气"得以流通，从而各项功能恢复正常。

"荣卫血气"的盛衰仍不特指某一物质，而是对人身整体"气血"状态的概括。

最后论"血气者，人之神"则直接阐明了人之形神的密切关联，即张介宾所言，"营卫血气之盛衰，皆人神之所赖"。

30 离合真邪论篇第二十七

帝曰：候气奈何？

岐伯曰：夫邪去络入于经也，舍于血脉之中，其寒温未相得，如涌波之起也，时来时去，故不常在。故曰方其来也，必按而止之，止而取之，无逢其冲而泻之。真气者，经气也，经气太虚，故曰其来不可逢，此之谓也。故曰候邪不审，大气已过，泻之则真气脱，脱则不复，邪气复至，而病益蓄，故曰其往不可追，此之谓也。不可挂以发者，待邪之至时而发针泻矣，若先若后者，血气已尽，其病不可下，故曰知其可取如发机，不知其取如扣椎，故曰知机道者不可挂以发，不知机者扣之不发，此之谓也。

【发微】本段大部分内容是对《灵枢·九针十二原》的注解。段首所问"候气"，当为候所欲刺之"邪气"。

"真气"在此的含义特定指"经脉之气"，以"经脉之气"虚来解释针刺时致"真气"脱的成因。

"大气"之义，马莳与张介宾皆理解为较强盛之病邪，言"不能审察虚实而泻其已去之邪，反伤真气"；而吴崑则将之释为"人气"，认为是"人气……已应而过经"。结合后文

"真气脱""邪气复至"等论述，按"人气"解是难以说通的。

最后论对针刺时机的把握，"若"，古有"或"之义，"若先若后"即在"机"之或前或后，都是指不恰当的时机，如吴崑所释，如此"徒令血气衰尽，病邪不能降服而下"，"血气"在此可理解为针刺所要调动的血行及其动力、功能的反应。

31 离合真邪论篇第二十七

帝曰：补泻奈何？

岐伯曰：此攻邪也，疾出以去盛血，而复其真气，此邪新客，溶溶未有定处也，推之则前，引之则止，逆而刺之，温血也。刺出其血，其病立已。

帝曰：善。然真邪以合，波陇不起，候之奈何？

岐伯曰：审扪循三部九候之盛虚而调之，察其左右上下相失及相减者，审其病脏以期之。不知三部者，阴阳不别，天地不分。地以候地，天以候天，人以候人，调之中府，以定三部，故曰刺不知三部九候病脉之处，虽有大过且至，工不能禁也。诛罚无过，命曰大惑，反乱大经，真不可复，用实为虚，以邪为真，用针无义，反为气贼，夺人正气，以从为逆，荣卫散乱，真气已失，邪独内著，绝人长命，予人天殃，不知三部九候，故不能久长。因不知合之四时五行，因加相胜，释邪攻正，绝人长命。邪之新客来也，未有定处，推之则前，引之则止，逢而泻之，其病立已。

【发微】疾出去盛血而复"真气"是对"泻热之法"的描述，既是去"邪气"，此"真气"似"正气"之义。

后论不知三部九候的医过，"反为气贼"之义，张志聪借用兵法的隐喻进行了解析，言"用针之道，有如用兵，务在杀贼，不害良民。无义之兵，征伐无过，反乱大经"，意为

"贼害真气"。

在此"正气"与"真气"实语义相近，均意在说明医过所致人体原本正常功能受到影响或损伤。

32 通评虚实论篇第二十八

帝曰：何谓重实？

岐伯曰：所谓重实者，言大热病，**气热脉满**，是谓重实。

【发微】"气热脉满"为"重实"证的表现，马莳结合后文"寒气暴上"之说，强调此"气热"之"气"为"邪气热，非人之中气"。

33 通评虚实论篇第二十八

帝曰：何谓重虚？

岐伯曰：脉**气**上虚尺虚，是谓重虚。

帝曰：何以治之？

岐伯曰：所谓**气**虚者，言无常也。尺虚者，行步恇然。脉虚者，不象阴也。如此者，滑则生，涩则死也。

【发微】结合本段后文不难发现，所谓"重虚"证，应是指"气虚""尺虚""脉虚"三候同现。后世注家对此也多已提及。"脉气上虚尺虚"一句，《太素》作"脉气虚尺虚"，此"气"指人身"正气"虚之证。

而关于"气虚"的症状，杨上善论曰，"气虚者，膻中气不足"，进一步明确了"气"之具体所指。

34 太阴阳明论篇第二十九

黄帝问曰：太阴阳明为表里，脾胃脉也，生病而异者何也？

岐伯对曰：阴阳异位，更虚更实，更逆更从，或从内，或从外，所从不同，故病异名也。

帝曰：愿闻其异状也。

岐伯曰：阳者，天气也，主外；阴者，地气也，主内。故阳道实，阴道虚。故犯贼风虚邪者，阳受之；食饮不节起居不时者，阴受之。阳受之则入六腑，阴受之则入五脏。入六腑则身热不时卧，上为喘呼；入五脏则䐜满闭塞，下为飧泄，久为肠澼。故喉主天气，咽主地气。故阳受风气，阴受湿气。故阴气从足上行至头，而下行循臂至指端；阳气从手上行至头，而下行至足。故曰阳病者上行极而下，阴病者下行极而上。故伤于风者，上先受之；伤于湿者，下先受之。

【发微】本段亦是以天人相应之理，论人体感受不同病邪而发病不同的机理。以阳对应"天气"，以阴对应"地气"，是暗合其后所论病位的上下，即阳在上、阴在下。

"喉主天气""咽主地气"，吴崑解释为，"喉咙为肺系，受气于鼻，故纳无形之天气。咽为胃系，受气于口，故纳有形之地气"，可见仍是对喉与咽之阴阳属性的论述。

"阳受风气""阴受湿气"，恰以王冰"同气相求"一语概括。

最后，以"阴气"与"阳气"相反的经脉运行方向，说明外邪致病、不同性质病证变化的特点。

35　太阴阳明论篇第二十九

帝曰：脾病而四肢不用何也？

岐伯曰：四肢皆禀气于胃，而不得至经，必因于脾，乃得禀也。今脾病不能为胃行其津液，四肢不得禀水谷气，气日以衰，脉道不利，筋骨肌肉，皆无气以生，故不用焉。

【发微】本段论脾胃对四肢功用的意义。四肢所禀自胃的"气"，当为胃受纳水谷饮食后所化为精微之"谷气"，与后文"禀水谷气"同指。

"气日以衰"之"气"的含义则不单一，因后文同时有"筋骨肌肉"与之并称，可知此"气"当是对四肢循行的各"经脉之气"的泛称。

最后"无气以生"，是指"筋骨肌肉"缺少濡养，因而难以发挥功用。

36　太阴阳明论篇第二十九

帝曰：脾与胃以膜相连耳，而能为之行其津液何也？

岐伯曰：足太阴者三阴也，其脉贯胃属脾络嗌，故太阴为之行气于三阴。阳明者表也，五脏六腑之海也，亦为之行气于三阳。脏腑各因其经而受气于阳明，故为胃行其津液。四肢不得禀水谷气，日以益衰，阴道不利，筋骨肌肉无气以生，故不用焉。

【发微】古人观念中，脾胃为后天之本，对各脏腑有滋养作用。本段则是以足太阴脾经与足阳明胃经可行"气"于三阴三阳的理论，从经脉角度说明这一问题。

所谓"行气于三阴""行气于三阳"，杨上善解释，因足太阴脉"气强盛，能行三阴之脉"，而足阳明脉使"经脉得为胃行津液之气"，故此"气"当是三阴三阳的"经脉之气"。

后文则是重复前文论四肢功用与脾胃运化的关联，其中"气"义皆同前。

37　阳明脉解篇第三十

黄帝问曰：足阳明之脉病，恶人与火，闻木音则惕然而惊，钟鼓不为动，闻木音而惊何也？愿闻其故。

岐伯对曰：阳明者胃脉也，胃者土也，故闻木音而惊者，土恶木也。

帝曰：善。其恶火何也？

岐伯曰：阳明主肉，其脉血气盛，邪客之则热，热甚则恶火。

帝曰：其恶人何也？

岐伯曰：阳明厥则喘而悗，悗则恶人。

帝曰：或喘而死者，或喘而生者，何也？

岐伯曰：厥逆连脏则死，连经则生。

帝曰：善。病甚则弃衣而走，登高而歌，或至不食数日，逾垣上屋，所上之处，皆非其素所能也，病反能者何也？

岐伯曰：四肢者诸阳之本也，阳盛则四肢实，实则能登高也。

帝曰：其弃衣而走者何也？

岐伯曰：热盛于身，故弃衣欲走也。

帝曰：其妄言骂詈不避亲疏而歌者何也？

岐伯曰：阳盛则使人妄言骂詈不避亲疏而不欲食，不欲食故妄走也。

【发微】《黄帝内经》论足阳明经多血多气，段中"血气盛"即是言此，是对足阳明气血旺盛状态特点的描述。

38　热论篇第三十一

黄帝问曰：今夫热病者，皆伤寒之类也，或愈或死，其死皆以六七日之间，其愈皆以十日以上者何也？不知其解，愿闻其故。

岐伯对曰：巨阳者，诸阳之属也，其脉连于风府，故为诸

阳主**气**也。人之伤于寒也，则为病热，热虽甚不死；其两感于
寒而病者，必不免于死。

【发微】关于"诸阳主气"的原因，篇中言及"诸阳之
属"，马蒔从经脉循行的角度，认为太阳经"自头项至背至
足，凡一身手足阳经皆属于此，故穴有一百二十六，真为诸阳
经主气"，加之吴崑释督脉"总督诸阳"，两方面均表明足太
阳经与各阳经相关联的特点。

39　热论篇第三十一

其不两感于寒者，七日巨阳病衰，头痛少愈；八日阳明
病衰，身热少愈；九日少阳病衰，耳聋微闻；十日太阴病
衰，腹减如故，则思饮食；十一日少阴病衰，渴止不满，舌
干已而嚏；十二日厥阴病衰，囊纵少腹微下，大**气**皆去，病
日已矣。

【发微】此"大气"，如王冰所释为"大邪之气"，是指
较为强盛的病势已渐衰退。此用法于前文已有释义。

40　热论篇第三十一

帝曰：热病已愈，时有所遗者何也？

岐伯曰：诸遗者，热甚而强食之，故有所遗也。若此者，
皆病已衰而热有所藏，因其谷**气**相薄，两热相合，故有所
遗也。

帝曰：善。治遗奈何？

岐伯曰：视其虚实，调其逆从，可使必已矣。

帝曰：病热当何禁之？

岐伯曰：病热少愈，食肉则复，多食则遗，此其禁也。

【发微】"谷气"即"强食"之饮食水谷。

41 热论篇第三十一

帝曰：五脏已伤，六腑不通，荣卫不行，如是之后，三日乃死，何也？

岐伯曰：阳明者，十二经脉之长也，其血气盛，故不知人，三日其气乃尽，故死矣。

【发微】"血气盛"依然是对阳明经之多血多气特点的表述。

关于"三日其气乃尽"的成因，杨上善已有解释，因阳明经"血气强盛，十二经脉之主，余经虽极，此气未穷，虽不知人，其气未尽，故更得三日方死也"，故此处之"气"当为阳明经"经脉之气"。

42 评热病论篇第三十三

帝曰：有病身热汗出烦满，烦满不为汗解，此为何病？

岐伯曰：汗出而身热者风也，汗出而烦满不解者厥也，病名曰风厥。

帝曰：愿卒闻之。

岐伯曰：巨阳主气，故先受邪，少阴与其为表里也，得热则上从之，从之则厥也。

帝曰：治之奈何？

岐伯曰：表里刺之，饮之服汤。

【发微】关于本段中"巨阳主气"之义，存在两种释义方式。杨上善认为，足太阳所主之"气"为"肾间动气"，而"足太阳与足少阴表里，故太阳先受邪气"；而张介宾则理解为，"巨阳主气，气言表也"，也就是说，"气"在此所表达的是作为在表、在外的象征性意义，故而"表病则里应，故少阴得热，则阴分之气亦从阳而上逆，逆则厥"。这两种解释一偏于具体，一偏于抽象，但均意在言说足太阳膀胱经与足少阴肾经的表里关系，从而说明热病的脏腑传变问题。

43 评热病论篇第三十三

帝曰：有病肾风者，面胕痝然壅，害于言，可刺不？

岐伯曰：虚不当刺，不当刺而刺，后五日其气必至。

帝曰：其至何如？

岐伯曰：至必少气时热，时热从胸背上至头，汗出手热，口干苦渴，小便黄，目下肿，腹中鸣，身重难以行，月事不来，烦而不能食，不能正偃，正偃则咳甚，病名曰风水，论在《刺法》中。

【发微】对肾风虚证之"不当刺"仍行针刺者，所引起的"其气必至"，当如杨上善所言，指"病气当至"，可见，"气至"一词于古时未必专指得气之义，仍需结合语境理解判断。

而"病气"来至之后所出现的症状，杨上善将其总结为"八候"，这八种病症均为具体的异常表现，因而其中"少气"应是对应肺脏"呼吸之气"虚少，如喘而不足以息等表现的描述。

44 评热病论篇第三十三

帝曰：愿闻其说。

岐伯曰：邪之所凑，其气必虚，阴虚者阳必凑之，故少气时热而汗出也。小便黄者，少腹中有热也。不能正偃者，胃中不和也。正偃则咳甚，上迫肺也。诸有水气者，微肿先见于目下也。

帝曰：何以言？

岐伯曰：水者阴也，目下亦阴也，腹者至阴之所居，故水在腹者，必使目下肿也。真气上逆，故口苦舌干，卧不得正偃，正偃则咳出清水也。诸水病者，故不得卧，卧则惊，惊则咳甚也。腹中鸣者，病本于胃也。薄脾则烦不能食，食不下者，胃脘隔也。身重难以行者，胃脉在足也。月事不来者，胞脉闭也，胞脉者属心而络于胞中，今气上迫肺，心气不得下通，故月事不来也。

帝曰：善。

【发微】本段续论前文，是对肾风"八候"成因的深入探讨。段首"邪之所凑，其气必虚"，是代指前述之"肾气"，即因感受外邪而致肾脏功能的虚衰。

"诸有水气"，是转言另一病证，即水肿。"水气"，当是停于腹中的非常之水，张介宾将之称为"水邪"，并言其"留滞于脏，故为气逆"，也就是经文中的"真气上逆"之症，吴崑将此处"真气"理解为"真脏气"，实无论此"气"何来，都表示其病症表现为正常气机的失调、上逆，方使得平躺后会"咳出清水"。

段末论"胞脉"闭阻之证的机理，有"气上迫肺"，与"真气上逆"之义相似，是对气机不调的说明，因心肺均处上焦，故而联系脏腑理论之"心主血脉"，以说明为何"心气"不通则"月事不来"，其中的"气"，更多的是对各功能的表述方式。

45 逆调论篇第三十四

帝曰：人有身寒，汤火不能热，厚衣不能温，然不冻栗，是为何病？

岐伯曰：是人者，素肾气胜，以水为事，太阳气衰，肾脂枯不长，一水不能胜两火，肾者水也，而生于骨，肾不生则髓不能满，故寒甚至骨也。所以不能冻栗者，肝一阳也，心二阳也，肾孤脏也，一水不能胜二火，故不能冻栗，病名曰骨痹，是人当挛节也。

【发微】段中"肾气"，为肾脏之"脏气"；"太阳气"，如杨上善之释，为足太阳经的"经脉之气"。从脏腑与经脉两个角度，均意在说明"一水不能胜两火"的阴阳失衡原理。

46 逆调论篇第三十四

帝曰：人之肉苛者，虽近衣絮，犹尚苛也，是谓何疾？

岐伯曰：荣气虚，卫气实也，荣气虚则不仁，卫气虚则不用，荣卫俱虚，则不仁且不用，肉如故也，人身与志不相有，曰死。

【发微】本段体现了古人对"营气""卫气"与知觉关系的认识。结合杨上善的解释，若"营气"虚、"卫气"实，因是"营气"主"血"，"卫气"主"气"，则"气至知觉，故犹仁"，也就是仍有一定知觉；而若"卫气"虚，则"肉不仁"，即感觉丧失。

47 逆调论篇第三十四

帝曰：人有逆气不得卧而息有音者，有不得卧而息无音者，有起居如故而息有音者，有得卧行而喘者，有不得卧不能行而喘者，有不得卧卧而喘者，皆何脏使然？愿闻其故。

岐伯曰：不得卧而息有音者，是阳明之逆也，足三阳者下行，今逆而上行，故息有音也。阳明者胃脉也，胃者六腑之海，其气亦下行，阳明逆不得从其道，故不得卧也。《下经》曰：胃不和则卧不安。此之谓也。夫起居如故而息有音者，此肺之络脉逆也，络脉不得随经上下，故留经而不行，络脉之病人也微，故起居如故而息有音也。夫不得卧卧则喘者，是水气之客也，夫水者循津液而流也，肾者水脏，主津液，主卧与喘也。

帝曰：善。

【发微】段首"逆气"之句是对症状成因的发问，且其后也均是对"喘息"相关的症状描摹，故而此"逆气"当主要是指肺气上逆的相关表现。

解析原理时，言"胃者六腑之海，其气亦下行"，是对胃的功能活动特点的描述，此时的"气"是指正常状态下，胃之运化水谷的基本方向。

最后，关于"不得卧卧则喘"的原因，分析为"水气之客"，一般而言，《黄帝内经》中论某"气""客于"某处，通常是指致病的病邪，因而此"水气"应是"水病之邪"，即杨上善所言"水气客于津液"，是有关津液的病症表现，故当与肾脏关联密切；而根据吴崑的解释"肾脉入肺中"，故而因于经脉循行理论与喘症相关。

48　疟论篇第三十五

帝曰：何气使然？愿闻其道。

岐伯曰：阴阳上下交争，虚实更作，阴阳相移也。阳并于阴，则阴实而阳虚，阳明虚则寒栗鼓颔也；巨阳虚则腰背头项痛；三阳俱虚则阴气胜，阴气胜则骨寒而痛；寒生于内，故中外皆寒；阳盛则外热，阴虚则内热，外内皆热则喘而渴，故欲冷饮也。此皆得之夏伤于暑，热气盛，藏于皮肤之内，肠胃之外，此荣气之所舍也。此令人汗空疏，腠理开，因得秋气，汗出遇风，及得之以浴，水气舍于皮肤之内，与卫气并居。卫气者，昼日行于阳，夜行于阴，此气得阳而外出，得阴而内薄，内外相薄，是以日作。

【发微】段首黄帝发问"何气使然"，非特指某气，可理解为什么原因而致。

"三阳俱虚"则"阴气胜"则是言人身阴阳失衡的结果，由于"寒生于内"，可知此"阴气"当是人身原本正常之偏于阴的属性。

疟病得邪于夏，故"热气"之盛，一方面可理解为自然天气之热，另一方面亦有这种热作用于人体所致反应之义。

后言"荣气之所舍"，杨上善解释为"皮肤之内，肠胃之外，脉中营气，是邪之舍"，可见是以"营气"说明病邪居留潜伏的位置层次，在于营血之分。

后论疟的真正发生，需得"秋气"，吴崑言"夏伤于暑，阳邪也。秋气水气，阴邪也。阴阳相薄，寒热相移，是以疟作"，即"秋气""水气"，当与"夏气""热气"相应，是表示致病病邪的性质，经文中又有"卫气"之论，即与"营气"相对，是说明感受病邪之病位所在及其阴阳归属。

最后论"得阳而外出，得阴而内薄"之"气"，既是卫气本身"日行于阳，夜行于阴"的体现，同时也是与卫气偕行之邪气的传变路径。

49 疟论篇第三十五

其作日晏与其日早者，何气使然？

岐伯曰：邪气客于风府，循膂而下，卫气一日一夜大会于风府，其明日日下一节，故其作也晏，此先客于脊背也，每至于风府则腠理开，腠理开则邪气入，邪气入则病作，以此日作稍益晏也。其出于风府，日下一节，二十五日下至骶骨，二十六日入于脊内，注于伏膂之脉，其气上行，九日出于缺盆之中，其气日高，故作日益早也。其间日发者，由邪气内薄于五脏，横连募原也，其道远，其气深，其行迟，不能与卫气俱行，不得皆出，故间日乃作也。

【发微】本段论"间日疟"的成因。"何气使然"与上文同义。

"邪气"当指前文所论于夏季感受的热邪。

经文中解释"日晏"与"日早"的具体成因，存在着一定的说理成分，核心则在于说明感受病邪的部位不同（"客于风府"与"内薄于五脏"之异），发病的时间有早晚之别。其中单字"气"均可理解为与卫气偕行的病邪。

50 疟论篇第三十五

帝曰：夫子言卫气每至于风府，腠理乃发，发则邪气入，入则病作。今卫气日下一节，其气之发也不当风府，其日作者奈何？

岐伯曰：此邪气客于头项循膂而下者也，故虚实不同，邪中异所，则不得当其风府也。故邪中于头项者，气至头项而病；中于背者，气至背而病；中于腰脊者，气至腰脊而病；中于手足者，气至手足而病。卫气之所在，与邪气相合，则病作。故风无常府，卫气之所发，必开其腠理，邪气之所合，则其府也。

帝曰：善。

【发微】本段依然在阐明疟之发作的规律性，主旨意在于"卫气"之"发"是病邪"入"时，而邪正相合则决定了发病的时间与部位。

其中之"气"皆与上文同义。

51 疟论篇第三十五

夫风之与疟也，相似同类，而风独常在，疟得有时而休者何也？

岐伯曰：风气留其处，故常在；疟气随经络沉以内薄，故卫气应乃作。

【发微】本段论"风气"与"疟气"之异，两者都为外感之病邪，故此"气"均指致病之邪。

根据马莳的释义，"风邪"特点为"客于其处"，而"疟"会"随经络而入"，体现了古人对这两种病证受邪层次部位的差异性认识。

52 疟论篇第三十五

帝曰：疟不发，其应何如？

岐伯曰：疟气者，必更盛更虚，当气之所在也，病在阳，则热而脉躁；在阴，则寒而脉静；极则阴阳俱衰，卫气相离，故病得休；卫气集，则复病也。

【发微】"疟气"即感受的致疟之邪，其后之"气"与此同指，所谓"当气之所在"，即疟病侵袭之于阴分还是阳分。

当"阴阳俱衰"时，"卫气相离"，因"疟气"与"卫气"偕行，故此当是"疟气"与之相离，王冰以"物极则反"解释这一成因。实以阴阳的消长解释疟病发作起伏的寒热特征表现。

53 疟论篇第三十五

帝曰：时有间二日或至数日发，或渴或不渴，其故何也？

岐伯曰：其间日者，邪气与卫气客于六腑，而有时相失，不能相得，故休数日乃作也。疟者，阴阳更胜也，或甚或不甚，故或渴或不渴。

【发微】段中"邪气"即指"疟邪"，"疟气"与"卫气"偕行致其发作时有间歇。

54 刺疟篇第三十六

足太阳之疟，令人腰痛头重，寒从背起，先寒后热，熇熇喝喝然，热止汗出，难已，刺郄中出血。

足少阳之疟，令人身体解㑊，寒不甚，热不甚，恶见人，见人心惕惕然，热多汗出甚，刺足少阳。

足阳明之疟，令人先寒，洒淅洒淅，寒甚久乃热，热去汗出，喜见日月光火气乃快然，刺足阳明跗上。

足太阴之疟，令人不乐，好大息，不嗜食，多寒热汗出，病至则善呕，呕已乃衰，即取之。

足少阴之疟，令人呕吐甚，多寒热，热多寒少，欲闭户牖而处，其病难已。

足厥阴之疟，令人腰痛少腹满，小便不利如癃状，非癃也，数便，意恐惧气不足，腹中悒悒，刺足厥阴。

【发微】本段论不同经脉之疟的病症特点。足阳明之疟，有"喜见日月光火气乃快然"的表现，杨上善注释为"喜见日月光明，见之快心"，《素问集注》王芳侯言："日月光，明也。火气，阳热也。"可知此"火气"为光明阳热的含义。

足厥阴之疟，有"气不足"的描述，是对"少气""短气"等类症状的概括。

55 咳论篇第三十八

黄帝问曰：肺之令人咳何也？

岐伯对曰：五脏六腑皆令人咳，非独肺也。

帝曰：愿闻其状。

岐伯曰：皮毛者肺之合也，皮毛先受邪气，邪气以从其合也。其寒饮食入胃，从肺脉上至于肺则肺寒，肺寒则外内合邪因而客之，则为肺咳。五脏各以其时受病，非其时各传以与之。

【发微】本段论"肺咳"的发病成因。肺主皮毛，故而"邪气"从皮毛而入，结合经文描述，可知为外感寒邪合于"寒饮食入胃"所致，故而此"邪气"，更准确地说，为"寒邪"。《灵枢·邪气脏腑病形》有"形寒寒饮则伤肺，以其两寒相感，中外皆伤，故气逆而上行"，可为佐证。

56 举痛论篇第三十九

黄帝问曰：余闻善言天者，必有验于人；善言古者，必有合于今；善言人者，必有厌于己。如此，则道不惑而要数极，所谓明也。今余问于夫子，令言而可知，视而可见，扪而可得，令验于己而发蒙解惑，可得而闻乎？

岐伯再拜稽首对曰：何道之问也？

帝曰：愿闻人之五脏卒痛，何气使然？

岐伯对曰：经脉流行不止，环周不休，寒气入经而稽迟，泣而不行，客于脉外则血少，客于脉中则气不通，故卒然而痛。

【发微】本段论"五脏卒痛"的成因。"何气使然"如前文所释，是对其病因病机的问询。

原因在于外感"寒气"，即寒邪。

古人认为寒邪侵袭经脉之内外会有不同症状，其中侵袭"脉中"则有"气不通"之症，应是"经脉之气"瘀塞不通的相关表现。

57　举痛论篇第三十九

岐伯曰：寒气客于脉外则脉寒，脉寒则缩踡，缩踡则脉绌急，绌急则外引小络，故卒然而痛，得炅则痛立止，因重中于寒，则痛久矣。寒气客于经脉之中，与炅气相薄则脉满，满则痛而不可按也，寒气稽留，炅气从上，则脉充大而血气乱，故痛甚不可按也。寒气客于肠胃之间，膜原之下，血不得散，小络急引故痛，按之则血气散，故按之痛止。寒气客于侠脊之脉，则深按之不能及，故按之无益也。寒气客于冲脉，冲脉起于关元，随腹直上，寒气客则脉不通，脉不通则气因之，故喘动应手矣。寒气客于背俞之脉则脉泣，脉泣则血虚，血虚则痛，其俞注于心，故相引而痛，按之则热气至，热气至则痛止矣。寒气客于厥阴之脉，厥阴之脉者，络阴器系于肝，寒气客于脉中，则血泣脉急，故胁肋与少腹相引痛矣。厥气客于阴股，寒气上及少腹，血泣在下相引，故腹痛引阴股。寒气客于小肠膜原之间，络血之中，血泣不得注于大经，血气稽留不得行，故宿昔而成积矣。寒气客于五脏，厥逆上泄，阴气竭，阳气未入，故卒然痛死不知人，气复反则生矣。寒气客于肠胃，厥逆上出，故痛而呕也。寒气客于小肠，小肠不得成聚，故后泄腹痛矣。热气留于小肠，肠中痛，瘅热焦渴则坚干不得出，故痛而闭不通矣。

【发微】本段以众多不同种类之"气"，说明外感寒邪，即"寒气"侵袭不同部位所致不同病症的机理。

当经脉之中感受寒邪时，言"与炅气相薄"，根据马莳注释"炅者，热气也"，可知其与后文"热气"实属同义，而因本段在于描述痛之发生及特性，此处的"炅气""热气"等均

95

应是病者自觉的热感。

此外，感受"寒气"致痛常与"血气"相关，多是因血之聚积或涩滞而致病。

"寒气"侵袭冲脉时，致"脉不通则气因之"，如杨上善之解，此"气"即指外感寒邪之气。

其中较为特殊的是"厥气客于阴股"之证，所谓"厥气"，概而言之，为不顺行之气，因此导致血流不畅，加之少腹部感受寒邪，因而致痛。

"寒气"直接侵袭五脏时，因五脏属阴，故而耗伤"阴气"；另有"上泄"，即吐涌之症，如吴崑言，"涌逆既甚，阴气必竭"，所以表现出如此严重的痛症，需待耗竭之"气"逐渐复原，才可恢复神志。

总体而言，本段之痛，均是因寒邪而致，引起人身气血或涩、或逆、或虚，从而症状表现相异。

58 举痛论篇第三十九

余知百病生于气也，怒则气上，喜则气缓，悲则气消，恐则气下，寒则气收，炅则气泄，惊则气乱，劳则气耗，思则气结，九气不同，何病之生？

岐伯曰：怒则气逆，甚则呕血及飧泄，故气上矣。喜则气和志达，荣卫通利，故气缓矣。悲则心系急，肺布叶举，而上焦不通，荣卫不散，热气在中，故气消矣。恐则精却，却则上焦闭，闭则气还，还则下焦胀，故气不行矣。寒则腠理闭，气不行，故气收矣。炅则腠理开，荣卫通，汗大泄，故气泄。惊则心无所倚，神无所归，虑无所定，故气乱矣。劳则喘息汗出，外内皆越，故气耗矣。思则心有所存，神有所归，正气留而不行，故气结矣。

【发微】如段首之言，"百病生于气"，本段含"气"众多，是论各类因素所致气之失调而生病的机理。杨上善论曰，"人之生病，莫不内因怒、喜、思、忧、恐等五志，外因阴阳寒暑，以发于气而生百病"，经文中九种病因均可以内、外而概之，也因此"气"的内涵就存在着两种偏倾。

其中怒、喜、悲、恐、惊、思等六种均属于情志之变，所致气的失调，一方面是对人情绪变化后自身感觉的描述，另一方面也根源于情志所致的病症表现，并将这种表现用气的某种改变进行解释。如对"怒则气逆"，因出现"甚则呕血及飧泄（此处'飧泄'根据《太素》本当为'食而逆气'）"，则推断是有"气机"的上逆所致，故云"怒则气逆"。"寒"与"炅"两个因素属于"天气"范畴，是描述人体之"气"的状态随自然温度而发生的变化。此时的"气"则偏于对人身整体"正气"状态的描摹，如"炅则气泄"，是因"汗大泄"，所以"气"随汗泄，从现代角度理解，则是在天气热大量出汗之后人自然出现的一种虚脱状态，古人对这类人的自然反应原理亦是以"气"论之。"劳"属不内外因，所致"气耗"与上文相似，亦是正气的亏耗。

因此，古人用"气"释病机的过程中，气本身好似一个媒介，处于病因与病症之间的黑箱中，虽然难以实际看到体内发生了哪些变化，但借助气，却完美地将因与果进行衔接，形成了使当时人理解、并于实践中运用的理论体系。

59　腹中论篇第四十

帝曰：人有身体髀股胻皆肿，环脐而痛，是为何病？

岐伯曰：病名伏梁，此风根也。其**气**溢于大肠而著于肓，肓之原在脐下，故环脐而痛也。不可动之，动之为水溺涩之病。

【发微】本段论伏梁之病的发病机理，根源在于"风"。其中"溢于大肠"之"气"，如马莳注，当为"病气"。

60 风论篇第四十二

黄帝问曰：风之伤人也，或为寒热，或为热中，或为寒中，或为疬风，或为偏枯，或为风也，其病各异，其名不同，或内至五脏六腑，不知其解，愿闻其说。

岐伯对曰：风气藏于皮肤之间，内不得通，外不得泄，风者善行而数变，腠理开则洒然寒，闭则热而闷，其寒也则衰食饮，其热也则消肌肉，故使人快栗而不能食，名曰寒热。风气与阳明入胃，循脉而上至目内眦，其人肥则风气不得外泄，则为热中而目黄；人瘦则外泄而寒，则为寒中而泣出。风气与太阳俱入，行诸脉俞，散于分肉之间，与卫气相干，其道不利，故使肌肉愤膜而有疡，卫气有所凝而不行，故其肉有不仁也。疬者，有荣气热胕，其气不清，故使其鼻柱坏而色败，皮肤疡溃，风寒客于脉而不去，名曰疬风，或名曰寒热。

【发微】本段论"风气"伤人层次不同则病症不同之理。杨上善论曰，"风、气一也，徐缓为气，急疾为风。人之生也，感风气以生；其为病也，因风气为病。是以风为百病之长，故伤人也，有成未成。伤人成病，凡有五别：一曰寒热，二曰热中，三曰寒中，四曰疬病，五曰偏枯"，此论十分清晰地将段中"风气"之义进行了阐释，而五种因风邪所致之病，存在着由浅入深的层次渐进。

于本段中，是以风邪感于不同经脉来说明不同病位，其中"风气与太阳俱入"，因病位在于"分肉之间"，而如王冰言，"肉分之间，卫气行处"，则与卫气相干并呈现相应症状表现。

而"疠风"之病，则是风邪入于经脉之内，所干涉者为营气，从而出现血行相关的症状。皆是以不同"气"言不同病位及病症发生之深浅。

61　风论篇第四十二

风气循风府而上，则为脑风。风入系头，则为目风，眼寒。饮酒中风，则为漏风。入房汗出中风，则为内风。新沐中风，则为首风。久风入中，则为肠风飧泄。外在腠理，则为泄风。故风者百病之长也，至其变化乃为他病也，无常方，然致有风气也。

【发微】段中之"风气"与上文同义，为外感风邪之义。

62　痹论篇第四十三

帝曰：内舍五脏六腑，何气使然？

岐伯曰：五脏皆有合，病久而不去者，内舍于其合也。故骨痹不已，复感于邪，内舍于肾。筋痹不已，复感于邪，内舍于肝。脉痹不已，复感于邪，内舍于心。肌痹不已，复感于邪，内舍于脾。皮痹不已，复感于邪，内舍于肺。所谓痹者，各以其时重感于风寒湿之气也。

【发微】"何气使然"前文已解，是对成因的问询。

最后对痹证之病因概括为"重感于风寒湿之气"，此"气"当指不同性质的病邪。

63　痹论篇第四十三

帝曰：其客于六腑者何也？

岐伯曰：此亦其食饮居处，为其病本也。六腑亦各有俞，风寒湿气中其俞，而食饮应之，循俞而入，各舍其腑也。

【**发微**】此"风寒湿气"与上一经文同义，为致病之邪。本段是言外感于风寒湿病邪，且所感之处为杨上善所释之"腑之合"，而内伤于"食饮"，内外相引，合而为病。

64 痹论篇第四十三

帝曰：荣卫之气亦令人痹乎？

岐伯曰：荣者，水谷之精气也，和调于五脏，洒陈于六腑，乃能入于脉也，故循脉上下，贯五脏，络六腑也。卫者，水谷之悍气也，其气慓疾滑利，不能入于脉也，故循皮肤之中，分肉之间，熏于肓膜，散于胸腹，逆其气则病，从其气则愈，不与风寒湿气合，故不为痹。

帝曰：善。

【**发微**】本段论"营卫之气"不与"风寒湿气"相合的原因。"营气"，为"水谷之精气"，偏指脉中流动之血。而"卫气"则是古人认为布散在经脉之外，起保护作用的气，亦由水谷所化，因其具有护卫作用，故而有"慓疾滑利"的特性。马莳对本段内容总结：

"夫营卫之所行者如此，必逆营卫之气则病，而顺营卫之气则愈，则此营卫者，乃气也，非筋、骨、肌、皮、脉，与五脏六腑之有形者也，不与风、寒、湿三气相合者也，故营卫在人不为痹也。"

"营卫之气"致病与否，唯决于逆顺，而与外来之病邪并不相干。反之，本段之论的意图在于说明痹证之成，与"营卫之气"是无关的，因此调治时也非调人之营卫。

65 痹论篇第四十三

痹，或痛，或不痛，或不仁，或寒，或热，或燥，或湿，其故何也？

岐伯曰：痛者，寒气多也，有寒故痛也。其不痛不仁者，病久入深，荣卫之行涩，经络时疏，故不通，皮肤不营，故为不仁。其寒者，阳气少，阴气多，与病相益，故寒也。其热者，阳气多，阴气少，病气胜阳遭阴，故为痹热。其多汗而濡者，此其逢湿甚也，阳气少，阴气盛，两气相感，故汗出而濡也。

【发微】本段论痹证所伴随的不同表现之各自成因。痹证之成本身与感受寒邪密切相关，故其疼痛的症状也是因此"寒气"而致。

此外，仍有明显伴随或寒、或热感受的痹证，古人则从阴阳盛衰角度进行理解，即"寒"便是阴多阳少，"热"便是阳多阴少，其中关于"热"症，有"病气胜阳遭阴"之说，根据王冰注，言"遇于阴气，阴气不胜故为热"，显然，此时的"病气"应是偏于阳属性的非常表现。

最后有"汗""濡"等症的痹证，则是在"阴气"的基础上，有湿之病因，即杨上善所言"湿与寒气相感"而致，故此"两气"，应是"湿气""寒气"之合称。

66 痿论篇第四十四

帝曰：何以得之？

岐伯曰：肺者，脏之长也，为心之盖也，有所失亡，所求不得，则发肺鸣，鸣则肺热叶焦。故曰：五脏因肺热叶焦，发为痿躄。此之谓也。悲哀太甚，则胞络绝，胞络绝则阳气内动，发则心下崩数溲血也。故《本病》曰：大经空虚，发为肌痹，传为脉痿。思想无穷，所愿不得，意淫于外，入房太甚，宗筋弛纵，发为筋痿，及为白淫。故《下经》曰：筋痿者，生于肝使内也。有渐于湿，以水为事，若有所留，居处相湿，肌肉濡渍，痹而不仁，发为肉痿。故《下经》曰：肉痿者，得之湿地也。有所远行劳倦，逢大热而渴，渴则阳气内伐，内伐则热舍于肾，肾者水脏也，今水不胜火，则骨枯而髓虚，故足不任身，发为骨痿。故《下经》曰：骨痿者，生于大热也。

【发微】本段论"五脏使人痿"的具体成因。其中"脉痿"为"悲哀太甚"，导致"胞络绝则阳气内动"，因其与经络有一定关联，杨上善将此"气"释为"手少阳气"。

而后文"骨痿"之症，亦有"阳气内伐"的叙述，此经文于《太素》中为"渴则阳明气内代"，如此理解，则与"渴"本身症状得以相顺，即杨上善所言"阳明主谷，其气热盛，复有外热来加"，从而致病。因此段中两处"阳气"实均指阳经经脉之气。

67 厥论篇第四十五

黄帝问曰：厥之寒热者何也？

岐伯对曰：阳气衰于下，则为寒厥；阴气衰于下，则为热厥。

帝曰：热厥之为热也，必起于足下者何也？

岐伯曰：阳气起于足五指之表，阴脉者集于足下而聚于足心，故阳气胜则足下热也。

帝曰：寒厥之为寒也，必从五指而上于膝者何也？

岐伯曰：阴气起于五指之里，集于膝下而聚于膝上，故阴气胜则从五指至膝上寒，其寒也，不从外，皆从内也。

【发微】本段以"阴阳之气"的盛衰之变解释寒厥与热厥发病的原因。阳虚则寒、阴虚则热，因病在于下，故有厥逆之症。

关于"阳气起于足五指之表""阴气起于五指之里",王冰均是从阴阳经脉循行角度进行说明,实意在以"阴阳之气"之沿经脉走行解析发病的部位。

68 厥论篇第四十五

帝曰:寒厥何失而然也?

岐伯曰:前阴者,宗筋之所聚,太阴阳明之所合也。春夏则阳**气**多而阴**气**少,秋冬则阴**气**盛而阳**气**衰。此人者质壮,以秋冬夺于所用,下气上争,不能复,精气溢下,邪气因从之而上也,**气**因于中,阳气衰,不能渗营其经络,阳气日损,阴**气**独在,故手足为之寒也。

【发微】始论春夏秋冬阴阳之"气"的多少,是以"气"对自然气候冷暖的描述。

因"秋冬夺于所用"而致"寒厥"的具体道理虽于经文中未明言,但结合杨上善的解说则较明了,即"于秋冬阳气衰时,入房太甚有伤",从而使"阳气上虚,阴气上争",因此文中"下气"即指在下之阴气,"精气"即是随之外泄之人身阴精,而"邪气"在此则特指寒邪,且寒邪居于中("气因于中")。故有整体呈现的阳虚阴盛的病状。

69 厥论篇第四十五

帝曰:热厥何如而然也?

岐伯曰:酒入于胃,则络脉满而经脉虚,脾主为胃行其津液者也,阴**气**虚则阳**气**入,阳**气**入则胃不和,胃不和则精**气**竭,精**气**竭则不营其四肢也。此人必数醉若饱以入房,**气**聚于脾中不得散,酒气与谷气相薄,热盛于中,故热遍于身内热而溺赤也。夫酒气盛而慓悍，肾气有衰，阳气独胜，故手足为之热也。

【发微】本段与上文相对，论热厥的成因，主要由饮酒而致。如杨上善所言，古人认为，"酒为热液"，与寒厥之阴阳盛衰相反，热厥之发病为阳多阴少，"阴气"本不足，复有酒之"阳气"入，则伤胃。所谓"胃不和则精气竭"，是因胃为水谷运化而生精微之源。

聚于脾中之"气"即是其后的"酒气"与"谷气"，均属热气，又因"数醉若饱以入房"，所耗为肾脏之气，徒增其阳盛阴虚之势，故而成"手足为之热"的热厥病。

70　病能论篇第四十六

帝曰：有病怒狂者，此病安生？

岐伯曰：生于阳也。

帝曰：阳何以使人狂？

岐伯曰：阳气者，因暴折而难决，故善怒也，病名曰阳厥。

帝曰：何以知之？

岐伯曰：阳明者常动，巨阳少阳不动，不动而动大疾，此其候也。

帝曰：治之奈何？

岐伯曰：夺其食即已，夫食入于阴，长气于阳，故夺其食即已。使之服以生铁落为饮，夫生铁落者，下气疾也。

帝曰：善。

【发微】本段论阳厥病的病因、诊断与治疗。此病之因在于"阳气"过盛，阴阳失衡，诊断则在于阳经所过之处的动脉搏动，即王冰所言"不应常动而反动甚者，动当病"。而因水谷饮食助长阳气，故有"夺其食"而调之之法。

最后关于饮"生铁落"的原理，吴崑言，"生铁落，生铁液也，寒而镇重，故下气速，气下则不厥逆矣。又怒为肝志，木欲实金当平之"，一方面从其阴阳寒热之性、另一方面从五行生克之理，都说明了生铁落治阳厥的用药原因。

71 奇病论篇第四十七

帝曰：病胁下满**气**逆，二三岁不已，是为何病？

岐伯曰：病名曰息积，此不妨于食，不可灸刺，积为导引服药，药不能独治也。

【发微】此处的"气逆"与"胁下满"并举，且病名为"息积"，故可推知应与上焦"肺气"逆上有关。《太素·杂病·息积病》中，杨上善注言："胁下满，肝气聚也。因于喘息，则气逆行，故气聚积"。

72 奇病论篇第四十七

帝曰：人有身体髀股胻皆肿，环脐而痛，是为何病？

岐伯曰：病名曰伏梁，此风根也。其**气**溢于大肠而著于肓，肓之原在脐下，故环脐而痛也。不可动之，动之为水溺涩之病也。

【发微】有关伏梁病，于《素问·腹中论》一篇中已有详谈。如前文所释，其中"溢于大肠"之"气"，当为"病气"，即病之所在。

73 奇病论篇第四十七

帝曰：有病口苦，取阳陵泉，口苦者病名为何？何以得之？

岐伯曰：病名曰胆瘅。夫肝者，中之将也，取决于胆，咽为之使。此人者，数谋虑不决，故胆虚气上溢而口为之苦，治之以胆募俞，治在《阴阳十二官相使》中。

【发微】关于胆瘅之病的"胆虚气上溢而口为之苦"，马莳释言，"胆气以烦劳而致虚，胆气上溢，口为之苦"，故此"气"应是指胆腑所主之气味特点。

74　奇病论篇第四十七

帝曰：有癃者，一日数十溲，此不足也。身热如炭，颈膺如格，人迎躁盛，喘息气逆，此有余也。太阴脉微细如发者，此不足也。其病安在？名为何病？

岐伯曰：病在太阴，其盛在胃，颇在肺，病名曰厥，死不治，此所谓得五有余二不足也。

帝曰：何谓五有余二不足？

岐伯曰：所谓五有余者，五病之气有余也，二不足者，亦病气之不足也。今外得五有余，内得二不足，此其身不表不里，亦正死明矣。

【发微】"喘息气逆"，主要为"肺气"上逆之症。

其后"五病之气有余"，根据王冰注，为"一身热如炭，二颈膺如格，三人迎躁盛，四喘息，五气逆"，"二不足"之病"气"，为"一病癃一日数十溲，二太阴脉微细如发"，此两"气"皆指"病气"，是病症表现之义。

75　脉解篇第四十九

太阳所谓肿腰脽痛者，正月太阳寅，寅太阳也，正月阳气出在上而阴气盛，阳未得自次也，故肿腰脽痛也。病偏虚为跛者，正月阳气冻解地气而出也，所谓偏虚者，冬寒颇有不足者，故偏虚为跛也。所谓强上引背者，阳气大上而争，故强上也。所谓耳鸣者，阳气万物盛上而跃，故耳鸣也。所谓甚则狂颠疾者，阳尽在上而阴气从下，下虚上实，故狂颠疾也。所谓浮为聋者，皆在气也。所谓入中为瘖者，阳盛已衰，故为瘖也。内夺而厥，则为瘖俳，此肾虚也，少阴不至者，厥也。

【发微】本段以"阴阳之气"的盛衰及运行趋势解说各类经脉之病的原因。其中的"阴气""阳气"既有对自然阴阳寒暖规律变化的描述，也是对人身与天地相应的生理病理规律的概括。

其中"阳气冻解地气而出"之论，杨上善解释为"阳气出于地"，此"地气"与"阳气"似所指相同。

最后致聋之"气"，杨上善释为"太阳之气"，王冰进一步解释，"以其脉至耳故也"，为太阳经脉之气盛所致。

76　脉解篇第四十九

少阳所谓心胁痛者，言少阳盛也，盛者心之所表也，九月阳气尽而阴气盛，故心胁痛也。所谓不可反侧者，阴气藏物也，物藏则不动，故不可反侧也。所谓甚则跃者，九月万物尽衰，草木毕落而堕，则气去阳而之阴，气盛而阳之下长，故谓跃。

【发微】本段侧重以自然"阴阳之气"消长论经脉病机。因而经文中"阳气"为天气偏于阳的特质，"阴气"则是天气偏于阴的特质。

段末"气去阳而之阴"，如杨上善所言，指万物之气的"去阳之阴"，即自然万物与天时相应出现阳渐消、阴渐长的变化趋势。"气盛而阳之下长"，则是自然之阴气盛壮，相对阳气渐消。总结此自然规律的消长变化，在于认识人身相应出现的阴阳病变特点。

77 脉解篇第四十九

阳明所谓洒洒振寒者，阳明者午也，五月盛阳之阴也，阳盛而阴气加之，故洒洒振寒也。所谓胫肿而股不收者，是五月盛阳之阴也，阳者衰于五月，而一阴气上，与阳始争，故胫肿而股不收也。所谓上喘而为水者，阴气下而复上，上则邪客于脏腑间，故为水也。所谓胸痛少气者，水气在脏腑也，水者阴气也，阴气在中，故胸痛少气也。所谓甚则厥，恶人与火，闻木音则惕然而惊者，阳气与阴气相薄，水火相恶，故惕然而惊也。所谓欲独闭户牖而处者，阴阳相薄也，阳尽而阴盛，故欲独闭户牖而居。所谓病至则欲乘高而歌，弃衣而走者，阴阳复争，而外并于阳，故使之弃衣而走也。所谓客孙脉则头痛鼻衄腹肿者，阳明并于上，上者则其孙络太阴也，故头痛鼻衄腹肿也。

【发微】古人认为，"洒洒振寒"之成，有"天气"之阴阳变化影响，五月虽天阳之"气"盛，但仍有一"阴气"初生，如杨上善之言，"一阴始生，劲猛加阳"故而为病。其后的"胫肿而股不收"亦是如此。

"上喘而为水"之症，仍是因人身之"阴气"未能循正常规律随经脉上下而致，非常之"阴气"反成"邪气"。

"少气"之症，与"胸痛"并举，当主要集中于对肺部喘息气短症状的描述。其病因之"水气"，属阴邪，杨上善释义，因"水在脏腑之间，故阳气少"，但结合语境，"少气"之描述应是对某种现象的描述，将之理解为"阳气"则过偏于说理层面。王冰认为："水停于下则气郁于上，气郁于上则肺满，故胸痛少气也。"较妥。

关于"甚则厥"，经言因"阳气与阴气相薄"，注家多将此"阳气"理解为"阳明之气",马莳更将其落实于脏腑,言"阳气者胃气也,阴气者水气也",实意在于以"阴阳之气"的盛壮、搏结,表明病情迅疾、剧烈的特点。

总之,古人以阴阳之气说明病理、医理之时,多有透过病症所显现出的寒热动静等偏倾,对其进行理论性说明解释的成分。

78　脉解篇第四十九

太阴所谓病胀者,太阴子也,十一月万物气皆藏于中,故曰病胀。所谓上走心为噫者,阴盛而上走于阳明,阳明络属心,故曰上走心为噫也。所谓食则呕者,物盛满而上溢,故呕也。所谓得后与气则快然如衰者,十二月阴气下衰,而阳气且出,故曰得后与气则快然如衰也。

【发微】十一月属自然之"阴气"较盛之时,此时万物有阴气内聚之势,于人身则易引起阴气内盛的相关反应。

"后与气",杨上善释为"后便及泄气",此"气"亦即矢气。

十一月阴多阳少,若有"阴气"下行之势,始生之"阳气"与之相引,则可使胀病缓解,实即指体内原本停积之气逐渐向外排出。

79　脉解篇第四十九

少阴所谓腰痛者,少阴者肾也,十月万物阳气皆伤,故腰痛也。所谓呕咳上气喘者,阴气在下,阳气在上,诸阳气浮,无所依从,故呕咳上气喘也。所谓色色不能久立,久坐起则目䀮䀮无所见者,万物阴阳不定未有主也,秋气始至,微霜始下,而方杀万物,阴阳内夺,故目䀮䀮无所见也。所谓少气善怒者,阳气不治,阳气不治则阳气不得出,肝气当治而未得,故善怒，善怒者名曰煎厥。所谓恐如人将捕之者，秋气万物未有毕去，阴气少，阳气入，阴阳相薄，故恐也。所谓恶闻食臭者，胃无气，故恶闻食臭也。所谓面黑如地色者，秋气内夺，故变于色也。所谓咳则有血者，阳脉伤也，阳气未盛于上而脉满，满则咳，故血见于鼻也。

【发微】十月（按：《太素》卷八作"七月"）随天阳之"气"的消沉，万物之"阳气"亦减，人之病亦呈现相感趋势。"呕咳上气喘"，均属肺部喘咳气逆的相关症状表现，论其成因则在于人身阳气的上浮而致。

"秋气"是指在秋之时节相关的阴阳特点。

若欲明"少气善怒"之原因，需理解何谓"治"与"不治"，吴崑注释"阳气不治"为"阳气不舒"，并将"肝气"的未得治理解为"木性不得条达"，可见"治"于此指各种气的顺畅。

至于"恐"之成，杨上善补充道，"七月万物少衰，未至枯落，故未得毕去也……二气相薄不足，进退莫定，故有恐"，是以阴阳之气的进退搏结，形容恐之症状的特点。

"胃无气"是指胃之腑气的衰败。

最后，咳而"血见于鼻"之症则因于"阳气未盛于上"，所谓"脉满"则如马莳言"阴气当满于诸脉"，而血属阴分，故而"满则咳"，且有血。

80 刺志论篇第五十三

黄帝问曰：愿闻虚实之要。

岐伯对曰：气实形实，气虚形虚，此其常也，反此者病。谷盛气盛，谷虚气虚，此其常也，反此者病。脉实血实，脉虚血虚，此其常也，反此者病。

【发微】本段所论"虚实之要"核心在于保持内外虚实的一致性。所谓"气实形实，气虚形虚"，根据王冰注言"气，谓脉气""形，谓身形"，即意为脉与身形保持特性上的一致。

与之相类，"谷盛气盛，谷虚气虚"，即若饮食水谷充实，则人之整体状态也当盛壮，反之亦然。体现出古人通过内外一致与否判断人身是否处于异常状态的诊断思路。

81　刺志论篇第五十三

帝曰：如何而反？

岐伯曰：气虚身热，此谓反也。谷入多而气少，此谓反也。谷不入而气多，此谓反也。脉盛血少，此谓反也。脉小血多，此谓反也。

【发微】本段续前文论何谓"反"。所谓"气虚身热"，王冰解释"气虚为阳气不足，阳气不足当身寒，反身热者"，亦即实际病证与表现的症状不能相合。

其后所摄纳水谷多少与人之气的多少亦是这样的关系，此时的"气"仍有概言一身之气的偏向。

82　刺志论篇第五十三

气盛身寒，得之伤寒。气虚身热，得之伤暑。谷入多而气少者，得之有所脱血，湿居下也。谷入少而气多者，邪在胃及与肺也。脉小血多者，饮中热也。脉大血少者，脉有风气，水浆不入，此之谓也。

夫实者，气入也。虚者，气出也。气实者，热也。气虚者，寒也。入实者，左手开针空也。入虚者，左手闭针空也。

【发微】此论各类"反"症的病因所在。文中"气盛""气虚"与上文同义，指阳气的盛虚，从而因盛当热、虚当寒而引出反症之谓。

摄纳水谷与"气"之多少关系亦同上文。

而关于"脉大血少"的由来，则因于"风气"，所谓"风气"，如马莳所言，当为外感之风邪，古人认为此症为风邪侵袭于脉，致脉体胀大，而非血多。

最后论虚实二证的机理，其中"气入"与"气出"非指一气，马莳云，"夫所谓实者，邪气之入而实也，非真实也；所谓虚者，正气之出而虚也，乃真虚也"，因此，前者所指为外感之病邪，后者则是人身之正气。

83　水热穴论篇第六十一

帝曰：春取络脉分肉何也？

岐伯曰：春者木始治，肝气始生，肝气急，其风疾，经脉常深，其气少，不能深入，故取络脉分肉间。

帝曰：夏取盛经分腠何也？

岐伯曰：夏者火始治，心气始长，脉瘦气弱，阳气留溢，热熏分腠，内至于经，故取盛经分腠，绝肤而病去者，邪居浅也。所谓盛经者，阳脉也。

【发微】此论春夏针刺深浅之原则的机理。其中春季所应"肝气"的变化是由五行理论推衍而来，"气"即是脏气。

之后的"其气少"，当与前文"其风疾"呼应，根据马莳的注释，前者谓"风木之气"，后者谓"天之风"，故此"气"实际义偏于天气，即自然之气。

夏应"心气"与"肝气"同类。"脉瘦气弱"与"阳气留溢"均是对人身于夏季的生理特征的描述，前者重在于言脉，故而此"气"偏重于经脉之气，其后的"阳气"则是人身之气对应于天阳之气特点，布散于全身，象征夏季人体的阴阳偏倾状态。

84　水热穴论篇第六十一

帝曰：秋取经俞何也？

岐伯曰：秋者金始治，肺将收杀，金将胜火，阳气在合，阴气初胜，湿气及体，阴气未盛，未能深入，故取俞以泻阴邪，取合以虚阳邪，阳气始衰，故取于合。

【发微】本段续论秋行针刺"取经俞"的原因。其论述中蕴含着较明显的时间针刺观念，以五输穴应五行，从而推断于秋季"阳气在合，阴气初胜"，张介宾言，"其时金将胜火，阳气尚在诸经之合。阳气初衰，阴气初胜，故寒湿之气及体"，此时的阴阳之"气"，在一定程度上，是在观念层面以阴阳消长变化解释发病原因。

"湿气"则是外感的寒湿病邪。

85　水热穴论篇第六十一

帝曰：冬取井荥何也？

岐伯曰：冬者水始治，肾方闭，阳气衰少，阴气坚盛，巨阳伏沉，阳脉乃去，故取井以下阴逆，取荥以实阳气。故曰：冬取井荥，春不鼽衄。此之谓也。

【发微】最后论冬行针刺"取井荥"的原因。人气当与天气相应，故此"阳气"之少与"阴气"盛，亦是合于天时特点的人体阴阳偏倾特征。

86　调经论篇第六十二

黄帝问曰：余闻刺法言，有余泻之，不足补之，何谓有余？何谓不足？

岐伯对曰：有余有五，不足亦有五，帝欲何问？

帝曰：愿尽闻之。

岐伯曰：神有余有不足，气有余有不足，血有余有不足，形有余有不足，志有余有不足，凡此十者，其气不等也。

【发微】五种"有余""不足"分别对应神、气、血、形、志，王冰从五脏角度分论五种人身基本组分对应于心肺肝脾肾，虽然此中之"气"所应为肺，但不宜将其仅限定在呼吸之"气"去理解，而是肺所主的一身之"气"，如此方可与其余四者并举。

而段末之"其气不等"则是更广泛意义上的"气"，是对几种不同状态的特征及其偏倾的概括，杨上善更由此引申为，"此十种补泻，极理以论，随气漫衍，变化无穷，故曰不等"。

87　调经论篇第六十二

帝曰：神有余不足何如？

岐伯曰：神有余则笑不休，神不足则悲。血气未并，五脏安定，邪客于形，洒淅起于毫毛，未入于经络也，故命曰神之微。

【发微】"血气未并"在此意为人身之"血气"未与病邪相合，如杨上善云，"邪之初客，外则始在皮毛，未入经络，内则血气未得相并"，是言病邪刚刚侵袭人体，还未得深入，"血气"在此是对体表与五脏之间的层次划分，偏于经络营卫之义。

88　调经论篇第六十二

血有余不足奈何？

岐伯曰：血有余则怒，不足则恐。血气未并，五脏安定，孙络外溢，则经有留血。

【发微】"血气未并"与上段经文含义相近，杨上善释为"血微邪之也"，亦是对受病程度的说明。

89　调经论篇第六十二

余已闻虚实之形，不知其何以生。

岐伯曰：气血以并，阴阳相倾，气乱于卫，血逆于经，血气离居，一实一虚。血并于阴，气并于阳，故为惊狂。血并于阳，气并于阴，乃为炅中。血并于上，气并于下，心烦惋善怒。血并于下，气并于上，乱而喜忘。

【发微】本段言气血虚实的症状及相应机理。关于"气血"之"并"的含义，不易理解，杨上善注："血气相并，离于本居处，故各有虚实也。夫血气者，异名同类，相得成和。今既相并，一实一虚，虚实所生，是所由者也。"吴崑专门对"并"进行了解释，言"并，阴阳不和，自为并一也"。张介宾说："并，偏胜也。倾，倾陷也。气为阳，故乱于卫，血为阴，故逆于经，阴阳不和，则气血离居，故实者偏实，虚者偏虚，彼此相倾也。"总体而言，注家多从气血阴阳失和角度理解，则知此处的"气血以并"与前文的"血气未并"已非同义，与外邪无关。

有关"气血"之乱所发之处，如王冰言，"卫行脉外，故气乱于卫。血行经内，故血逆于经。血气不和，故一虚一实"，最终仍落足于气与血的失调，本质上则是阴阳失于平衡。

后论具体"气血"并于阴阳所致病症，杨上善从经脉角度，将前者理解为"血并足太阴脉及足少阴脉"，后者理解为"气并足阳明脉及足太阳脉"；而王冰则将阴阳对应于人体内外部位，将前者理解为"气并于阳，则阳气外盛"，后者"气

并于阴，则阳气内盛"。但无论从何角度，均可以阴阳的不同
盛衰部位及程度概之。

90 调经论篇第六十二

帝曰：血并于阴，气并于阳，如是血气离居，何者为实？
何者为虚？

岐伯曰：血气者，喜温而恶寒，寒则泣不能流，温则消而
去之，是故气之所并为血虚，血之所并为气虚。

【发微】本段之论上接前文。"血气"并于"阴阳"而致
阴阳的失和。

因言"血气"皆"恶寒"，可知后文所论当是气与血分别
感受寒邪之后，一方的凝涩而致另一方的虚少，内蕴阴阳相依
互根之理。

91 调经论篇第六十二

帝曰：人之所有者，血与气耳。今夫子乃言血并为虚，气
并为虚，是无实乎？

岐伯曰：有者为实，无者为虚，故气并则无血，血并则无
气，今血与气相失，故为虚焉。络之与孙脉俱输于经，血与气
并，则为实焉。血之与气并走于上，则为大厥，厥则暴死，气
复反则生，不反则死。

【发微】前文所论"血气"感受寒邪所致之证皆为虚，故
有此问。段首即言"血"与"气"是人身之基础，此"气"
当与上文同指，为脉外之卫气。

虚证之理上文已有分析，本段主要论实证的成因。与前文
略有不同，实证的起因与经脉密切相关，杨上善云，"大络、
孙络，俱输血气入于大经，则大经血气俱实"，此证之成与外

116

邪无关，故知此"实"当为"内实"。

至于"厥"之成因，杨上善言，"大经血气皆实，走膈以上，以下无气"，更进一步明确无外邪之扰，为阴阳血气均厥逆上行，发为满实之证，故有昏仆"暴死"的症状。

最后，因"气"偏属阳，从症状表现判断，若本已逆冷之四末转温，则是"气复反"的表现，若没有，则死，此时的"气"是作为通过外在表现而判断预后的指征。

92　调经论篇第六十二

帝曰：风雨之伤人奈何？

岐伯曰：风雨之伤人也，先客于皮肤，传入于孙脉，孙脉满则传入于络脉，络脉满则输于大经脉，血气与邪并客于分腠之间，其脉坚大，故曰实。实者外坚充满，不可按之，按之则痛。

【发微】"风雨之伤人"，有外感致病之邪的因素，由外而内逐渐深入侵袭。

"血气与邪并"，与前文的"血气未病"对立，后者是对病证未深的描述，而本段则是对感受外邪且已然侵扰人身阴阳血气，从而引起相应的病症表现。亦是对受邪深浅的表达。

93　调经论篇第六十二

帝曰：寒湿之伤人奈何？

岐伯曰：寒湿之中人也，皮肤不收，肌肉坚紧，荣血泣，卫气去，故曰虚。虚者聂辟气不足，按之则气足以温之，故快然而不痛。

帝曰：善。

【发微】本段论寒湿之邪侵袭人体的致病特点。杨上善将寒湿所致之证概括为四种，其中"荣血泣"与"卫气去"，释为"营血泣者，邪气至于脉中，故营血泣也；卫气去者，邪气至于脉外，卫气不行，故曰去也。卫去之处，即为虚也"，因而可见，其致虚之根本在于"卫气去"，即"气虚"。

其病症表现为"聂辟气不足"，根据吴注可知，其含义为"皮肤皱叠"，直观理解则是因内在空虚而使外皮形成褶皱，这也就解释了为何"按之则气足以温之"，是以按压使空虚减小，则所余之"卫气"足以温煦而使之快然。

94 调经论篇第六十二

帝曰：阳盛生外热奈何？

岐伯曰：上焦不通利，则皮肤致密，腠理闭塞，玄府不通，卫气不得泄越，故外热。

帝曰：阴盛生内寒奈何？

岐伯曰：厥气上逆，寒气积于胸中而不泻，不泻则温气去，寒独留，则血凝泣，凝则脉不通，其脉盛大以涩，故中寒。

【发微】本段论"阳盛生外热"与"阴盛生内寒"两证的原因。对于"阳盛生外热"之因，杨上善归纳为三点，一为"上焦出气之处不通利"，二为"皮肤致而腠闭"，三为"卫气不得泻于腠理"；而对于"阴盛生内寒"之因，则归纳为四个，一是"寒厥积胸"，二是"温去寒留"，三是"血凝脉壅"，四是"脉大汗涩"。具体而言其中之"气"，因卫气属阳，通于腠理，故"腠理闭塞"，使卫气瘀滞于体表，而致热。

"厥气"与"寒气"均是对致病之气特点的描摹，应是指逆上而行的寒邪。此"寒气"积于胸中，则迫使人身正常的温阳之气无以存留，致使病成。

95　缪刺论篇第六十三

黄帝问曰：余闻缪刺，未得其意，何谓缪刺？

岐伯对曰：夫邪之客于形也，必先舍于皮毛，留而不去，入舍于孙脉，留而不去，入舍于络脉，留而不去，入舍于经脉，内连五脏，散于肠胃，阴阳俱感，五脏乃伤，此邪之从皮毛而入，极于五脏之次也，如此则治其经焉。今邪客于皮毛，入舍于孙络，留而不去，闭塞不通，不得入于经，流溢于大络，而生奇病也。夫邪客大络者，左注右，右注左，上下左右与经相干，而布于四末，其气无常处，不入于经俞，命曰缪刺。

【发微】本段是对应用缪刺之法的条件的论述。正常情况下，外邪都循由外而内的顺序侵袭人体，所治在经。但如果外邪所客之处在于络，则以缪刺法治之。"其气无常处"是对病邪行迹特点的描摹，"气"于此当指"邪气"。

96　四时刺逆从论篇第六十四

厥阴有余病阴痹，不足病生热痹，滑则病狐疝风，涩则病少腹积气。

少阴有余病皮痹隐疹，不足病肺痹，滑则病肺风疝，涩则病积溲血。

太阴有余病肉痹寒中，不足病脾痹，滑则病脾风疝，涩则病积心腹时满。

阳明有余病脉痹身时热，不足病心痹，滑则病心风疝，涩则病积时善惊。

太阳有余病骨痹身重，不足病肾痹，滑则病肾风疝，涩则病积善时巅疾。

少阳有余病筋痹胁满，不足病肝痹，滑则病肝风疝，涩则病积时筋急目痛。

【发微】厥阴脉涩之时，有病曰"少腹积气"，乍看来似可简单理解为少腹满闷有气积于其中的感觉，但吴崑在注释本句时特别指出，"其积为肥气"。而对于"肥气"，比较系统的论述见于《难经·五十六难》中。经言："肝之积名曰肥气。"此"肥气"为"五积之一。因其突出在胁下，如肌肉肥盛之状，故以为名①"。

97 四时刺逆从论篇第六十四

是故春气在经脉，夏气在孙络，长夏气在肌肉，秋气在皮肤，冬气在骨髓中。

帝曰：余愿闻其故。

岐伯曰：春者，天气始开，地气始泄，冻解冰释，水行经通，故人气在脉。夏者，经满气溢，入孙络受血，皮肤充实。长夏者，经络皆盛，内溢肌中。秋者，天气始收，腠理闭塞，皮肤引急。冬者盖藏，血气在中，内著骨髓，通于五脏。是故邪气者，常随四时之气血而入客也，至其变化不可为度，然必从其经气，辟除其邪，除其邪则乱气不生。

【发微】本段主旨论"春气在经脉，夏气在孙络，长夏气在肌肉，秋气在皮肤，冬气在骨髓"及其原理，此句中"气"与后文"人气"同指。此经文深刻之处在于，不再使四时与身形相应的理论停于五行相应之说，而赋予其人何以与天地相应的深入解说。

---

① 南京中医学院. 难经校释 [M]. 北京：人民卫生出版社，2009：104.

"天气""地气"均是自然之势的描述。

"人气"则为与天时相应的人身状态。

"经满气溢"之"气"当为游溢于脉中的经脉之气。

所谓"血气在中",意指随冬时万物闭藏的规律,人身"血气"也潜藏于内的趋势。因而外来致病之病邪("邪气"),也会因人身随四时而异的状态特点而有不同的规律。认识这一规律则在于对"经气"的把握,此虽言"经气",却不仅限于讨论经脉之气,如马莳所言,"合经络皮肉骨而总言之,皆可以经气言,正合于诸经之气也"。

98 四时刺逆从论篇第六十四

帝曰:逆四时而生乱气奈何?

岐伯曰:春刺络脉,血气外溢,令人少气;春刺肌肉,血气环逆,令人上气;春刺筋骨,血气内著,令人腹胀。夏刺经脉,血气乃竭,令人解㑊;夏刺肌肉,血气内却,令人善恐;夏刺筋骨,血气上逆,令人善怒。秋刺经脉,血气上逆,令人善忘;秋刺络脉,气不外行,令人卧不欲动;秋刺筋骨,血气内散,令人寒栗。冬刺经脉,血气皆脱,令人目不明;冬刺络脉,内气外泄,留为大痹;冬刺肌肉,阳气竭绝,令人善忘。凡此四时刺者,大逆之病,不可不从也,反之,则生乱气相淫病焉。故刺不知四时之经,病之所生,以从为逆,正气内乱,与精相薄,必审九候,正气不乱,精气不转。

帝曰:善。

【发微】本段续论前文,若不循四时"人气"所在规律而乱行针刺之法,则会引起相应的逆乱之症,此为"乱气"内涵。

四时针刺规律在此当为"春刺经脉""夏刺络脉""秋刺

肌肉""冬刺筋骨",若于当时刺非应之位则致乱症,主要体现为"血气"的逆乱与失调,在此"血气"含义较宽泛,是对人身整体气血阴阳的概括。故此,每一时对应三种非其时的乱症,共十二种。

其中"少气""上气"主要集中于上焦肺部的症状表现。

后"秋刺络脉"时有"气不外行"之症,与"卧不欲动"并立,可知此"气"当偏指人身阳气。

当"冬刺肌肉"时,致"阳气竭绝,令人善忘",根据王冰注释,"阳气不壮,至春而竭,故善忘",可见古人观念中"阳气"与记忆的密切关联。

最后的总结中,经言"正气内乱,与精相薄",实仍是对人身气机逆乱的表述,此处的"精气",吴崑解为"真气",应是人身最根本之状态与较外在之状态的不符而相争。

若审察九候,准确把握人身状态,则可使"正气不乱,精气不转",此表述作互文解,则意为使人身整体气机的逆转。

99 刺法论篇第七十二

黄帝问曰:升降不前,**气**交有变,即成暴郁,余已知之。如何预救生灵,可得却乎?

岐伯稽首再拜对曰:昭乎哉问!臣闻夫子言,既明天元,须穷法刺,可以折郁扶运,补弱全真,泻盛蠲余,令除斯苦。

【发微】此"气"当指"运气",言"运气"交争而生变化。

100 刺法论篇第七十二

帝曰:五运之至,有前后与升降往来,有所承抑之,可得闻乎刺法？

岐伯曰：当取其化源也。是故太过取之，不及资之。太过取之，次抑其郁，取其运之化源，令折郁**气**。不及扶资，以扶运**气**，以避虚邪也。资取之法令出《密语》。

【发微】所谓"郁气"，指郁涩不通之势。

"运气"与上文同义。

101　至真要大论篇第七十四

夫百病之生也，皆生于风寒暑湿燥火，以之化之变也。经言盛者泻之，虚者补之，余锡以方士，而方士用之尚未能十全，余欲令要道必行，桴鼓相应，犹拔刺雪污，工巧神圣，可得闻乎？

岐伯曰：审察病机，无失**气**宜，此之谓也。

【发微】"审察病机，无失气宜"可谓《黄帝内经》中的经典名句，吴崐解为，"明察乎病之机要，无失乎气之所宜"，前半句较易理解，即准确把握病机之关键所在，后半句的理解则在于"气"义，实际也是对于"气之所宜"的把握问题。作为纲领性思想，此"气"应是较宽泛的概念内涵，赵京生曾对针灸理论的主要思维进行概括，为阴阳与顺势①，联系这一经文，实此"气"之所指，亦无非阴阳之气的盛衰，与人身之气的整体趋势。经文虽表述简洁，但其实"气"义可专可泛，含纳了针刺治疗中对人身状态的整体洞悉。

102　示从容论篇第七十六

帝曰：子别试通五脏之过，六腑之所不和，针石之败，毒

---

① 赵京生. 针灸经典理论阐释（修订本）［M］. 上海：上海中医药大学出版社，2003：176.

药所宜，汤液滋味，具言其状，悉言以对，请问不知。

雷公曰：肝虚肾虚脾虚，皆令人体重烦冤，当投毒药刺灸砭石汤液，或已或不已，愿闻其解。

帝曰：公何年之长而问之少，余真问以自谬也。吾问子窈冥，子言上下篇以对，何也？夫脾虚浮似肺，肾小浮似脾，肝急沉散似肾，此皆工之所时乱也，然从容得之。若夫三脏土木水参居，此童子之所知，问之何也？

雷公曰：于此有人，头痛筋挛骨重，怯然少**气**，哕噫腹满，时惊不嗜卧，此何脏之发也？脉浮而弦，切之石坚，不知其解，复问所以三脏者，以知其比类也。

帝曰：夫从容之谓也。夫年长则求之于府，年少则求之于经，年壮则求之于脏。今子所言皆失，八风菀熟，五脏消烁，传邪相受。夫浮而弦者，是肾不足也。沉而石者，是肾**气**内著也。怯然少**气**者，是水道不行，形**气**消索也。咳嗽烦冤者，是肾**气**之逆也。一人之**气**，病在一脏也。若言三脏俱行，不在法也。

【发微】 本段将不同病症表现对应于不同脏腑，其中"少气"者，主要集中于对肺之气少不足以息的描摹。

"肾气"则是肾之脏气。

"形气消索"，多数注家未对此进行拆解，唯张介宾言，"精所以成形，所以化气"，则此"形"与"气"实对待而论，"形"对应于外在之身形状态，即"怯然"；"气"则为内在之功能状态，即"少气"之谓。

最后"一人之气，病在一脏"，结合前文，此"脏"显然指肾脏，而"气"则有概指前文的"肾气""形气"等诸气之义，如张志聪言，"此五脏之三阴，总归于一气，一气而复贯通于五脏者也"。

103 示从容论篇第七十六

雷公曰：于此有人，四肢解堕，喘咳血泄，而愚诊之，以为伤肺，切脉浮大而紧，愚不敢治，粗工下砭石，病愈多出血，血止身轻，此何物也？

帝曰：子所能治，知亦众多，与此病失矣。譬以鸿飞，亦冲于天。夫圣人之治病，循法守度，援物比类，化之冥冥，循上及下，何必守经。今夫脉浮大虚者，是脾气之外绝，去胃外归阳明也。夫二火不胜三水，是以脉乱而无常也。四肢解堕，此脾精之不行也。喘咳者，是水气并阳明也。血泄者，脉急血无所行也。若夫以为伤肺者，由失以狂也。不引比类，是知不明也。夫伤肺者，脾气不守，胃气不清，经气不为使，真脏坏决，经脉傍绝，五脏漏泄，不衄则呕，此二者不相类也。譬如天之无形，地之无理，白与黑相去远矣。是失吾过矣，以子知之，故不告子，明引比类《从容》，是以名曰诊轻，是谓至道也。

【发微】"脾气""胃气"均属脏腑之气，是脾胃二脏功能的体现。

论及"喘咳"之症的成因，经言"是水气并阳明"，王冰与马莳均将此"水气"关联至肾，但很难直接将肾之失常与喘咳的症状直接联系；而以吴崑之释更通达，言"脾病不能制水，水不通调，并于胃腑，泛溢上焦，气道不利，故令为喘为咳"。

至于"脾气不守，胃气不清，经气不为使"，体现了脾胃二脏与经脉之气的相互关联性，如王冰所言，"肺者主行荣卫阴阳，故肺伤则经脉不能为之行使也"，从另一方面体现出肺对经脉营卫之气正常循行的重要推动作用。

104　阴阳类论篇第七十九

孟春始至，黄帝燕坐，临观八极，正八风之气，而问雷公曰：阴阳之类，经脉之道，五中所主，何脏最贵？

雷公对曰：春甲乙青，中主肝，治七十二日，是脉之主时，臣以其脏最贵。

帝曰：却念上下经阴阳从容，子所言贵，最其下也。

【发微】所谓"正八风"，王冰注为"候八方所至之风"，按现代理解，则应是指对天象观测与把握的统称，此处的"气"，有对各类变化的概括之义，偏指天时之气。

105　方盛衰论篇第八十

雷公请问：气之多少，何者为逆？何者为从？

黄帝答曰：阳从左，阴从右，老从上，少从下，是以春夏归阳为生，归秋冬为死，反之，则归秋冬为生，是以气多少逆皆为厥。

问曰：有余者厥耶？

答曰：一上不下，寒厥到膝，少者秋冬死，老者秋冬生。气上不下，头痛巅疾，求阳不得，求阴不审，五部隔无征，若居旷野，若伏空室，绵绵乎属不满日。

【发微】本段所论之"气"当是对人身之气的泛指。

"气多少逆皆为厥"，是言厥证之发作无关乎气的盛衰，而关键在于气机的逆上与失调而成。其后"气上不下"亦是此义。

106　方盛衰论篇第八十

是以少气之厥，令人妄梦，其极至迷。三阳绝，三阴微，是为少气。是以肺气虚则使人梦见白物，见人斩血借借，得其时则梦见兵战。肾气虚则使人梦见舟船溺人，得其时则梦伏水中，若有畏恐。肝气虚则梦见菌香生草，得其时则梦伏树下不敢起。心气虚则梦救火阳物，得其时则梦燔灼。脾气虚则梦饮食不足，得其时则梦筑垣盖屋。此皆五脏气虚，阳气有余，阴气不足，合之五诊，调之阴阳，以在《经脉》。

【发微】此处续前文论"少气之厥"，此"气"依然含义偏泛。

其后分述五脏之"脏气"虚证的表现，因是脏虚，故而腑之"阳气"有余，而脏之"阴气"不足，是以阴阳之"气"表述脏腑之"气"的盛衰偏重。

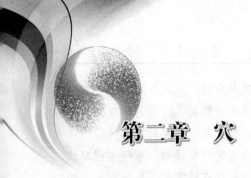

第二章 穴

穴，为针灸疗法的施治部位。

《黄帝内经》中有关腧穴的论述常集中于几个特定篇章，所论内容多为腧穴之意义、归类、定位、名称、取用方法等。而其他篇章中单言穴者较少，这也是有关"穴之气"的经文段较少的原因所在。

《黄帝内经》中已出现许多腧穴的归类方式，多依据说理需要与身形特点。较为独特的则是如"天牖五部"这种以临证取穴经验为根据的分类方式。对不同穴类描述中"气"的表述的研究，可帮助深入解读古人运用气概念的特点，及其阐释针理的用意所在。

《灵枢》

1 九针十二原第一

黄帝曰：愿闻五脏六腑所出之处。

岐伯曰：五脏五腧，五五二十五腧；六腑六腧，六六三十六腧。经脉十二，络脉十五，凡二十七气以上下，所出为井，所溜为荥，所注为腧，所行为经，所入为合，二十七气所行，皆在五腧也。节之交，三百六十五会，知其要者，一言而终，不知其要，流散无穷。所言节者，神气之所游行出入也，非皮肉筋骨也。

【发微】 本段中"气"出现于两种语境中，即"二十七气"与"神气"。"神气"于其他文段中亦有出现，在此即是意在强调"节"的重要性，马莳由此进一步引申出，"欲行针者，当守其神，而欲守其神者，当知其节"，而并未言及"气"，也并非将"神气"作为一词理解，可见二字在此有相对独立性，且偏义于"神"。

而对"二十七气"的理解，诸注家基本统一，均认为是前文之经脉十二与络脉十五，合而为二十七。因而可知此处的"气"是行于经脉与络脉之中的气，与脉气相当，后接井、荥、输、经、合，意在以水流之速度与形貌特点，来比喻气由四肢末端向心性流注的疏密特点。因此宜注意，五输穴之气流特点，并非仅限于经气，实为经气与络气的总和。

2 九针十二原第一

五脏有六腑，六腑有十二原，十二原出于四关，四关主治五脏。五脏有疾，当取之十二原，十二原者，五脏之所以禀三百六十五节气味也。五脏有疾也，应出十二原，而原各有所出，明知其原，睹其应，而知五脏之害矣。阳中之少阴，肺也，其原出于太渊，太渊二。阳中之太阳，心也，其原出于大陵，大陵二。阴中之少阳，肝也，其原出于太冲，太冲二。阴中之至阴，脾也，其原出于太白，太白二。阴中之太阴，肾也，其原出于太溪，太溪二。膏之原，出于鸠尾，鸠尾一。肓原，出于脖胦，脖胦一。凡此十二原者，主治五脏六腑之有疾者也。胀取三阳，飧泄取三阴。

【发微】本经文中"气""味"二字联用，字面意是存在于"三百六十五节"之中，为五脏于十二原中可禀赋之物。此处的"三百六十五节"从语境与数目上看，当指腧穴无疑，但为何腧穴中竟有"气味"？

杨上善对此句的理解，认为"以其三百六十五节交会穴中，谷之气味皆在中会也"，其中"谷之气味"似应与"谷气"相通，但仍不能明晰谷气直接出现在此的缘由。通过下述张志聪的分析，则对此疑问豁然，可清楚得知"谷气"何以至此：

此论气味所生之津液，从脏腑之膏肓，外渗于皮肤络脉，化赤为血，荣于经俞，注于脏腑，外内出入之相应也。津液者，水谷气味之所生也。中焦之气，蒸津液，化其精微，发泄于腠理，淖泽注于骨，补益脑髓，润泽皮肤，是津液注于三百六十五节，而渗灌于皮肤肌腠者也。溢于外则皮肉膏肥，余于内则膏肓丰满。盖膏者脏腑之膏膜，肓者肠胃之募原也。气味所生之津液，从内之膏肓，而淖泽于外，是以膏肥之人，其肉淖而皮纵缓故能纵腹垂腴，外内之相应也。《痈疽》章曰：中焦出气如露，上注溪谷而渗孙脉。津液和调变化，而赤为血，血和则孙脉先满溢，乃注于络脉，皆盈乃注于经脉。阴阳已张，因息乃行，行有经纪，周有道理，与天合同，不得休止。夫溪谷者，皮肤之分肉，是津液外注于皮肤，从孙络化赤，而注于脏腑之原经。

3　邪气脏腑病形第四

黄帝曰：余闻五脏六腑之气，荥输所入为合，令何道从入，入安连过，愿闻其故。

岐伯答曰：此阳脉之别入于内，属于府者也。

黄帝曰：荥输与合，各有名乎？

岐伯答曰：荥输治外经，合治内府。

【发微】此处虽言"五脏六腑之气"，却不宜简单理解为属于五脏六腑之中的气，其要义仍在于言经脉。通过杨上善直言"问脏腑脉之荥输之合"，即可体会此意。张志聪则诠释得更清晰，即"谓从荥输所入为合之气血……盖欲访明脏之五输，腑之六俞，所出所入之原流"。因而挖掘经文中"气"的本义时，亦不可执着于"气"字的释义，还应从整体语境考虑，辨析其表述的用意所在。

4　根结第五

太阳根于至阴，结于命门，命门者目也。阳明根于厉兑，结于颡大，颡大者钳耳也。少阳根于窍阴，结于窗笼，窗笼者耳中也。太阳为开，阳明为合，少阳为枢。故开折则肉节渎而暴病起矣，故暴病者取之太阳，视有余不足，渎者皮肉宛膲而弱也。合折则气无所止息而痿疾起矣，故痿疾者，取之阳明，视有余不足，无所止息者，真气稽留，邪气居之也。枢折即骨繇而不安于地，故骨繇者取之少阳，视有余不足，骨繇者，节缓而不收也，所谓骨繇者摇故也，当穷其本也。

【发微】此段中与"气"密切相关的是对于"开""合""枢"的正确诠释。根据李鼎先生的研究，此处实应为"关""合""枢"①，即门栓、门板与门轴这三个结构的隐喻。

根据汪机的解释，"太阳居表，在于人身如门之关，使荣卫流于外者固；阳明居里，在于人身如门之合，使荣卫守于内者固"，可知此处的"气无所止息"，应是指守于内的荣卫之气，因合的功能失常，而使内固空虚，故而生痿疾。

后文"真气稽留，邪气居之"则如杨上善所释，即真气不用，"真气"在此与"邪气"相对，应是指身体内固守之正气。

5 根结第五

太阴根于隐白，结于太仓。少阴根于涌泉，结于廉泉。厥阴根于大敦，结于玉英，络于膻中。太阴为开，厥阴为合，少阴为枢。故开折则仓廪无所输膈洞，膈洞者取之太阴，视有余不足，故开折者气不足而生病也。合折即气绝而喜悲，悲者取之厥阴，视有余不足。枢折则脉有所结而不通，不通者取之少阴，视有余不足，有结者皆取之不足。

【发微】"关""合""枢"的相关问题，上段经文中已作说明。根据三者内涵，关出现问题则"气不足"，合出现问题则"气绝"。"气"于此处实突出的是太阴与厥阴所主气之外内的对应。

---

① 李鼎. 中医针灸基础论丛［M］. 北京：人民卫生出版社，2009：86-87.

6　寒热病第二十一

　　阳迎头痛，胸满不得息，取之人迎。暴瘖气鞕，取扶突与舌本出血。暴聋气蒙，耳目不明，取天牖。暴挛痫眩，足不任身，取天柱。暴瘅内逆，肝肺相搏，血溢鼻口，取天府。此为天牖五部。

　　【发微】"天牖五部"，似可据《针灸甲乙经》改为"大俞五部"，为针灸理论中不常见的以临证经验总结归纳的类穴，即主要分布于颈项部的人迎、扶突、天牖、天柱、天府五个腧穴。既是对实践经验的总结，其中的"暴瘖气鞕"与"暴聋气蒙"，实为以"气"阐述病症的用法。

　　"暴瘖气鞕"，《太素》作"暴瘖气鲠"，指"气在咽中，如鱼鲠之状"，虽然"气"于古时常有无形无定之感，但此处则以气代指塞于喉中的异物，而因气不可见，故以之描述这种难以名状的异物感，而实无异物。

　　"暴聋气蒙"之"气"语义偏虚，此病症描述实以"蒙"一字即可形象概括，因而此处的"气"实为一种观念上的"气"，并无具体实义。

7　海论第三十三

　　黄帝曰：定之奈何？

　　岐伯曰：胃者水谷之海，其输上在气街，下至三里。冲脉者为十二经之海，其输上在于大杼，下出于巨虚之上下廉。膻中者为气之海，其输上在于柱骨之上下，前在于人迎。脑为髓之海，其输上在于其盖，下在风府。

　　【发微】本段经文中涉及了由"气"构成的两个重要概念，一是"气街"，一是"气之海"，亦即"气海"。

《黄帝内经》中"气街"多次出现，有三层含义，分别指气运行的重要通路、腹股沟部脉动处、刺治处之腧穴①。在本经文中，"其输上在气街，下至三里"，可见"气街"与"三里"呼应，应亦为特定的施治部位，即腧穴。

"膻中者为气之海"，即四海之一的膻中是气海。"气海"一词亦有多义，分指四海之气海（亦称上气海）、气海穴（亦称下气海）、养生导引法的脐下部位②。此处明言"气海"指"膻中"，可知为"上气海"。

8　背腧第五十一

黄帝问于岐伯曰：愿闻五脏之腧，出于背者。

岐伯曰：胸中大腧在杼骨之端，肺腧在三焦之间，心腧在五焦之间，膈腧在七焦之间，肝腧在九焦之间，脾腧在十一焦之间，肾腧在十四焦之间，皆挟脊相去三寸所，则欲得而验之，按其处，应在中而痛解，乃其腧也。灸之则可，刺之则不可。气盛则泻之，虚则补之。以火补者，毋吹其火，须自灭也；以火泻者，疾吹其火，传其艾，须其火灭也。

【发微】此段言背俞穴之定位及取用方法。值得注意的是，"灸之则可，刺之则不可"，可知此处的补泻治法，为灸的补泻，而非习知的针刺补泻。"气"仍作为补泻的重要依据与标准，《黄帝内经》中主要通过脉诊查验，细分之，脉盛之气指邪气，脉虚之气谓正气。

---

① 赵京生. 针灸学基本概念术语通典 [M]. 北京：人民卫生出版社，2014：760-761.

② 赵京生. 针灸学基本概念术语通典 [M]. 北京：人民卫生出版社，2014：744.

1　刺热篇第三十二

热病**气**穴：三椎下间主胸中热，四椎下间主膈中热，五椎下间主肝热，六椎下间主脾热，七椎下间主肾热，荣在骶也。项上三椎，陷者中也。颊下逆颧为大瘕，下牙车为腹满，颧后为胁痛，颊上者，膈上也。

【发微】此论治热病之穴的位置及所治热病部位，"气穴"即穴，《黄帝内经》中将"气穴"与热病关联，按篇序此为第一处。

2　气穴论篇第五十八

黄帝问曰：余闻**气**穴三百六十五以应一岁，未知其所，愿卒闻之。

岐伯稽首再拜对曰：窘乎哉问也！其非圣帝，孰能穷其道焉，因请溢意尽言其处。

帝捧手逡巡而却曰：夫子之开余道也，目未见其处，耳未闻其数，而目以明，耳以聪矣。

岐伯曰：此所谓圣人易语，良马易御也。

帝曰：余非圣人之易语也，世言真数开人意，今余所访问者真数，发蒙解惑，未足以论也。然余愿闻夫子溢志尽言其处，令解其意，请藏之金匮，不敢复出。

【发微】从数目上即可知，此处"气穴"是对一身之穴的统称。

3 气穴论篇第五十八

岐伯再拜而起曰：臣请言之，背与心相控而痛，所治天突与十椎及上纪，上纪者胃脘也，下纪者关元也。背胸邪系阴阳左右，如此其病前后痛涩，胸胁痛而不得息，不得卧，上**气**短**气**偏痛，脉满起斜出尻脉，络胸胁支心贯膈，上肩加天突，斜下肩交十椎下。

【发微】本段是对脉行处生病的症状描述。"上气"与"短气"分别为与"气"相关的两种症状表现，"上气"是人身气机不循常路，向上逆行，从而出现"气逆"相关的各类症状表现。

"短气"则更多表现为肺的症状，喘息"气"短不足息等。

4 气穴论篇第五十八

脏俞五十穴，腑俞七十二穴，热俞五十九穴，水俞五十七穴，头上五行行五，五五二十五穴，中膂两傍各五，凡十穴，大椎上两傍各一，凡二穴，目瞳子浮白二穴，两髀厌分中二穴，犊鼻二穴，耳中多所闻二穴，眉本二穴，完骨二穴，项中央一穴，枕骨二穴，上关二穴，大迎二穴，下关二穴，天柱二穴，巨虚上下廉四穴，曲牙二穴，天突一穴，天府二穴，天牖二穴，扶突二穴，天窗二穴，肩解二穴，关元一穴，委阳二穴，肩贞二穴，瘖门一穴，脐一穴，胸俞十二穴，背俞二穴，膺俞十二穴，分肉二穴，踝上横二穴，阴阳跷四穴，水俞在诸分，热俞在**气**穴，寒热俞在两骸厌中二穴，大禁二十五，在天府下五寸，凡三百六十五穴，针之所由行也。

【发微】《黄帝内经》中将"气穴"与热病关联，按篇序此为第二处，是指治热病就取"气穴"。但此处的"气穴"之义，若单纯理解为腧穴，则有些宽泛，与其前后对应的"分""两骸厌中二穴"等难以对待。

杨上善将"水俞""热俞""寒热俞"之论释为"三种之输穴之所在"，但也难以言明具体穴之所指；马莳则联系"水俞"五十七穴、"热俞"五十九穴的理论，并将"气穴"释为"气会之穴"，似指"经气"交会之处；而吴崑将"水俞"与"热俞"以阴阳对立，认为前者治在"诸阴之分理，皆脏之阴络，水之所客"，后者治在"阳分之穴，或身之上半，或六阳之经皆是"。相比之下，吴崑之解不仅从理论层面释清经文的论说方式，也较为明确地指出取用腧穴的部位，且与《素问·刺热》中对"热病气穴"的描述基本相合。

5 气穴论篇第五十八

帝曰：余已知气穴之处，游针之居，愿闻孙络豁谷，亦有所应乎？

岐伯曰：孙络三百六十五穴会，亦以应一岁，以溢奇邪，以通荣卫，荣卫稽留，卫散荣溢，气竭血著，外为发热，内为少气，疾泻无怠，以通荣卫，见而泻之，无问所会。

帝曰：善。

【发微】"气穴"在此泛指腧穴，为针刺之所。

其后之论，是将"荣"与"卫"、"血"与"气"等概念分别对立，"荣""血"属阴，"卫""气"为阳，此时的"气"当与"卫气"同指。

而"少气"则是"气竭"所致之证，如吴崑言，"气竭于内，故内为少气"。

6 气穴论篇第五十八

愿闻谿谷之会也。

岐伯曰：肉之大会为谷，肉之小会为谿，肉分之间，谿谷之会，以行荣卫，以会大气。邪溢气壅，脉热肉败，荣卫不行，必将为脓，内销骨髓，外破大腘，留于节凑，必将为败。积寒留舍，荣卫不居，卷肉缩筋，肋肘不得伸，内为骨痹，外为不仁，命曰不足，大寒留于谿谷也。谿谷三百六十五穴会，亦应一岁。其小痹淫溢，循脉往来，微针所及，与法相同。

【发微】此以"气"论谿谷及其所病。"以会大气"，《针灸甲乙经》作"以舍大气"，杨上善注"以舍邪之大气"，因通常所感为外邪才有"舍"之说；而后世其他注家，均根据"以会大气"而释，以吴崑为例，解为"行荣卫之大气者"。结合上文，"以会大气"与"以行荣卫"为顺接关联，语义一致，而"营卫"为人身之常气，故而此"大气"亦不似指邪气，甚至其后"邪溢气壅"之"气"，也当是指壅滞不行的人身之气。

7 气穴论篇第五十八

帝乃辟左右而起，再拜曰：今日发蒙解惑，藏之金匮，不敢复出。乃藏之金兰之室，署曰气穴所在。

【发微】"气穴"在此依然是对腧穴的泛称。本段以"气穴所在"之名概括上文的内容。

8 气府论篇第五十九

足太阳脉气所发者七十八穴：两眉头各一，入发至项三寸半，傍五，相去三寸，其浮气在皮中者凡五行，行五，五五二十五，项中大筋两傍各一，风府两傍各一，侠脊以下至尻尾二十一节十五间各一，五脏之俞各五，六腑之俞各六，委中以下至足小指傍各六俞。

【发微】"脉气"当指足太阳的经脉之气，其"所发"之处即经穴处，也因此言经穴为经脉之气聚集的地方，从而作为针刺的施治部位。而联系本篇内容，皆为以脉统穴，可推知篇名之"气府"实即经脉本身，与上一篇以穴本身为单位论述的"气穴论"视角相异。

"浮气"之"气"，依然为经脉之气，具体含义，有两个角度，一为在上之义，如马莳所释"升浮之气"，言"谓气浮于头上，在头上之皮中者，凡有五行"。一为部位浮浅，如王冰注："浮薄相通者一十五穴"；姚止庵："盖谓人之一身，惟头上之皮薄而附骨，其气脉之流行于其中者最为浮浅，非若身体之深厚，故言浮气在皮中也。"从经文"在皮中"体会，后者释义为妥。

9 气府论篇第五十九

足少阳脉**气**所发者六十二穴：两角上各二，直目上发际内各五，耳前角上各一，耳前角下各一，锐发下各一，客主人各一，耳后陷中各一，下关各一，耳下牙车之后各一，缺盆各一，腋下三寸，胁下至胠，八间各一，髀枢中，傍各一，膝以下至足小指次指各六俞。

【发微】"脉气"，在此为足少阳经脉之气。

10 气府论篇第五十九

足阳明脉**气**所发者六十八穴：额颅发际傍各三，面鼽骨空各一，大迎之骨空各一，人迎各一，缺盆外骨空各一，膺中骨间各一，侠鸠尾之外，当乳下三寸，侠胃脘各五，侠脐广三寸各三，下脐二寸侠之各三，气街动脉各一，伏兔上各一，三里以下至足中指各八俞，分之所在穴空。

【发微】"脉气"，在此为足阳明经脉之气。

"气街"于此指穴名，王冰明确其定位为"在归来下鼠蹊上同身寸之一寸脉动应手"之处。

11　气府论篇第五十九

手太阳脉气所发者三十六穴：目内眦各一，目外各一，颧骨下各一，耳郭上各一，耳中各一，巨骨穴各一，曲掖上骨穴各一，柱骨上陷者各一，上天窗四寸各一，肩解各一，肩解下三寸各一，肘以下至手小指本各六俞。

【发微】"脉气"，在此为手太阳经脉之气。

12　气府论篇第五十九

手阳明脉气所发者二十二穴：鼻空外廉项上各二，大迎骨空各一，柱骨之会各一，髃骨之会各一，肘以下至手大指次指本各六俞。

【发微】"脉气"，在此为手阳明经脉之气。

13　气府论篇第五十九

手少阳脉气所发者三十二穴：颧骨下各一，眉后各一，角上各一，下完骨后各一，项中足太阳之前各一，侠扶突各一，肩贞各一，肩贞下三寸分间各一，肘以下至手小指次指本各六俞。

【发微】"脉气"，在此为手少阳经脉之气。

14　气府论篇第五十九

督脉气所发者二十八穴：项中央二，发际后中八，面中三，大椎以下至尻尾及傍十五穴，至骶下凡二十一节，脊椎法也。

【发微】"脉气"，在此为督脉的经脉之气。

15　气府论篇第五十九

任脉之气所发者二十八穴：喉中央二，膺中骨陷中各一，鸠尾下三寸，胃脘五寸，胃脘以下至横骨六寸半一。腹脉法也。下阴别一，目下各一，下唇一，龂交一。

【发微】"脉气"，在此为任脉的经脉之气。

16　气府论篇第五十九

冲脉气所发者二十二穴：侠鸠尾外各半寸至脐寸一，侠脐下傍各五分至横骨寸一，腹脉法也。

【发微】"脉气"，在此为冲脉的经脉之气。

17　气府论篇第五十九

足少阴舌下，厥阴毛中急脉各一，手少阴各一，阴阳跷各一，手足诸鱼际脉气所发者，凡三百六十五穴也。

【发微】此"脉气"与上文同义，亦指经脉之气。"脉气所发者"，统指此前"足少阴舌下……手足诸鱼际"。

18　水热穴论篇第六十一

帝曰：水俞五十七处者，是何主也？

岐伯曰：肾俞五十七穴，积阴之所聚也，水所从出入也。

尻上五行行五者，此肾俞。故水病下为胕肿大腹，上为喘呼，不得卧者，标本俱病，故肺为喘呼，肾为水肿，肺为逆不得卧，分为相输，俱受者水气之所留也。伏兔上各二行行五者，此肾之街也。三阴之所交结于脚也。踝上各一行行六者，此肾脉之下行也，名曰太冲。凡五十七穴者，皆藏之阴络，水之所客也。

【发微】本段论肺肾二脏为水病及其取用穴。经文之"水气"，根据杨上善与王冰的释文，应作分别解，"气"为"病气"，"水"为停聚之水，二者相合，为水停滞于病所之义。

19　水热穴论篇第六十一

帝曰：夫子言治热病五十九俞，余论其意，未能领别其处，愿闻其处，因闻其意。

岐伯曰：头上五行行五者，以越诸阳之热逆也。大杼、膺俞、缺盆、背俞，此八者，以泻胸中之热也。气街，三里，巨虚上下廉，此八者，以泻胃中之热也。云门、髃骨、委中、髓空，此八者，以泻四肢之热也。五脏俞傍五，此十者，以泻五脏之热也。凡此五十九穴者，皆热之左右也。

帝曰：人伤于寒而传为热何也？

岐伯曰：夫寒盛则生热也。

【发微】"气街"在此为穴名，其定位如王冰言"在腹脐下横骨两端，鼠鼷上同身寸之一寸动脉应手"之处。

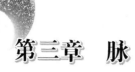

第三章　脉

　　关乎"脉"的理论是针灸理论中原始而重要的内容。针灸中狭义的脉理论，主要限定于经脉；但广义的脉理论实还应包括脉诊。早期经脉与脉诊关联密切，在行针刺治疗中，脉诊作为受术者体质的证象，有着相当重要的参考价值。

　　古人认为，经脉是气血输布、循环于周身的途径，且与营卫之气最为相关，所谓"营行脉中，卫行脉外"；而经脉中所行之气即是经气，经气的调顺决定了各经脉功能的正常。

　　在脉诊中，所候之气即是脉气，是通过感受在外脉口（气口）之气的状态揣度人身在内各脏腑之气的盛衰情况。

《灵枢》

1 邪气脏腑病形第四

黄帝曰：调之奈何？

岐伯答曰：脉急者，尺之皮肤亦急；脉缓者，尺之皮肤亦缓；脉小者，尺之皮肤亦减而少气；脉大者，尺之皮肤亦贲而起；脉滑者，尺之皮肤亦滑；脉涩者，尺之皮肤亦涩。凡此变者，有微有甚。故善调尺者，不待于寸，善调脉者，不待于色。能参合而行之者，可以为上工，上工十全九；行二者，为中工，中工十全七；行一者，为下工，下工十全六。

【发微】本段论尺肤诊法与脉诊相参。有关尺肤诊法之义，《太素》有释文言：

"尺之皮肤者，从尺泽至关，此为尺分也；尺分之中，关后一寸动脉，以为诊候尺脉之部也；一寸以后至尺泽，称曰尺之皮肤。尺皮肤下，手太阴脉气从脏来至指端，从指端还入于脏，故尺下皮肤与尺寸脉六变同也。皮肤者，以手扪循尺皮肤，急与寸口脉同。"

可见，尺肤诊法为在尺之皮肤部位通过扪循的方式，感受其皮下脉气状况。因而文中"尺之皮肤亦减而少气"，其所少之"气"也应是脉气。

2 根结第五

一日一夜五十营，以营五脏之精，不应数者，名曰狂生。所谓五十营者，五脏皆受气。持其脉口，数其至也，五十动而不一代者，五脏皆受气；四十动一代者，一脏无气；三十动一代者，二脏无气；二十动一代者，三脏无气；十动一代者，四脏无**气**；不满十动一代者，五脏无**气**。予之短期，要在终始。所谓五十动而不一代者，以为常也，以知五脏之期。予之短期者，乍数乍疏也。

【发微】本段中"受气"与"无气"分别代表着常与病的五脏状态。

"一日一夜五十营"，所营者为"五脏之精"，故而五脏所受之"气"应为周流全身的营气。古人通过"持其脉口"，计算脉动的节律来推测病在哪一脏。至《难经·十一难》中，已明确"五十动而一止"的为"肾气"之尽。

此处的持脉之法，杨上善进行了详尽描述，应"先持不病人之脉口以取定数，然后按于病人脉口，勘知病人脉数多少"。脉动异常节律的具体数值，虽不免有说理意图，但依然是古人临床诊疗经验的总结，有一定的参考价值。

3 终始第九

谨奉天道，请言终始，终始者，经脉为纪，持其脉口人迎，以知阴阳有余不足，平与不平，天道毕矣。所谓平人者不病，不病者，脉口人迎应四时也，上下相应而俱往来也，六经之脉不结动也，本末之寒温之相守司也，形肉血**气**必相称也，是谓平人。少**气**者，脉口人迎俱少而不称尺寸也。如是者，则阴阳俱不足，补阳则阴竭，泻阴则阳脱。如是者，可将以甘药，不可饮以至剂。如此者，弗灸，不已者，因而泻之，则五脏**气**坏矣。

【发微】本段论及平人之脉状态，并言及"形肉血气"之相称，实即指外在身形特点与内在血气之体质特征保持一致，即是健康状态。

而论及"少气"，则言"脉口人迎俱少"，可知此"气"

所指应是人迎寸口比较诊脉法所诊脉气。

段尾论及人"阴阳俱不足"的施治原则，即"可将以甘药，不可饮以至剂"。关于其中"弗灸"之论的解释，杨上善认为，"如此二皆是虚，可以汤液补者，日渐方愈，故曰不久不已……为'不灸'于义不顺，'灸'当为'久'也"，这样理解，则意指需要较长时间汤液调愈，不可心急而乱用针法，与前文语义相顺。

4　终始第九

人迎一盛，泻足少阳而补足厥阴，二泻一补，日一取之，必切而验之，疏取之上，气和乃止。人迎二盛，泻足太阳，补足少阴，二泻一补，二日一取之，必切而验之，疏取之上，气和乃止。人迎三盛，泻足阳明而补足太阴，二泻一补，日二取之，必切而验之，疏取之上，气和乃止。

脉口一盛，泻足厥阴而补足少阳，二补一泻，日一取之，必切而验之，疏而取之上，气和乃止。脉口二盛，泻足少阴而补足太阳，二补一泻，二日一取之，必切而验之，疏取之上，气和乃止。脉口三盛，泻足太阴而补足阳明，二补一泻，日二取之，必切而验之，疏而取之上，气和乃止。所以日二取之者，太阳主胃，大富于谷气，故可日二取之也。

人迎与脉口俱盛三倍以上，命曰阴阳俱溢，如是者不开，则血脉闭塞，气无所行，流淫于中，五脏内伤。如此者，因而灸之，则变易而为他病矣。

【发微】本段中"气和乃止"为通过针刺调节使人身阴阳之气和调，脉象表现上则体现为将所盛之脉调至平脉。

有关"太阳主胃"，与上文"泻足太阴而补足阳明"难以联系，且从系统的经脉理论也难以解释。《太素》作"太阴主胃，大富于谷气"，便可说通，即脾胃主受纳、运化饮食水谷，故而"富于谷气"，是经脉理论与脏腑理论融合之体现。

若"人迎与脉口俱盛三倍以上"，则属"阴阳（之气）俱溢"，故后文"气无所行"之"气"则应是满溢的阴阳之气，亦即所冗余之气。

5　终始第九

凡刺之道，**气**调而止，补阴泻阳，音**气**益彰，耳目聪明，反此者血**气**不行。所谓**气**至而有效者，泻则益虚，虚者脉大如其故而不坚也，坚如其故者，适虽言故，病未去也。补则益实，实者脉大如其故而益坚也，夫如其故而不坚者，适虽言快，病未去也。故补则实，泻则虚，痛虽不随针，病必衰去。必先通十二经脉之所生病，而后可得传于终始矣。故阴阳不相移，虚实不相倾，取之其经。

【发微】"气调"为针刺调气的目标，即使一身阴阳之气平衡和调。通过针刺补泻而使"音气益彰"，应注意此处的"音气"非指某一气，而是"音"与"气"的合称，如杨上善所言，"言音清朗，吐纳和畅"，属气调之外在表征。

若气不调，则气机滞塞，血行不畅，即"血气不行"。

至于"气至"，则指针刺过程中的得气反应。

6　终始第九

太阳之脉，其终也，戴眼，反折，瘛疭，其色白，绝皮乃绝汗，绝汗则终矣。少阳终者，耳聋，百节尽纵，目系绝，目系绝一日半则死矣，其死也，色青白乃死。阳明终者，口目动作，喜惊，妄言，色黄，其上下之经盛而不行则终矣。少阴终者，面黑，齿长而垢，腹胀闭塞，上下不通而终矣。厥阴终者，中热嗌干，喜溺心烦，甚则舌卷，卵上缩而终矣。太阴终者，腹胀闭不得息，气噫，善呕，呕则逆，逆则面赤，不逆则上下不通，上下不通则面黑皮毛憔而终矣。

【发微】 本段论六经脉终绝之候。其中"太阴终"的病候有"气噫"之症，《素问·诊要经终论》作"善噫"，而《灵枢·经脉》足太阴脉病候即为"腹胀善噫"。《素问·脉解》云："太阴所谓病胀者，太阴子也，十一月万物气皆藏于中，故曰病胀。所谓上走心为噫者，阴盛而上走于阳明，阳明络属心，故曰上走心为噫也。"《灵枢·口问》云："人之噫者，何气使然？……寒气容于胃，厥逆从下上散，复出于胃，故为噫。补足太阴、阳明。"《灵枢·九针论》云："五脏气：心主噫。"张志聪对此释义为"太阴之脉绝不通，是以腹胀不得息，太阴之气，上走心为噫气（噫为吹气、呼气之义）"，故可推知此"气"为经脉终绝之经气，上逆为病。

7 经脉第十

肺手太阴之脉，起于中焦，下络大肠，还循胃口，上膈属肺，从肺系横出腋下，下循臑内，行少阴心主之前，下肘中，循臂内上骨下廉，入寸口，上鱼，循鱼际，出大指之端；其支者，从腕后直出次指内廉，出其端。

是动则病肺胀满，膨膨而喘咳，缺盆中痛，甚则交两手而瞀，此为臂厥。是主肺所生病者，咳，上气喘渴，烦心胸满，臑臂内前廉痛厥，掌中热。气盛有余，则肩背痛，风寒，汗出中风，小便数而欠。气虚则肩背痛寒，少气不足以息，溺色变。为此诸病，盛则泻之，虚则补之，热则疾之，寒则留之，陷下则灸之，不盛不虚，以经取之。盛者寸口大三倍于人迎，虚者则寸口反小于人迎也。

【发微】本段论手太阴肺经的经脉循行、所主病候及诊治。"上气"为不降反升的肺中上逆之气，故而"咳"，故而"喘渴"。

"气盛"与"气虚"表面看固然是经脉之气，但需知《灵枢》之经脉循行理论之前是古代帛书早期经脉理论模式，"与帛书比较后可清楚地看出，《黄帝内经》中手太阴经主病的变化，受脏腑理论的直接影响，在诸经病候变动中也是最明显的。其原因还与手厥阴经的增入有关。因此，手太阴经的变化，本质上是对经脉与脏腑、阴阳理论关系完善化的结果"①。故此处经脉病候中有关"气盛"与"气虚"的理解就不宜只固着于经气层面，其病候所体现的在很大程度上是脏腑病症，因而应是指与本脏相关的功能状况的盛虚透过脉象的体现。

最后"少气不足以息"即指肺气虚少而气短的症状。

8 经脉第十

大肠手阳明之脉，起于大指次指之端，循指上廉，出合谷两骨之间，上入两筋之中，循臂上廉，入肘外廉，上臑外前廉，上肩，出髃骨之前廉，上出于柱骨之会上，下入缺盆，络肺，下膈，属大肠；其支者，从缺盆上颈，贯颊，入下齿中，还出挟口，交人中，左之右，右之左，上挟鼻孔。

是动则病齿痛颈肿。是主津液所生病者，目黄口干，鼽衄，喉痹，肩前臑痛，大指次指痛不用。气有余则当脉所过者热肿，虚则寒栗不复。为此诸病，盛则泻之，虚则补之，热则疾之，寒则留之，陷下则灸之，不盛不虚，以经取之。盛者人迎大三倍于寸口，虚者人迎反小于寸口也。

---

① 赵京生. 针灸经典理论阐释［M］. 上海：上海中医药大学出版社，2000：36.

【发微】本段论手阳明大肠经的经脉循行、所主病候及诊治。手阳明经"气有余"的症状主要围绕"当脉所过"之处，故而此"气"偏于经脉之气，是以脉象体会的沿经脉循行之气的状况。

9　经脉第十

胃足阳明之脉，起于鼻之交頞中，旁纳（一本作约字）太阳之脉，下循鼻外，入上齿中，还出挟口环唇，下交承浆，却循颐后下廉，出大迎，循颊车，上耳前，过客主人，循发际，至额颅；其支者，从大迎前下人迎，循喉咙，入缺盆，下膈，属胃，络脾；其直者，从缺盆下乳内廉，下挟脐，入气街中；其支者，起于胃口，下循腹里，下至气街中而合，以下髀关，抵伏兔，下膝膑中，下循胫外廉，下足跗，入中指内间；其支者，下廉三寸而别，下入中指外间；其支者，别跗上，入大指间，出其端。

是动则病洒洒振寒，善呻数欠，颜黑，病至则恶人与火，闻木声则惕然而惊，心欲动，独闭户塞牖而处，甚则欲上高而歌，弃衣而走，贲响腹胀，是为骭厥。是主血所生病者，狂疟温淫汗出，鼽衄，口喎唇胗，颈肿喉痹，大腹水肿，膝膑肿痛，循膺、乳、气街、股、伏兔、骭外廉、足跗上皆痛，中指不用。气盛则身以前皆热，其有余于胃，则消谷善饥，溺色黄。气不足则身以前皆寒栗，胃中寒则胀满。为此诸病，盛则泻之，虚则补之，热则疾之，寒则留之，陷下则灸之，不盛不虚，以经取之。盛者人迎大三倍于寸口，虚者人迎反小于寸口也。

【发微】本段论足阳明胃经的经脉循行、所主病候及诊治。关于"气街"于足阳明经循行中的定位问题，赵京生已有相关论证，结合各家著述，推理其部位应是"前阴旁的腹股之间（腹股沟)①"。

而有关足阳明经之"气盛"与"不足"，是脉象所体现的胃腑之气的盛衰状况。

10　经脉第十

脾足太阴之脉，起于大指之端，循指内侧白肉际，过核骨后，上内踝前廉，上腨内，循胫骨后，交出厥阴之前，上膝股内前廉，入腹属脾络胃，上膈，挟咽，连舌本，散舌下；其支者，复从胃，别上膈，注心中。

是动则病舌本强，食则呕，胃脘痛，腹胀善噫，得后与气，则快然如衰，身体皆重。是主脾所生病者，舌本痛，体不能动摇，食不下，烦心，心下急痛，溏、瘕、泄、水闭、黄疸，不能卧，强立，股膝内肿厥，足大指不用。为此诸病，盛则泻之，虚则补之，热则疾之，寒则留之，陷下则灸之，不盛不虚，以经取之。盛者寸口大三倍于人迎，虚者寸口反小于人迎也。

【发微】本段论足太阴脾经的经脉循行、所主病候及诊治。其中病候"得后与气"，在《太素》中作"得后出余气"，实所言之意相当，杨上善对其机理阐释十分翔实，言"谷入胃已，其气上为营卫及膻中气，后有下行与糟粕俱下者，名曰余气。余气不与糟粕俱下，壅而为胀，今得（之）泄之，故快然腹减也"，如论，所言"余气"应等同于矢气。

---

① 赵京生. 针灸关键概念术语考论［M］. 北京：人民卫生出版社，2012：159.

11 经脉第十

肾足少阴之脉，起于小指之下，邪走足心，出于然谷之下，循内踝之后，别入跟中，以上踹内，出腘内廉，上股内后廉，贯脊，属肾，络膀胱；其直者，从肾上贯肝膈，入肺中，循喉咙，挟舌本；其支者，从肺出络心，注胸中。

是动则病饥不欲食，面如漆柴，咳唾则有血，喝喝而喘，坐而欲起，目䀮䀮如无所见，心如悬若饥状，**气**不足则善恐，心惕惕如人将捕之，是为骨厥。是主肾所生病者，口热舌干，咽肿上**气**，嗌干及痛，烦心心痛，黄疸，肠澼，脊股内后廉痛，痿厥嗜卧，足下热而痛。为此诸病，盛则泻之，虚则补之，热则疾之，寒则留之，陷下则灸之，不盛不虚，以经取之。灸则强食生肉，缓带，披发，大杖，重履而步。盛者寸口大再倍于人迎，虚者寸口反小于人迎也。

【发微】本段论足少阴肾经的经脉循行、所主病候及诊治。病候中"气不足"者的具体表现，偏于全身性症状，故可知其"气"应是肾脏及其经脉所过相关的整体征象。

"咽肿上气"即与咽喉肿所伴发的气机上逆之症。

12 经脉第十

三焦手少阳之脉，起于小指次指之端，上出两指之间，循手表腕，出臂外两骨之间，上贯肘，循臑外上肩，而交出足少阳之后，入缺盆，布膻中，散落心包，下膈，循属三焦；其支者，从膻中上出缺盆，上项，系耳后直上，出耳上角，以屈下颊至䪼；其支者，从耳后入耳中，出走耳前，过客主人前，交颊，至目锐眦。

是动则病耳聋浑浑焞焞，嗌肿喉痹。是主**气**所生病者，汗出，目锐眦痛，颊痛，耳后肩臑肘臂外皆痛，小指次指不用。为此诸病，盛则泻之，虚则补之，热则疾之，寒则留之，陷下则灸之，不盛不虚，以经取之。盛者人迎大一倍于寸口，虚者人迎反小于寸口也。

【发微】本段论手少阳三焦经的经脉循行、所主病候及诊治。《灵枢·经脉》在论及六条阳经的所主病候之首均有"是主……所生病者"的提要，本段中的"是主气所生病者"，与大肠经"主津（液）"、胃经"主血"、小肠经"主液"、膀胱经主"主筋"、胆经"主骨"等为并列关系。至于三焦"主气"之原因，则在于"上焦、中焦与营卫之气密切相关，为其功能表现……三焦病变表现也有'气'的特点①"。故而此处的"气"宜理解为一身气机，体现了三焦分气之重要意义。

13 经脉第十

胆足少阳之脉，起于目锐眦，上抵头角，下耳后，循颈行手少阳之前，至肩上，却交出手少阳之后，入缺盆；其支者，从耳后入耳中，出走耳前，至目锐眦后；其支者，别锐眦，下大迎，合于手少阳，抵于頬，下加颊车，下颈合缺盆以下胸中，贯膈络肝属胆，循胁里，出气街，绕毛际，横入髀厌中；其直者，从缺盆下腋，循胸过季胁，下合髀厌中，以下循髀阳，出膝外廉，下外辅骨之前，直下抵绝骨之端，下出外踝之前，循足跗上，入小指次指之间，其支者，别跗上，入大指之间，循大指歧骨内出其端，还贯爪甲，出三毛。

是动则病口苦，善太息，心胁痛不能转侧，甚则面微有尘，体无膏泽，足外反热，是为阳厥。是主骨所生病者，头

---

① 赵京生. 针灸经典理论阐释［M］. 上海：上海中医药大学出版社，2000：36.

痛，颔痛，目锐眦痛，缺盆中肿痛，腋下肿，马刀侠瘿，汗出振寒，疟，胸胁肋髀膝外至胫绝骨外髁前及诸节皆痛，小指次指不用。为此诸病，盛则泻之，虚则补之，热则疾之，寒则留之，陷下则灸之，不盛不虚，以经取之。盛者人迎大一倍于寸口，虚者人迎反小于寸口也。

【发微】本段论足少阳胆经的经脉循行、所主病候及诊治。其中"气街"之义与前文论足阳明胃经循行相同，即"前阴旁的腹股之间（腹股沟）①"的部位名称。

14　经脉第十

手太阴气绝则皮毛焦，太阴者行气温于皮毛者也，故气不荣则皮毛焦，皮毛焦则津液去皮节，津液去皮节者，则爪枯毛折，毛折者则毛先死，丙笃丁死，火胜金也。

【发微】本段论手太阴肺经经气绝的症状表现及病程演变。因肺在体合于皮毛，故在脏腑理论的影响下，认为太阴经气功用在于温皮毛，则此"气"当为经脉之气。

15　经脉第十

手少阴气绝则脉不通，脉不通则血不流，血不流则髦色不泽，故其面黑如漆柴者，血先死，壬笃癸死，水胜火也。

【发微】本段论手少阴心经经气绝的症状表现及病程演变。此"气"依然为经脉之气。

16　经脉第十

足太阴气绝者，则脉不荣肌肉，唇舌者肌肉之本也，脉不

---

① 赵京生. 针灸关键概念术语考论 [M]. 北京：人民卫生出版社，2012：159.

荣则肌肉软；肌肉软则舌萎人中满，人中满则唇反，唇反者肉先死，甲笃乙死，木胜土也。

【发微】本段论足太阴脾经经气绝的症状表现及病程演变。此"气"依然为经脉之气。

17　经脉第十

足少阴气绝则骨枯，少阴者冬脉也，伏行而濡骨髓者也，故骨不濡则肉不能著也，骨肉不相亲则肉软却，肉软却故齿长而垢，发无泽，发无泽者骨先死，戊笃己死，土胜水也。

【发微】本段论足少阴肾经经气绝的症状表现及病程演变。此"气"依然为经脉之气。

18　经脉第十

足厥阴气绝则筋绝，厥阴者肝脉也，肝者筋之合也，筋者聚于阴气，而脉络于舌本也，故脉弗荣则筋急，筋急则引舌与卵，故唇青舌卷卵缩则筋先死，庚笃辛死，金胜木也。

【发微】本段论足厥阴肝经经气绝的症状表现及病程演变。本段第一处"气"依然为经脉之气。

后文"筋者聚于阴气"，根据马莳注本，为"阴器"，《类经》中，亦对"阴气"释义为"阴器"，亦即宗筋。

19　经脉第十

五阴气俱绝，则目系转，转则目运，目运者为志先死，志先死则远一日半死矣。

【发微】本段中"五阴"，根据历代注家注释，当为"心、肝、脾、肺、肾"五脏，因通篇言脉，马莳特别解释何以未包含"心包络经"，即因"以手少阴心经统之"。因而此处的

"气"即五脏经脉之气,反映出五脏功能决绝的状态。

20　经脉第十

六阳气绝,则阴与阳相离,离则腠理发泄,绝汗乃出,故旦占夕死,夕占旦死。

【发微】与前文"五阴气绝"相应,此处"六阳气绝"即"胆、胃、大小肠、膀胱、三焦"六腑之阳气。同样,此"气"为六阳经的经脉之气,反映了六腑的功能状态。

21　经脉第十

经脉十二者,伏行分肉之间,深而不见;其常见者,足太阴过于外踝之上,无所隐故也。诸脉之浮而常见者,皆络脉也。六经络手阳明少阳之大络,起于五指间,上合肘中。饮酒者,卫气先行皮肤,先充络脉,络脉先盛,故卫气已平,营气乃满,而经脉大盛。脉之卒然动者,皆邪气居之,留于本末;不动则热,不坚则陷且空,不与众同,是以知其何脉之动也。

【发微】本段是对十二经脉伏行还是可见的探讨。比较有趣的是,古人对饮酒之后的经络状况观察细致入微,且自有理论观念蕴含其中。饮酒之后,人体表血脉常充盈,直观易察的便是面部变红的现象。结合张志聪对本段的详细阐述,古人认为,"酒者,水谷之悍液,卫者,水谷之悍气,故饮酒者,液随卫气而先行皮肤,是以面先赤而小便独先下,盖先通调四布于外也"。此处似有同性共行之义,故而饮酒后卫气即被"激发",因其"卫外而为固",故使在外之络脉充盈。其后,营气(血)亦满,因水谷"悍液"亦化而为营血。可见,古人巧妙地仅用卫气与营气的变化盛衰,即将人身的反应现象描摹、阐述清晰,也体现了"气"观念的灵活性。

至于最后"脉之卒然动者，皆邪气居之"，则意指脉气的突然失于调顺，为感于外邪所致。

22　经脉第十

雷公曰：何以知经脉之与络脉异也？

黄帝曰：经脉者常不可见也，其虚实也以气口知之，脉之见者皆络脉也。

雷公曰：细子无以明其然也。

黄帝曰：诸络脉皆不能经大节之间，必行绝道而出，入复合于皮中，其会皆见于外。故诸刺络脉者，必刺其结上，甚血者虽无结，急取之以泻其邪而出其血，留之发为痹也。凡诊络脉，脉色青则寒且痛，赤则有热。胃中寒，手鱼之络多青矣；胃中有热，鱼际络赤；其暴黑者，留久痹也；其有赤有黑有青者，寒热气也；其青短者，少气也。凡刺寒热者皆多血络，必间日而一取之，血尽而止，乃调其虚实；其小而短者少气，甚者泻之则闷，闷甚则仆不得言，闷则急坐之也。

【发微】本段言诊查经脉、络脉之气的方法。经脉深藏，因而常通过诊脉而判断其虚实状况，即文中"气口"。

而络脉行于浅表，肉眼可见，古人总结规律，通过观察络脉颜色即可判断络脉之气的盛衰与寒热特质。如络脉"有赤有黑有青"，则为有寒热之"邪气"蕴于其中；如络脉"青短"，则是"经气"不足，有气虚之症，亦即文末"小而短者少气"。

23　经脉第十

足阳明之别，名曰丰隆，去踝八寸，别走太阴；其别者，循胫骨外廉，上络头项，合诸经之气，下络喉嗌。其病气逆则喉痹瘁瘖，实则狂巅，虚则足不收，胫枯，取之所别也。

【发微】"诸经之气"，即各经脉之经气。

足阳明经之别的病症，表现为"气逆"时，因其"络喉嗌"，根据后文描述"喉痹瘁瘖"，可知即经气上逆所表现的病候。

24　经脉第十

足太阴之别，名曰公孙，去本节之后一寸，别走阳明；其别者，入络肠胃。厥气上逆则霍乱，实则肠中切痛，虚则鼓胀，取之所别也。

【发微】"厥气上逆"是古人对霍乱发生的观念性认识，而关于"厥气"之义，大致有两种角度。其一，从经气解释，如杨上善"清浊相干，厥气乱于肠胃"，其说从《灵枢·五乱》之经气逆乱；其二，从脾气解释，如马莳释为"脾气上逆"，即将"厥气"直接等同于"脾气"，似有不足；张介宾则认为，"厥气者，脾气失调而或寒或热，皆为厥气"，即因于"脾气"的失调而致，相对较易与霍乱的特点关联。

25　经脉第十

足少阴之别，名曰大钟，当踝后绕跟，别走太阳；其别者，并经上走于心包，下外贯腰脊。其病气逆则烦闷，实则闭癃，虚则腰痛，取之所别者也。

【发微】本段之"气逆"不宜简单作肾气上逆之解，因症状表现为"烦闷"，故应是少阴经气不能顺行之义。

26　经脉第十

足厥阴之别，名曰蠡沟，去内踝五寸，别走少阳；其别者，径胫上睾，结于茎。其病**气**逆则睾肿卒疝，实则挺长，虚则暴痒，取之所别也。

【发微】此"气逆"与前文相似，为足厥阴经气的逆乱。

27 经水第十二

黄帝问于岐伯曰：经脉十二者，外合于十二经水，而内属于五脏六腑。夫十二经水者，其有大小、深浅、广狭、远近各不同，五脏六腑之高下、小大，受谷之多少亦不等，相应奈何？夫经水者，受水而行之；五脏者，合神**气**魂魄而藏之；六腑者，受谷而行之，受**气**而扬之；经脉者，受血而营之。合而以治奈何？刺之深浅，灸之壮数，可得闻乎？

【发微】《灵枢·经水》以自然之十二经水合于人身十二经脉，为古人天人相应观念的代表篇目。段中第一处"气"含义较易理解，根据杨上善的释义，"五脏合五神之气"，亦即"神气"，即对精神魂魄等的泛称，也因其具有无形不定的特点，以"气"概之。

而关于何谓"受气而扬之"，杨上善从五腑与三焦的"共气"关系角度，理解为"六腑受气，三焦行之为原"，所以称为"扬之"；马莳的解释则比较简单明了，言"六腑者，受五谷而行化之，又受谷所化精微之气，而扬之于脏腑"。二者都基于六腑属阳、以通为顺的特性，相较而言，马莳之释义较为通达，则此"气"应是承接上文的五谷所化精微之气。

28 经水第十二

岐伯答曰：善哉问也！天至高，不可度，地至广，不可量，此之谓也。且夫人生于天地之间，六合之内，此天之高、地之广也，非人力之所能度量而至也。若夫八尺之士，皮肉在此，外可度量切循而得之，其死可解剖而视之，其脏之坚脆，腑之大小，谷之多少，脉之长短，血之清浊，气之多少，十二经之多血少气，与其少血多气，与其皆多血气，与其皆少血气，皆有大数。其治以针艾，各调其经气，固其常有合乎？

【发微】本段对十二经的血气多少的概要，与《素问·血气形志》密切相关。经言："夫人之常数，太阳常多血少气，少阳常少血多气，阳明常多气多血，少阴常少血多气，厥阴常多血少气，太阴常多气少血，此天之常数。"本段之"皆有大数"的说法亦与之呼应。这是在对十二经气血特征的认识基础上，论述对应各经所适宜的针艾之法，因而文中之"气"，皆是对经脉生理特征的概括。

29　经水第十二

黄帝曰：夫经水之应经脉也，其远近浅深，水血之多少各不同，合而以刺之奈何？

岐伯答曰：足阳明，五脏六腑之海也，其脉大血多，气盛热壮，刺此者不深弗散，不留不泻也。足阳明刺深六分，留十呼。足太阳深五分，留七呼。足少阳深四分，留五呼。足太阴深三分，留四呼。足少阴深二分，留三呼。足厥阴深一分，留二呼。手之阴阳，其受气之道近，其气之来疾，其刺深者皆无过二分，其留皆无过一呼。其少长大小肥瘦，以心撩之，命曰法天之常。灸之亦然。灸而过此者得恶火，则骨枯脉涩；刺而过此者，则脱气。

【发微】对古人来说，判断某一经脉的气血盛衰状况，所依托的更多是体表可见、可感的现象，而不应是纯粹的主观臆想。不难猜想，血多，表现应是直观可见的经脉循行处的脉管充盈；而气，具有偏于阳的动态特征，故气多，似应为脉动明显，易触及。本段首"气盛"，则应是对这一现象的描摹。

手经相对足经的循行路径较短，即"道近"之理，如杨上善所言，"手经既短，即血气环流，其道近也"，经脉之气源于脏腑，故"受气"应是各手经所受的"脏腑之气"。

而后文涉及针刺的深浅与留针的时间长短问题，可知"其气之来疾"应与针刺反应相关，此时"气之来疾"宜理解为针刺过程中，所需的反应现象出现迅速。

而段尾"刺而过此者"，则是针刺超过应有的限度，所致结果"脱气"则是气泄太过之义。

30　脉度第十七

黄帝曰：愿闻脉度。

岐伯答曰：手之六阳，从手至头，长五尺，五六三丈。手之六阴，从手至胸中，三尺五寸，三六一丈八尺，五六三尺，合二丈一尺。足之六阳，从足上至头，八尺，六八四丈八尺。足之六阴，从足至胸中，六尺五寸，六六三丈六尺，五六三尺，合三丈九尺。跷脉从足至目，七尺五寸，二七一丈四尺，二五一尺，合一丈五尺。督脉任脉各四尺五寸，二四八尺，二五一尺，合九尺。凡都合一十六丈二尺，此气之大经隧也。经脉为里，支而横者为络，络之别者为孙，盛而血者疾诛之，盛者泻之，虚者饮药以补之。

【发微】本段论各经脉之长度，故而此"气"看似为经脉中所行之气，即经气，但从宏观而论，则为一身之气。

31　脉度第十七

黄帝曰：跷脉安起安止？何气荣水？

岐伯答曰：跷脉者，少阴之别，起于然骨之后，上内踝之上，直上循阴股入阴，上循胸里入缺盆，上出人迎之前，入顽属目内眦，合于太阳、阳跷而上行，气并相还则为濡目，气不荣则目不合。

【发微】本段主要谈阴阳跷脉的起止与功用。段首"何气荣水"，《太素》作"何气营此"，结合前篇"经水"之理，可知此"水"应是暗喻经脉，即张介宾所解"言跷脉为何经之气，乃亦如经水之营行也"，因而此"气"宜解为代指某一经脉之气。

至后文论及跷脉功能时，经言"气并相还"，既有"并"，则可知并非一"气"，而是如杨上善所言"阴阳二气相并相还"，依然是在言说经脉循行的贯通状态，而当阴跷之气虚（不荣）时，则致所司"目合"的功能失常。

32 寒热病第二十一

足阳明有挟鼻入于面者，名曰悬颅，属口，对入系目本，视有过者取之，损有余，益不足，反者益其。足太阳有通项入于脑者，正属目本，名曰眼系，头目苦痛取之，在项中两筋间，入脑乃别。阴跷、阳跷，阴阳相交，阳入阴，阴出阳，交于目锐眦，阳气盛则瞋目，阴气盛则瞑目。

【发微】本段之论依然与上一经文相关，古人认为，阴阳跷脉的功能在于掌管眼睑之开阖，具体来说，阳跷脉主张目，阴跷脉主合目。而当阴阳跷脉的气血失调时，直接反映即是两目开闭的失常：阳跷脉中的阳气过盛，则目只开不闭；阴跷脉中的阴气过盛，则目只闭不开。虽然看似古人对奇经理论的说明，但其本身必有相关实践观察基础上的经验总结。

33　逆顺肥瘦第三十八

黄帝曰：少阴之脉独下行何也？

岐伯曰：不然。夫冲脉者，五脏六腑之海也，五脏六腑皆禀焉。其上者，出于颃颡，渗诸阳，灌诸精；其下者，注少阴之大络，出于气街，循阴股内廉，入腘中，伏行骭骨内，下至内踝之后属而别；其下者，并于少阴之经，渗三阴；其前者，伏行出跗属，下循跗入大指间，渗诸络而温肌肉。故别络结则跗上不动，不动则厥，厥则寒矣。

黄帝曰：何以明之？

岐伯曰：以言导之，切而验之，其非必动，然后乃可明逆顺之行也。

黄帝曰：窘乎哉！圣人之为道也。明于日月，微于毫厘，其非夫子，孰能道之也。

【发微】根据本段所论冲脉之循行，可知此"气街"应是对其经脉所过之处的标记点；《针灸甲乙经》作"气冲"，故后人如马莳等，从"气冲"解释。

34　禁服第四十八

寸口大于人迎一倍，病在足厥阴，一倍而躁，在手心主。寸口二倍，病在足少阴，二倍而躁，在手少阴。寸口三倍，病在足太阴，三倍而躁，在手太阴。盛则胀满、寒中、食不化，虚则热中、出糜、少气、溺色变，紧则痛痹，代则乍痛乍止。盛则泻之，虚则补之，紧则先刺而后灸之，代则取血络而后调之，陷下则徒灸之，陷下者，脉血结于中，中有著血，血寒，故宜灸之，不盛不虚，以经取之。寸口四倍者，名曰内关，内关者，且大且数，死不治。必审察其本末之寒温，以验其脏腑之病，通其营输，乃可传于大数。

【发微】本段中"气"，是言诊脉为虚则会有的病症反应，因而此处"少气"应是对全身之气的整体状况的描述，也概括了气不足之后会出现的相关表现。

35 五色第四十九

雷公曰：病之益甚，与其方衰如何？

黄帝曰：外内皆在焉。切其脉口滑小紧以沉者，病益甚，在中；人迎**气**大紧以浮者，其病益甚，在外。其脉口浮滑者，病日进；人迎沉而滑者，病日损。其脉口滑以沉者，病日进，在内；其人迎脉滑盛以浮者，其病日进在外。脉之浮沉及人迎与寸口**气**小大等者，病难已。病之在脏，沉而大者，易已，小为逆；病在腑，浮而大者，其病易已。人迎盛坚者，伤于寒；**气**口盛坚者，伤于食。

【发微】本段论以人迎寸口脉诊判断病情的方法。故而其中"人迎气""人迎与寸口气"，均是对脉象的表述，以"气"概括脉动的盛衰特点。

段末的"气口"，《太素》作"脉口"，亦即对"寸口"的别称。

以"气"代指脉动情况在古时并不少见，因脉动具有无形、无定、活动等特征，故古人使用性质特点相仿的概念"气"作其象征；反之，"气"对脉动的概括，也扩大了其本身的语义内涵，扩大了术语使用语境的范畴。

36 动输第六十二

黄帝曰：经脉十二，而手太阴、足少阴、阳明独动不休，何也？

岐伯曰：是明胃脉也。胃为五脏六腑之海，其清**气**上注于肺，肺**气**从太阴而行之，其行也，以息往来，故人一呼脉再动，一吸脉亦再动，呼吸不已，故动而不止。

【发微】本段是对三条经脉的"独动不休"中手太阴肺经之原因的解析。古人认为胃受纳水谷之后，化其精微为"清气"，而又因"清者为营，浊者为卫"，故可知此处循太阴经而行的"肺气"亦即脉中之营气。

37　动输第六十二

黄帝曰：**气**之过于寸口也，上十焉息？下八焉伏？何道从还？不知其极。

岐伯曰：**气**之离脏也，卒然如弓弩之发，如水之下岸，上于鱼以反衰，其余**气**衰散以逆上，故其行微。

【发微】本段继续论手太阴肺经之脉"独动不休"的原因。因是谈肺经经气之行，故两句首之"气"皆指脉气，杨上善明确将之注为"手太阴脉气"。

至段末"其余气衰散"，既是延续上文，则应与"离脏"之"气"同指，故而依然为剩余之"手太阴脉气"，而非杨上善转而言之的"脏腑余气"。

38　动输第六十二

黄帝曰：足之阳明何因而动？

岐伯曰：胃**气**上注于肺，其悍**气**上冲头者，循咽，上走空窍，循眼系，入络脑，出颅，下客主人，循牙车，合阳明，并下人迎，此胃**气**别走于阳明者也。故阴阳上下，其动也若一。故阳病而阳脉小者为逆，阴病而阴脉大者为逆。故阴阳俱静俱动，若引绳相倾者病。

【发微】本段是对三条经脉的"独动不休"中足阳明胃经之原因的解析。同是从水谷入胃而生"胃气"始论，依"清者为营，浊者为卫"之分，且"卫气"具有"慓悍滑疾"的特点，故马莳等以"悍气"指"卫气"，汪昂进一步说明"此虽为卫气，实本胃内之气而行"。

39　动输第六十二

黄帝曰：足少阴何因而动？

岐伯曰：冲脉者，十二经之海也，与少阴之大络，起于肾下，出于气街，循阴股内廉，邪入腘中，循胫骨内廉，并少阴之经，下入内踝之后，入足下；其别者，邪入踝，出属、跗上，入大指之间，注诸络，以温足胫，此脉之常动者也。

【发微】本段是对三条经脉的"独动不休"中足少阴肾经之原因的解析。其原因与冲脉密切相关，论述亦起于冲脉之循行描述，因而段中"气街"应是定位所用之穴，即"气冲"，马莳对其定位有更翔实的描述，"归来下二寸，夹脐相去四寸，鼠鼷上一寸，动脉应手宛宛中"。

40　动输第六十二

黄帝曰：营卫之行也，上下相贯，如环之无端，今有其卒然遇邪气，及逢大寒，手足懈惰，其脉阴阳之道，相输之会，行相失也，气何由还？

岐伯曰：夫四末阴阳之会者，此气之大络也。四街者，气之径路也。故络绝则径通，四末解则气从合，相输如环。

黄帝曰：善。此所谓如环无端，莫知其纪，终而复始，此之谓也。

【发微】按照经脉循行理论，人身上下经脉贯通，如环无端，因而黄帝就此发问，若外感"邪气"，客于四肢，如何畅通。此时的"邪气"，应是指外来之致病因素，结合后文之义，则以寒邪为首。

"气何由还"，即是对经脉之气何以环行的发问，因此"气"是指代营卫之经气。

关于这一问题，岐伯的解释对四街理论的明晰有着重要意义。古人认为，四肢部位，为阴阳之气的交汇处，络脉主要分布于此。而"四街"，是气的"径路"，对其含义，赵京生已有研究，指出意为"多向之通路，用以说明'气'能够通达（作用得以实现）的机制①"，此处的"气"，皆是指行于周身的经脉之气，结合杨上善对本段的解析，"邪气大寒客于四末，先客络脉，络脉虽壅，内经尚通，故气相输如环，寒邪解已，复得通也"，可见"四街"与"络脉"存在着主干与支流、在内与在外等对应性特点。

对于段尾之"四末解则气从合"之义，以马莳释义更为周全，既有"合"的存在，则可知此时必不止一种"气"，马莳将之解为"营卫二气"，结合《灵枢·卫气》，"四街为营卫二气之径路，故大络虽或阻绝，而径路则自相通……及懈惰已毕而少解，则二气复从而合，相输如环"。但马莳之解虽翔实，仍有矛盾之处，依其意，似是营卫之气至气街中别道而行，至四肢复常，方"合"，而"如环"之语仍是指正常情况下的营卫循行状态，如此一来，与文末黄帝感慨参悟之言相悖。

笔者认为，这一理解的偏误源于对"解"字的诠释方式。古时"解"与"懈"本相通，若将"四末解则气从合"理解

---

① 赵京生. 气街理论研究［J］. 针刺研究，2013，38（6）：502-505.

为"四末懈则气从合",与前文"络绝则径通"实语义衔接更通顺。意即四肢懈惰则"营卫之气"由"径"（气街）相合，亦是进入"相输如环"的状态。黄帝听此言，方要感慨"此所谓如环无端，莫知其纪"。"纪"，在此为法度、准则之义，即此"气"之循环，难以揣度其规则。

本段论述，看似仅是古人对观念中"气街"功用的解析，但其深层含义在于，由黄帝质疑经气于四肢不可循环之现象，衬托出人身躯干部及其上腧穴对"如环无端"的经气循环亦有重要意义，在确保一身之气的贯通等生理功能上，发挥着重要作用。

41 邪客第七十一

黄帝曰：愿卒闻之。

岐伯曰：手太阴之脉，出于大指之端，内屈循白肉际，至本节之后太渊留以澹，外屈上于本节，下内屈，与阴诸络会于鱼际，数脉并注，其气滑利，伏行壅骨之下，外屈出于寸口而行，上至于肘内廉，入于大筋之下，内屈上行臑阴，入腋下，内屈走肺，此顺行逆数之屈折也。心主之脉，出于中指之端，内屈循中指内廉以上留于掌中，伏行两骨之间，外屈出两筋之间，骨肉之际，其气滑利，上二寸，外屈出行两筋之间，上至于肘内廉，入于小筋之下，留两骨之会，上入于胸中，内络于心脉。

【发微】关于本段中的两处"其气滑利"，历代注家多无深入注释，盖此表述与当时古人习惯语境有关。唯张志聪，对手太阴之脉的"其气滑利"原因解为"此分论脉外之宗气，循手太阴之经，顺行而逆数也。夫宗气之行于脉外者，从肺气而出，故其气滑利"，但对于后文手心主之脉仍有此描述则无从阐释。

通过对原文的进一步分析，则不难发现两段描述的共同特点。一方面，于"其气滑利"之后都有"外屈出于"或"外屈出行"，即以"其气滑利"为界，经脉都出现了循行方向上的变化，故此通过说明经脉之"气"有"滑利"的特点，才不能停滞于此处，仍需进一步变向循行；另一方面，两条经脉循行的描述至"其气滑利"处都靠近脉动部位，这亦是"滑利"之形容用于此处的重要原因。

42　邪客第七十一

黄帝曰：少阴独无腧者，不病乎？

岐伯曰：其外经病而脏不病，故独取其经于掌后锐骨之端。其余脉出入屈折，其行之徐疾，皆如手少阴心主之脉行也。故本腧者，皆因其气之虚实疾徐以取之，是谓因冲而泻，因衰而补，如是者，邪气得去，真气坚固，是谓因天之序。

【发微】若探析本段"气之虚实"的含义，理解"本腧"之所指很重要。存在两种释义方式：马莳认为，此"本腧"指本经之《本腧篇》，"谓治手少阴者，即治心包络经，皆调其气之虚实疾徐以取之"；而根据张志聪的理解，"言十二经脉相同，非少阴之独无腧也。故取少阴之本腧者，皆因其正气之虚实以取之"。结合《黄帝内经》中有关本腧的多处论述，其所指以五输穴为多。但本段前文已论及"少阴独无腧"之原因，且已明言"诸邪之在于心者，皆在于心之包络"，已暗示心包络代心受邪之义。此处之义以马莳之说更合逻辑，即诊其虚实取手心主脉之输而治之，使外邪之气去，保存人身正气、真气。

43 论疾诊尺第七十四

尺炬然热，人迎大者，当夺血。尺坚大，脉小甚，少气，
悗有加，立死。

【发微】 前文有"尺肤寒，其脉小者，泄，少气"。《素
问·疟论》云："其但热而不寒者，阴气先绝，阳气独发，则
少气烦冤，手足热而欲呕，名曰瘅疟。"《灵枢·经脉》云：
"肺手太阴之脉……气虚则肩背痛寒，少气不足以息，溺色
变。"结合马莳释义，此"少气"应是全身性症状的一种表
现，为正气之衰少。

44 九针论第七十八

阳明多血多气，太阳多血少气，少阳多气少血，太阴多血
少气，厥阴多血少气，少阴多气少血。故曰刺阳明出血气，刺
太阳出血恶气，刺少阳出气恶血，刺太阴出血恶气，刺厥阴出
血恶气，刺少阴出气恶血也。

【发微】 本段论各经脉血气多少的生理特点，并依此对
应不同经脉的针刺宜忌。同样的论述也见于《素问·血气
形志》，但其中"太阴"的气血多少与之相悖。马莳认为，
此矛盾应以《素问》为准。析其原因，"血"与"气"分
别对应阴与阳，不能否认此与三阴三阳之阴阳盛衰理论相
关。考虑到太阴经应与阳最盛的阳明经相对应，实应主阴，
则似以《灵枢》之论更合规律。但无论怎样，本段之论说
理成分偏多，在实践中仍不宜依此刻板而用。实际运用之
时，把握张志聪所言"多者宜出，少者不宜"的总原则
即是。

《**素问**》

1　五脏生成篇第十

赤脉之至也，喘而坚，诊曰有积气在中，时害于食，名曰心痹，得之外疾，思虑而心虚，故邪从之。

白脉之至也，喘而浮，上虚下实，惊，有积气在胸中，喘而虚，名曰肺痹，寒热，得之醉而使内也。

青脉之至也，长而左右弹，有积气在心下支胠，名曰肝痹，得之寒湿，与疝同法，腰痛足清头痛。

黄脉之至也，大而虚，有积气在腹中，有厥气，名曰厥疝，女子同法，得之疾使四支汗出当风。

黑脉之至也，上坚而大，有积气在小腹与阴，名曰肾痹，得之沐浴清水而卧。

【发微】"积气"为本段中反复出现的关键词，是五色脉出现时的必然症状。所谓"积气"，如王冰言，为"病气积聚"，因而此"气"当指病邪而言。但为何五色脉皆对应"积气"一症？杨上善对比了与此相关的另一术语"聚气"，论曰："积者阴气，聚者阳气；积者五脏所生，聚者六腑所成；积者其始有常处，聚者发无根本，无所留止也"，如此则可见，因五色脉所应为五脏之病，五脏属阴，另结合其发病的特点与部位的固定，故而名之为"积气"。

在"黄脉之至"中，有"厥气"症状，当指积聚在腹中而厥逆上行之气。

2　脉要精微论篇第十七

夫脉者，血之府也，长则气治，短则气病，数则烦心，大则病进，上盛则**气**高，下盛则**气**胀，代则**气**衰，细则**气**少，涩则心痛，浑浑革至如涌泉，病进而色弊，绵绵其去如弦绝，死。

【发微】本段之"气"皆是对人身整体之"气"的描摹，是将特定脉象与人身之"气"的趋势一一对应。其中较难理解者为"气高"，根据吴崑注，此"高"为粗之义，则"气高"当直接联系肺脏症状；另结合张介宾的释义，"气高者，喘满之谓"，更明确其含义为肺之喘症。

3　脉要精微论篇第十七

帝曰：脉其四时动奈何？知病之所在奈何？知病之所变奈何？知病乍在内奈何？知病乍在外奈何？请问此五者，可得闻乎？

岐伯曰：请言其与天运转大也。万物之外，六合之内，天地之变，阴阳之应，彼春之暖，为夏之暑，彼秋之忿，为冬之怒，四变之动，脉与之上下，以春应中规，夏应中矩，秋应中衡，冬应中权。是故冬至四十五日，阳**气**微上，阴**气**微下；夏至四十五日，阴**气**微上，阳**气**微下。阴阳有时，与脉为期，期而相失，知脉所分，分之有期，故知死时。微妙在脉，不可不察，察之有纪，从阴阳始，始之有经，从五行生，生之有度，四时为宜，补泻勿失，与天地如一，得一之情，以知死生。是故声合五音，色合五行，脉合阴阳。

【发微】本段之论核心在于段末之"脉合阴阳"。论自然天时阴阳消长规律，于冬至与夏至有阴阳之"气"的变化，杨上善注言，所谓"冬至四十五日，阳气微上，阴气微下"，意为冬至以后，"阳气渐长"，"阴气渐降"；"夏至四十五日，阴气微上，阳气微下"，意为夏至以后，"阴气渐长"，"阳气渐降"。此中阴阳之"气"，实为古人通过对自然天象与气候寒暖变化的观察，总结概括规律的表述形式。

4 脉要精微论篇第十七

心脉搏坚而长，当病舌卷不能言；其软而散者，当消环自已。

肺脉搏坚而长，当病唾血；其软而散者，当病灌汗，至令不复散发也。

肝脉搏坚而长，色不青，当病坠若搏，因血在胁下，令人喘逆；其软而散色泽者，当病溢饮，溢饮者渴暴多饮，而易入肌皮肠胃之外也。

胃脉搏坚而长，其色赤，当病折髀；其软而散者，当病食痹。

脾脉搏坚而长，其色黄，当病少气；其软而散色不泽者，当病足胻肿，若水状也。

肾脉搏坚而长，其色黄而赤者，当病折腰；其软而散者，当病少血，至令不复也。

【发微】"脾脉搏坚而长"时，有"少气"之症，属肺脏相关症状，即喘不足息的表现。根据王冰释义，因"脾虚则肺无所养，肺主气，故少气"所致。

5 脉要精微论篇第十七

粗大者，阴不足阳有余，为热中也。来疾去徐，上实下虚，为厥巅疾；来徐去疾，上虚下实，为恶风也。故中恶风者，阳气受也。有脉俱沉细数者，少阴厥也；沉细数散者，寒热也；浮而散者为眴仆。诸浮不躁者皆在阳，则为热；其有躁

者在手。诸细而沉者皆在阴，则为骨痛；其有静者在足。数动
一代者，病在阳之脉也，泄及便脓血。诸过者切之，涩者阳**气**
有余也，滑者阴**气**有余也。阳**气**有余为身热无汗，阴**气**有余为
多汗身寒，阴阳有余则无汗而寒。推而外之，内而不外，有心
腹积也。推而内之，外而不内，身有热也。推而上之，上而不
下，腰足清也。推而下之，下而不上，头项痛也。按之至骨，
脉**气**少者，腰脊痛而身有痹也。

【发微】本段主要讨论各类脉象所对应的人体阴阳偏倾特
点及其症状表现。段中"阴气"为人体偏于寒、静、内敛的
属性，"阳气"为人体中偏热、躁、发散的属性。

最后"按之至骨，脉气少"，此"脉气"是指行脉诊而感
知的脉动特点。

6 平人气象论篇第十八

黄帝问曰：平人何如？

岐伯对曰：人一呼脉再动，一吸脉亦再动，呼吸定息脉五
动，闰以太息，命曰平人。平人者，不病也。常以不病调病
人，医不病，故为病人平息以调之为法。人一呼脉一动，一吸
脉一动，曰少**气**。人一呼脉三动，一吸脉三动而躁，尺热曰病
温，尺不热脉滑曰病风，脉涩曰痹。人一呼脉四动以上曰死，
脉绝不至曰死，乍疏乍数曰死。

【发微】本段始论人之呼吸与脉动关联及其说明的问题。
其中，"人一呼脉一动，一吸脉一动"，与常人之脉的"一呼
脉再动，一吸脉亦再动"相较，属脉动偏慢，因而此处的
"少气"并不仅指呼吸之气的衰少，而是人身整体处于气不足
的状态中。

7　平人气象论篇第十八

平人之常**气**禀于胃，胃者平人之常**气**也，人无胃**气**曰逆，逆者死。春胃微弦曰平，弦多胃少曰肝病，但弦无胃曰死，胃而有毛曰秋病，毛甚曰今病。藏真散于肝，肝藏筋膜之**气**也。夏胃微钩曰平，钩多胃少曰心病，但钩无胃曰死，胃而有石曰冬病，石甚曰今病。藏真通于心，心藏血脉之**气**也。长夏胃微耎弱曰平，弱多胃少曰脾病，但代无胃曰死，耎弱有石曰冬病，弱甚曰今病。藏真濡于脾，脾藏肌肉之**气**也。秋胃微毛曰平，毛多胃少曰肺病，但毛无胃曰死，毛而有弦曰春病，弦甚曰今病。藏真高于肺，以行荣卫阴阳也。冬胃微石曰平，石多胃少曰肾病，但石无胃曰死，石而有钩曰夏病，钩甚曰今病。藏真下于肾，肾藏骨髓之**气**也。

【发微】所谓"常气"，当意为正常之"气"，根据杨上善的注释，具体而言，此为"五脏气之常者"，即五脏之脏气以"胃气"为秉承的根本，而在此论脉象，故此"胃气"为通过按脉判断而得。

其后肝、心、脾、肾四脏均有"某脏藏某身形之气"的论述，以肝脏为例，杨上善言，"肝藏神，藏于魂也；肝藏气者，藏筋气也"。可见，这种论述实与五脏主身形之论含义相近，此处将"气"与"神"相对待，"神"为主宰，则"气"主要指在"神"控制下的功能作用的发挥与体现。

8　平人气象论篇第十八

胃之大络，名曰虚里，贯膈络肺，出于左乳下，其动应衣，脉宗**气**也。盛喘数绝者，则病在中；结而横，有积矣；绝不至曰死。乳之下其动应衣，宗**气**泄也。

【发微】根据历代注家注释，此"宗"为"尊"之义，"宗气"即"一身之中血气所尊"，强调其于人身之重要地位与意义。而通过其定位的描述，可知此"宗气"脉动之处，即心尖搏动点，大致于左侧第五肋间隙，亦即感知心脏搏动的部位，这与古人将"宗气"置于如此高的位置亦是相合的。而出现"乳之下其动应衣"症状，现代医学亦将之视为病理表现，而古人则以"宗气泄"阐释其机理。

9 平人气象论篇第十八

人以水谷为本，故人绝水谷则死，脉无胃气亦死。所谓无胃气者，但得真脏脉不得胃气也。所谓脉不得胃气者，肝不弦肾不石也。太阳脉至，洪大以长；少阳脉至，乍数乍疏，乍短乍长；阳明脉至，浮大而短。

【发微】本段论脉有"胃气"则生、脉无"胃气"则死之理。通常所说的真脏脉，是指仅见脏本身所主脉象，而感觉不到"胃气"，如肝脉但弦无胃，肾脉但石无胃等。但此处所言与之不同，为"肝不弦肾不石"，张介宾对此解释，言"但弦但石虽为真脏，若肝无气则不弦，肾无气则不石，亦由五脏不得胃气而然，与真脏无胃者等耳"。此处所谓"胃气"，是指在各脏所主脉象之外的整体平均与协调。

10 平人气象论篇第十八

夫平心脉来，累累如连珠，如循琅玕，曰心平，夏以胃气为本。病心脉来，喘喘连属，其中微曲，曰心病。死心脉来，前曲后居，如操带钩，曰心死。

【发微】此"胃气"与上段经文同义，各脏之脉皆以胃气为本，此为平人之心脉。

11　平人气象论篇第十八

平肺脉来，厌厌聂聂，如落榆荚，曰肺平，秋以胃气为本。病肺脉来，不上不下，如循鸡羽，曰肺病。死肺脉来，如物之浮，如风吹毛，曰肺死。

【发微】此"胃气"与上段经文同义，各脏之脉皆以胃气为本，此为平人之肺脉。

12　平人气象论篇第十八

平肝脉来，软弱招招，如揭长竿末梢，曰肝平，春以胃气为本。病肝脉来，盈实而滑，如循长竿，曰肝病。死肝脉来，急益劲，如新张弓弦，曰肝死。

【发微】此"胃气"与上段经文同义，各脏之脉皆以胃气为本，此为平人之肝脉。

13　平人气象论篇第十八

平脾脉来，和柔相离，如鸡践地，曰脾平，长夏以胃气为本。病脾脉来，实而盈数，如鸡举足，曰脾病。死脾脉来，锐坚如乌之喙，如鸟之距，如屋之漏，如水之流，曰脾死。

【发微】此"胃气"与上段经文同义，各脏之脉皆以胃气为本，此为平人之脾脉。

14　平人气象论篇第十八

平肾脉来，喘喘累累如钩，按之而坚，曰肾平，冬以胃气为本。病肾脉来，如引葛，按之益坚，曰肾病。死肾脉来，发如夺索，辟辟如弹石，曰肾死。

【发微】此"胃气"与上段经文同义，各脏之脉皆以胃气为本，此为平人之肾脉。

15　玉机真脏论篇第十九

黄帝问曰：春脉如弦，何如而弦？

岐伯对曰：春脉者肝也，东方木也，万物之所以始生也，故其**气**来，软弱轻虚而滑，端直以长，故曰弦，反此者病。

帝曰：何如而反？

岐伯曰：其**气**来实而强，此谓太过，病在外；其**气**来不实而微，此谓不及，病在中。

帝曰：春脉太过与不及，其病皆何如？

岐伯曰：太过则令人善忘，忽忽眩冒而巅疾；其不及则令人胸痛引背，下则两胁胠满。

帝曰：善。

【发微】本段论春季所应的常脉与病脉之象，及其相应病症表现。段中的"气"，皆指脉气，亦即脉象特征。

16　玉机真脏论篇第十九

夏脉如钩，何如而钩？

岐伯曰：夏脉者心也，南方火也，万物之所以盛长也，故其**气**来盛去衰，故曰钩，反此者病。

帝曰：何如而反？

岐伯曰：其**气**来盛去亦盛，此谓太过，病在外；其**气**来不盛去反盛，此谓不及，病在中。

帝曰：夏脉太过与不及，其病皆何如？

岐伯曰：太过则令人身热而肤痛，为浸淫；其不及则令人烦心，上见咳唾，下为**气**泄。

帝曰：善。

【发微】本段论夏季所应的常脉与病脉之象，及其相应病症表现。段中的"其气来"，意为持其脉象的特征。

最后不及之症状中，"气泄"之义，杨上善对其中的"气"解为，"广肠泄气"；吴崑注释为，"气泄者，后阴气失也"，即矢气，或推，其为气不足而致腹泻的表现。

17　玉机真脏论篇第十九

秋脉如浮，何如而浮？

岐伯曰：秋脉者肺也，西方金也，万物之所以收成也，故其气来，轻虚以浮，来急去散，故曰浮，反此者病。

帝曰：何如而反？

岐伯曰：其气来，毛而中央坚，两傍虚，此谓太过，病在外；其气来，毛而微，此谓不及，病在中。

帝曰：秋脉太过与不及，其病皆何如？

岐伯曰：太过则令人逆气而背痛，愠愠然；其不及则令人喘，呼吸少气而咳，上气见血，下闻病音。

帝曰：善。

【发微】本段论秋季所应的常脉与病脉之象，及其相应病症表现。段中的"其气来"，意为持其脉象的特征。

其后症状描述中，脉太过之"逆气"与脉不及之"上气"表现相似，所谓"上气"，即如杨上善所言，与"喘""呼吸少气而咳"等属于一系列症状，与"逆气"之异多体现为病因层面，一者为满而"肺气"上逆，一者为虚而致之。

而"少气"则谓"肺气"不足而气短的表现。

18　玉机真脏论篇第十九

冬脉如营，何如而营？

179

岐伯曰：冬脉者肾也，北方水也，万物之所以合藏也，故其气来沉以搏，故曰营，反此者病。

帝曰：何如而反？

岐伯曰：其气来如弹石者，此谓太过，病在外；其去如数者，此谓不及，病在中。

帝曰：冬脉太过与不及，其病皆何如？

岐伯曰：太过则令人解㑊，脊脉痛而少气不欲言；其不及则令人心悬如病饥，䏚中清，脊中痛，少腹满，小便变。

帝曰：善。

【发微】本段论冬季所应的常脉与病脉之象，及其相应病症表现。段中的"其气来"，意为持其脉象的特征。

后文论症状，"少气不欲言"似与脉之"太过"相悖，杨上善对此有解，此脉的"太过"为足太阳之盛，阳盛则阴不足，相应为"肾阴气少，气少故不欲言"，故而此"其气来"之"气"当指肾阴之气。

19 三部九候论篇第二十

帝曰：何谓三部？

岐伯曰：有下部，有中部，有上部，部各有三候，三候者，有天有地有人也，必指而导之，乃以为真。上部天，两额之动脉；上部地，两颊之动脉；上部人，耳前之动脉。中部天，手太阴也；中部地，手阳明也；中部人，手少阴也。下部天，足厥阴也；下部地，足少阴也；下部人，足太阴也。故下部之天以候肝，地以候肾，人以候脾胃之气。

【发微】本段论三部九候脉诊法的概念、部位及相应含义。其中"下部人"，如王冰所言为足太阴脉所行之处，所候之"气"，为脾胃的脏腑之气，即脾胃的功能状态。

20 三部九候论篇第二十

帝曰：中部之候奈何？

岐伯曰：亦有天，亦有地，亦有人。天以候肺，地以候胸中之**气**，人以候心。

帝曰：上部以何候之？

岐伯曰：亦有天，亦有地，亦有人。天以候头角之**气**，地以候口齿之**气**，人以候耳目之**气**。三部者，各有天，各有地，各有人。三而成天，三而成地，三而成人。三而三之，合则为九，九分为九野，九野为九脏。故神脏五，形脏四，合为九脏。五脏已败，其色必夭，夭必死矣。

【发微】本段续前文论三部九候脉诊所对应的含义，但这里的"气"已不能简单理解为脏腑之功能的含义。古人将诊脉之处"脉口"亦称为"气口"，顾名思义，即人身之气的内外连通之处。古人认为，呼吸之气显露于外，易于查看、感知，但人身内在的气以及象征着脏腑功能的气则难以探查，因此体表的动脉搏动处便成为探索内在的重要通路。因此，本段中的不同部位所关联的具体位置、器官的"气"，其含义实为这些身形部位和器官的状态情况。

21 血气形志篇第二十四

夫人之常数，太阳常多血少**气**，少阳常少血多**气**，阳明常多**气**多血，少阴常少血多**气**，厥阴常多血少**气**，太阴常多**气**少血，此天之常数。

【发微】此论各经脉血气多少的特点，其中太阴脉的性质与《灵枢》所论相悖（参本书第三章经文段44）。其意义如王冰注言，"用针之道，常泻其多也"，在于针刺实践中依此令补泻之法运用适当。

22 通评虚实论篇第二十八

帝曰：络气不足，经气有余，何如？

岐伯曰：络气不足，经气有余者，脉口热而尺寒也，秋冬为逆，春夏为从，治主病者。

帝曰：经虚络满何如？

岐伯曰：经虚络满者，尺热满脉口寒涩也，此春夏死秋冬生也。

帝曰：治此者奈何？

岐伯曰：络满经虚，灸阴刺阳；经满络虚，刺阴灸阳。

【发微】本段为论"经"与"络"之别及其外在体现的重要经文。"络气"与"经气"在此分而论之，根据"络气不足，经气有余者，脉口热而尺寒"这一关键描述，可知尺肤诊法因其诊查要点在于"肤"，也就是尺部皮肤表浅之处，故所探者为络脉之气；而寸口是探析脏腑功能和人身内在深层状态处，故而所探者为更深层的经脉之气。

最后所论相应治法，则进一步反映了古人对灸与针的实际运用情况，据杨上善注言，"络为阳也，经为阴也……络气不足，阳气虚也；经气有余，阴气盛也"；"经虚阴虚，故灸阴；络满阳满，故刺阳也。经满阴满，故刺阴；络虚阳虚，故灸阳也"。

23 痿论篇第四十四

帝曰：如夫子言可矣，论言治痿者独取阳明何也？

岐伯曰：阳明者，五脏六腑之海，主润宗筋，宗筋主束骨而利机关也。冲脉者，经脉之海也，主渗灌溪谷，与阳明合于宗筋，阴阳总宗筋之会，会于**气**街，而阳明为之长，皆属于带脉，而络于督脉。故阳明虚则宗筋纵，带脉不引，故足痿不用也。

【**发微**】段中"气街"为固定穴处，位于"阴髦两傍脉动处"。

24　病能论篇第四十六

黄帝问曰：人病胃脘痈者，诊当何如？

岐伯对曰：诊此者当候胃脉，其脉当沉细，沉细者**气**逆，逆者人迎甚盛，甚盛则热，人迎者胃脉也，逆而盛，则热聚于胃口而不行，故胃脘为痈也。

帝曰：善。

【**发微**】本段之"气逆"与《黄帝内经》其他经文中常出现的内涵相异，结合其后"人迎者胃脉也，逆而盛"，即可推知此当指脉气之逆，如王冰言，"胃者水谷之海，其血盛气壮，今反脉沉细者，是逆常平也"。

25　病能论篇第四十六

所谓深之细者，其中手如针也，摩之切之，聚者坚也，博者大也。《上经》者，言**气**之通天也。《下经》者，言病之变化也。《金匮》者，决死生也。《揆度》者，切度之也。《奇恒》者，言奇病也。所谓奇者，使奇病不得以四时死也。恒者，得以四时死也。所谓揆者，方切求之也，言切求其脉理也。度者，得其病处，以四时度之也。

【**发微**】此《上经》所言通天之"气"，以杨上善两解之一，谓"上经通于天气，下经言其变化之也"，但无论如何解释，此处的"气"，当为人与天相通之气。

26　大奇论篇第四十八

　　脉至浮合，浮合如数，一息十至以上，是经**气**予不足也。微见九十日死。脉至如火薪然，是心精之予夺也，草干而死。脉至如散叶，是肝**气**予虚也，木叶落而死。脉至如省客，省客者脉塞而鼓，是肾**气**予不足也，悬去枣华而死。脉至如丸泥，是胃精予不足也，榆荚落而死。脉至如横格，是胆**气**予不足也，禾熟而死。脉至如弦缕，是胞精予不足也，病善言，下霜而死，不言，可治。脉至如交漆，交漆者左右旁至也，微见三十日死。脉至如涌泉，浮鼓肌中，太阳**气**予不足也，少气味，韭英而死。

　　【发微】 本段论各类具体脉象特点及其所病之处与预后。"经气"当为十二经脉之气，马莳认为，"十二经脉之气，脏腑血气尽于是"，因此，当"经气"不足时，病情是此类讨论中较为危重紧急的。

　　其后"肝气""肾气""胆气"等，均指这几种脏腑之气，即其功能状态。

　　最后"太阳气"为足太阳膀胱经的经脉之气，其中"韭英"，根据张介宾的释义，为"冬尽春初"之时，另有"脉至如涌泉"的描述，于五脏（腑）应五行的属性划分中，此皆指向肾与膀胱，故而为"太阳气"。

　　其不足症状中有"少气"，因没有特指肺脏症状，故宜理解为一身之气偏于虚少的状态。

27　大奇论篇第四十八

　　脉至如颓土之状，按之不得，是肌**气**予不足也，五色先见黑白，垒发死。脉至如悬雍，悬雍者浮揣切之益大，是十二俞之予不足也，水凝而死。脉至如偃刀，偃刀者浮之小急，按之坚大急，五脏菀熟，寒热独并于肾也，如此其人不得坐，立春而死。脉至如丸滑不直手，不直手者按之不可得也，是大肠气予不足也，枣叶生而死。脉至如华者，令人善恐，不欲坐卧，行立常听，是小肠气予不足也，季秋而死。

【发微】本段续前文论脉与死候。"脉至如颓土"之时，之所以病在"肌气"，因五行应五体，土所应为肌肉，而张介宾更是直接将"肌气"注为"脾气"，从而与脏腑相关。

其后的"大肠气"与"小肠气"则是二腑之腑气，象征两腑的功能。

28 骨空论篇第六十

任脉者，起于中极之下，以上毛际，循腹里上关元，至咽喉，上颐循面入目。冲脉者，起于气街，并少阴之经，挟脐上行，至胸中而散。任脉为病，男子内结七疝，女子带下瘕聚。冲脉为病，逆气里急。

【发微】本段经文中与"气"密切相关者，为冲脉的循行部位与病症。"气街"指气街穴，马莳注为"气冲"，位于"鼠鼷上一寸"。

所现症状"逆气里急"，实为两种表现，吴崑从病性上将两者分开，认为"热则逆气"，"寒则里急"，"气有余则逆"，"血不足则急"；与之相似的，张介宾则将此释为"气不顺则隔塞逆气，血不和则胸腹里急"。总之，此处之"逆气"应是指有气从体内上逆而行的病症感受。

29 阴阳类论篇第七十九

雷公致斋七日，旦复侍坐。

帝曰：三阳为经，二阳为维，一阳为游部，此知五脏终始。三阳为表，二阴为里，一阴至绝作朔晦，却具合以正其理。

雷公曰：受业未能明。

帝曰：所谓三阳者，太阳为经，三阳脉至手太阴，弦浮而不沉，决以度，察以心，合之阴阳之论。所谓二阳者，阳明也，至手太阴，弦而沉急不鼓，炅至以病皆死。一阳者，少阳也，至手太阴，上连人迎，弦急悬不绝，此少阳之病也，专阴则死。三阴者，六经之所主也，交于太阴，伏鼓不浮，上空志心。二阴至肺，其气归膀胱，外连脾胃。一阴独至，经绝，气浮不鼓，钩而滑。此六脉者，乍阴乍阳，交属相并，缪通五脏，合于阴阳，先至为主，后至为客。

【发微】所谓"二阴"，如王冰言，为足少阴肾经，故此言"其气归膀胱"是指足少阴经脉之"气"与膀胱的连通。

而后的"气浮不鼓"，是对浮脉而不鼓于手下的感觉的描述，当指所诊之"脉气"，即脉动的状态特点。

30 阴阳类论篇第七十九

二阳一阴，阳明主病，不胜一阴，脉软而动，九窍皆沉。三阳一阴，太阳脉胜，一阴不能止，内乱五脏，外为惊骇。二阴二阳，病在肺，少阴脉沉，胜肺伤脾，外伤四肢。二阴二阳皆交至，病在肾，骂詈妄行，巅疾为狂。二阴一阳，病出于肾，阴气客游于心，脘下空窍，堤闭塞不通，四肢别离。一阴一阳代绝，此阴气至心，上下无常，出入不知，喉咽干燥，病在土脾。二阳三阴，至阴皆在，阴不过阳，阳气不能止阴，阴阳并绝，浮为血瘕，沉为脓胕。阴阳皆壮，下至阴阳，上合昭昭，下合冥冥，诊决死生之期，遂合岁首。

【发微】本段中所论之"三阴三阳"，分别对应其各所主脏腑经脉。结合王冰注文，其具体所应经脉如下表所示：

阴		阳	
一阴	厥阴经	一阳	少阳经
二阴	少阴经	二阳	阳明经
三阴	太阴经	三阳	太阳经

具体所指为手足何经，则依循所病之症及其关联脏腑而判断。

而段中"阴气"与"阳气"，实为通过表面所呈现的阴阳偏倾的症状特征，而反推之人身内部的寒热等阴阳盛衰特点与状态的属性。

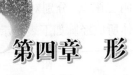

第四章　形

　　形，字面义即是指人体身形特点的内容。但其在针灸理论中的所论范围要更广泛。

　　首先，因形是对身体特征的概括，而古人基于对人体身形的观察，归纳出其与体质特点的关联，故而经文中有关体质描述与分类的内容将包含于形的范畴。

　　其次，经筋的有关论述常被归于经络理论中，但深入解读经文即可知，如此划分很难厘清古人论经筋之本义，而经筋之实质应是身形的组构部分之一。

　　此外，某些与脏腑实体相关的论述内容，亦是对人身构形的解说，可作为在内与在外的身形相应。对身形的重视，及对其概念的突破与内涵的扩充也是本书特点之一。

《灵枢》

1　邪气脏腑病形第四

黄帝问于岐伯曰：首面与身形也，属骨连筋，同血合于气耳。天寒则裂地凌冰，其卒寒或手足懈惰，然而其面不衣何也？

岐伯答曰：十二经脉，三百六十五络，其血气皆上于面而走空窍，其精阳气上走于目而为睛，其别气走于耳而为听，其宗气上出于鼻而为臭，其浊气出于胃，走唇舌而为味。其气之津液皆上熏于面，而皮又厚，其肉坚，故天气甚寒不能胜之也。

【发微】本段论人之首面可以不衣而御寒的原因。段首之"同血合于气"，《太素》作"同受于血，并合于气"，故而此"气"为与"血"相对应的一身之气的泛称。

其后"血气"，因与前文"十二经脉"相联，故而偏于指经络中的营血卫气。

至于分走空窍的各类"气"之含义，以张介宾释义较详细："精阳气"，为"阳气之精华"，亦即"五脏六腑之精气"；"别气"为"旁行之气"，因其"旁行"，故从两侧上行；"宗气"如《黄帝内经》中其他经文之"宗气"的所指，即胸中"大气"，故而与呼吸相关，"上出于鼻"；"浊气"则是胃中"谷气"。这几类气，因其所行部位及自身特点不同而通于不同的脏腑与对应空窍相关。

在"气"的带动下，伴行之"津液"方能"上熏于面"，这也体现了气本身所具有的动力特征。

段末"天气"应是自然之气的代称。

2　根结第五

黄帝曰：逆顺五体者，言人骨节之小大，肉之坚脆，皮之厚薄，血之清浊，**气**之滑涩，脉之长短，血之多少，经络之数，余已知之矣，此皆布衣匹夫之士也。夫王公大人，血食之君，身体柔脆，肌肉软弱，血**气**慓悍滑利，其刺之徐疾浅深多少，可得同之乎？

岐伯答曰：膏粱菽藿之味，何可同也。**气**滑即出疾，其**气**涩则出迟，**气**悍则针小而入浅，**气**涩则针大而入深，深则欲留，浅则欲疾。以此观之，刺布衣者深以留之，刺大人者微以徐之，此皆因**气**慓悍滑利也。

【发微】本段论及不同生活条件的人之体质差异及其相适的针刺方法。文中之"气"与"血"常相并而论，"血"的有形可见性决定其特征古人较易把握，可由透过皮肤所显现的颜色与出血之后可见的速度、黏度等特点推知。而"气"则象征着决定体质差异的无形、不可见因素，本段对"气"的特征描述有"滑涩""慓悍滑利"（血气）等词，一方面与常用的脉象形容一致，另一方面，则与对"卫气"的描摹相同。因而，通过不同的描述语即可知"气"的具体所指。

3　寿夭刚柔第六

黄帝问于伯高曰：余闻形有缓急，**气**有盛衰，骨有大小，肉有坚脆，皮有厚薄，其以立寿夭奈何？

伯高答曰：形与**气**相任则寿，不相任则夭。皮与肉相果则寿，不相果则夭。血**气**经络胜形则寿，不胜形则夭。

【发微】本段论人之形气特点与寿命长短之关联，是古人长期、历时观察人体的经验总结。经文中"形"与"气"作为对待概念出现，两者存在两方面的对立。其一，"形"在外，"气"则相对在内，象征着人体外在形态特点与内在体质状态；其二，"形"可见，"气"不可见，代表人身显现的、可捕捉的表现特征与难以观测、感受的状况。这种与"形"相对的"气"，意指一切人身内在、不可见的身体状态。

段末关于"血气经络"与"形"的胜负比较中，"气"的概念则有限定，是对一身与"气"相关的盛衰状况的概括。至于这种胜负情况与寿夭关系，张介宾已有诠释："血气经络者，内之根本也。形体者，外之枝叶也。根本胜者寿，枝叶胜者夭也。"

4 寿夭刚柔第六

黄帝曰：何谓形之缓急？

伯高答曰：形充而皮肤缓者则寿，形充而皮肤急者则夭。形充而脉坚大者顺也，形充而脉小以弱者气衰，衰则危矣。若形充而颧不起者骨小，骨小则夭矣。形充而大肉䐃坚而有分者肉坚，肉坚则寿矣；形充而大肉无分理不坚者肉脆，肉脆则夭矣。此天之生命，所以立形定气而视寿夭者，必明乎此立形定气，而后以临病人，决死生。

【发微】通过对"形"与"脉"的对比，判断人身顺逆之状况，因而第一处"气衰"应为一身之气衰。

其后"立形定气"之义，马莳的解释为，"天造命于有生之初者，立其形，即定其气"，义即人身之形既定，则决定了其内在的体质特征，也就是本篇所言"寿夭刚柔"特质，此处的"气"是对人身体质特征的概括，因其偏于内在状况，且难以明察，故而以"气"代称。

5 寿夭刚柔第六

黄帝曰：余闻寿夭，无以度之。

伯高答曰：墙基卑，高不及其地者，不满三十而死；其有因加疾者，不及二十而死也。

黄帝曰：形气之相胜，以立寿夭奈何？

伯高答曰：平人而气胜形者寿；病而形肉脱，气胜形者死，形胜气者危矣。

【发微】本段依然继续讨论"形气"之较。在此"形"依然象征着外在显现的特征，"气"依然代表内在体质状况，有关此"形气"之义，马莳在本段的注文中特别进行了释义，言"曰形者，可以概皮肉骨矣。曰气者，则凡气尽于是矣"。对于无病的常人来说，如前文所论，应是"气胜形"为好。而对于病人而言，尤其"形肉脱"时，即便"气胜"，仍是不良的征候。张介宾对此从阴阳理论论述更明晰，即"气为阳，形为阴，阴以配阳，形以寓气，阴脱则阳无所附，形脱则气难独留，故不免于死。或形肉未脱而元气衰竭者，形虽胜气，不过阴多于阳，病必危矣"。

6 经水第十二

黄帝曰：夫经脉之小大，血之多少，肤之厚薄，肉之坚脆，及腘之大小，可为量度乎？

岐伯答曰：其可为度量者，取其中度也，不甚脱肉而血气不衰也。若失度之人，瘠瘦而形肉脱者，恶可以度量刺乎。审切循扪按，视其寒温盛衰而调之，是谓因适而为之真也。

【发微】本段谓"度量"，实即"度量"之后行针刺之法，故而意在探讨什么情况下可行针刺，什么情况下不可。

"不甚脱肉而血气不衰"是尚可度量针刺的条件之一，此"血气"泛指身体状态。

7 经筋第十三

足厥阴之筋，起于大指之上，上结于内踝之前，上循胫，上结内辅之下，上循阴股，结于阴器，络诸筋。其病足大指支，内踝之前痛，内辅痛，阴股痛转筋，阴器不用，伤于内则不起，伤于寒则阴缩入，伤于热则纵挺不收。治在行水清阴气。其病转筋者，治在燔针劫刺，以知为数，以痛为输，命曰季秋痹也。

【发微】《黄帝内经》之"经筋"理论虽紧随"经脉""经别""经水"等篇，看似一脉相承，实即探讨的主要是人体之筋肉系统，严格来说，已非在经脉体系范畴之内，从杨上善将本篇内容归于"身度"之类亦可明之。本段论足厥阴之经筋起止及症治。其病的治法为"行水清阴气"，关于其义，诸注家各从不同角度进行解释。杨上善认为，此"阴气"，为"丈夫阴气"，即"阳气虚"，从而"得阴即愈"；张介宾则从脏腑理论考虑，言"当以药治之，在通行水脏而调阴气，盖水则肝之母"。无论从何角度，当知治此应调其阴。

8 骨度第十四

项发以下至背骨长二寸半，膂骨以下至尾骶二十一节长三尺，上节长一寸四分，分之一奇分在下，故上七节至于膂骨九寸八分分之七，此众人骨之度也，所以立经脉之长短也。是故视其经脉之在于身也，其见浮而坚，其见明而大者，多血；细而沉者，多气也。

【发微】本段末言通过观察经脉（在此应是指可见的体表

络脉）而推断人身血气状况，亦蕴含了古人"血"与"气"相对待的观念。若经脉"浮而坚""明而大"，即血脉较充盈，体表血管明显，则固然是"血"多；反之若"细而沉"，又是常人，可知非"血"多，即"气"多。此处的"血"与"气"应更偏重观念层面。

9　决气第三十

黄帝曰：余闻人有精、**气**、津、液、血、脉，余意以为一**气**耳，今乃辨为六名，余不知其所以然。

岐伯曰：两神相搏，合而成形，常先身生，是谓精。

何谓**气**？

岐伯曰：上焦开发，宣五谷味，熏肤，充身泽毛，若雾露之溉，是谓**气**。

何谓津？

岐伯曰：腠理发泄，汗出溱溱，是谓津。

何谓液？

岐伯曰：谷入**气**满，淖泽注于骨，骨属屈伸，泄泽，补益脑髓，皮肤润泽，是谓液。

何谓血？

岐伯曰：中焦受**气**取汁，变化而赤，是谓血。

何谓脉？

岐伯曰：壅遏营**气**，令无所避，是谓脉。

【**发微**】本篇论古人的人身"六气"理论。所谓"六气"即"精、气、津、液、血、脉"等六种构成人体的物质，此论述涉及的"气"之范畴及所指不同。内涵最为丰富的是"余意以为一气耳"之"气"，是对所有"六气"的统称，杨上善对此解释为，"一气者，真气也。真气在人，分一以为六别……精及津、液，与气异名同类，故皆称气"，可知一方面此"气"为人身之真气，也就是正气，另一方面，因各物质所类为气，故而名之。

而与"精""津""液""血""脉"并称之"气"，则为"充身泽毛"之"气"，根据经文所描述的性质与功用，可知此"气"即杨上善所释之卫气。

论"液"之生成时，有"谷入气满"之语，是言胃受纳水谷之后所成之气，亦即"谷气"。此与"血"之生成途径的"中焦受气取汁"之"气"应是同指。

最后"脉"之功用，"壅遏营气"，则是指脉对营血的约束作用，因脉中之血具有流动特点，故而以"气"代之。本段中虽看似一"气"而论，但已分化为四种不同的义项，且所涵盖的意义范围有大小之别，尤应在理解中注意鉴别。

10　胀论第三十五

黄帝曰：脏腑之在胸胁腹里之内也，若匣匮之藏禁器也，各有次舍，异名而同处，一域之中，其气各异，愿闻其故。

黄帝曰：未解其意，再问。

岐伯曰：夫胸腹，脏腑之郭也。膻中者，心主之宫城也。胃者，太仓也。咽喉小肠者，传送也。胃之五窍者，间里门户也。廉泉玉英者，津液之道也。故五脏六腑者，各有畔界，其病各有形状。营气循脉，卫气逆为脉胀，卫气并脉循分为肤胀。三里而泻，近者一下，远者三下，无问虚实，工在疾泻。

【发微】本段前半部分以各类隐喻形容在内脏腑之功用，其中"其气各异"意为各脏腑之功能不同，即借气之多样性特点代指不定的作用。

后半部分则论营卫之气发为胀病的机理，结合杨上善的释文，"脉胀"之成因即"营气循脉周于腹郭为胀"，现代解释即是有脉管充盈之征候；而"肤胀"则是"卫气在于脉外，傍脉循于分肉之间，聚气排于分肉为肿"。此处借用营气与卫气作为两种胀病的不同病因病机，亦是在表明其发病的深浅层次之异。

11　五阅五使第三十七

黄帝问于岐伯曰：余闻刺有五官五阅，以观五**气**。五气者，五脏之使也，五时之副也。愿闻其五使当安出？

岐伯曰：五官者，五脏之阅也。

黄帝曰：愿闻其所出，令可为常。

岐伯曰：脉出于**气**口，色见于明堂，五色更出，以应五时，各如其常，经**气**入脏，必当治里。

【发微】本篇论通过望诊以知五脏状态的理论。段首之"五气"，既是"观"而得之，可知如马莳释义，为"青、黄、赤、白、黑"五色之气，因此"五气"是"五脏之使"。

脉出之"气口"即是诊脉的部位，经气外露之处。联系后文即可知，这是对人体外内之应以助诊断的论述，即通过"气口"察在外之"脉"，以知内在状态，因经脉之"气"入于脏腑；通过察颜面之"五色"，以探知相应五脏之盛衰。

12　五阅五使第三十七

帝曰：善。五色独决于明堂乎？

岐伯曰：五官已辨，阙庭必张，乃立明堂。明堂广大，蕃蔽见外，方壁高基，引垂居外，五色乃治，平博广大，寿中百岁。见此者，刺之必已，如是之人者，血**气**有余，肌肉坚致，故可苦已针。

【发微】段中之"血气"为对人身整体状态的泛称。

13　逆顺肥瘦第三十八

黄帝曰：愿闻人之白黑肥瘦小长，各有数乎？

岐伯曰：年质壮大，血气充盈，肤革坚固，因加以邪，刺此者，深而留之，此肥人也。广肩腋项，肉薄厚皮而黑色，唇临临然，其血黑以浊，其气涩以迟，其为人也，贪于取与，刺此者，深而留之，多益其数也。

【发微】本段"血气"之义同上一段经文。而后文将"血"与"气"拆开分论，结合其描述，可知此"气"是指功能活动，其特性或以脉口处之脉象判别，或以针刺过程中针下反应判别，是对人身之气状态的间接把握。

14　血络论第三十九

岐伯曰：脉气盛而血虚者，刺之则脱气，脱气则仆。

血气俱盛而阴气多者，其血滑，刺之则射。

阳气蓄积，久留而不泻者，其血黑以浊，故不能射。

新饮而液渗于络，而未合和于血也，故血出而汁别焉；其不新饮者，身中有水，久则为肿。

阴气积于阳，其气因于络，故刺之血未出而气先行，故肿。

阴阳之气，其新相得而未和合，因而泻之，则阴阳俱脱，表里相离，故脱色而苍苍然。

刺之血出多，色不变而烦悗者，刺络而虚经。虚经之属于阴者阴脱，故烦悗。

阴阳相得而合为痹者，此为内溢于经，外注于络，如是者，阴阳俱有余，虽多出血而弗能虚也。

【发微】本段是对行刺血络法时出现的八种不同状况的原因分析，通篇围绕着"气"与"血"的盛衰特质，作为现象的首要成因。

关于刺之而"仆"的原因，为"气"盛而"血"少，根据杨上善的阐释，"血持于气，刺之气血俱出，其血先虚而复脱气"，也就是说，因所刺之处在络，故血作为物质的基础，若不足，则气无所依附。其表现即是"气虚"的仆倒症状。

若"血气俱盛"，则会出现"刺之则射"的现象，即刺络后血喷射而出。气血相较，"血"为阴，"气"为阳，故而"阴气多"应意为"血"偏多。

若出现"血黑以浊"的状况，则是"阳气"的瘀积所致，而瘀积之"阳气"，如诸注家所释，则是"阳邪"。

若刺络后出现"肿"的症状表现，古人认为，是"阴气积于阳分"，所以"血未出而气先行"。此时的"阴气"仍可理解为血本身，而所谓"血未出而气先行"体现了古人对"肿"的认识，实即刺络后未能使血直接沿针刺形成孔隙流出，而是瘀积在皮肤甚至肌肉的浅表层，原因仍在于"身中有水"，阻碍了血行之畅。

最后的"脱色而苍苍然"的表现，是几种表现中相对严重的一种。病因在于"阴阳之气"的不合，张介宾从营卫二气之协调的角度，将其理解为"血气初调，营卫甫定""根本未固，而妄施以泻"，亦有一定道理，即人身整体气血尚处乱方定、阴阳离的状态，是不宜施用刺激较大的刺血疗法的。

15 天年第五十四

黄帝问于岐伯曰：愿闻人之始生，何气筑为基，何立而为楯，何失而死，何得而生？

岐伯曰：以母为基，以父为楯，失神者死，得神者生也。

黄帝曰：何者为神？

岐伯曰：血气已和，荣卫已通，五脏已成，神气舍心，魂魄毕具，乃成为人。

【发微】段首发问之"何气筑为基"，因所以之为"基"的事物未定，从而以一"气"概之。

而在论"神"之文，"血气"与"荣卫（之气）"的"和"与"通"都象征着阴阳的和调，在一切生理状态成形具备之后，则开始有"神气"，亦即神志，依古人观念，"心主神明"，故而"舍心"。

16 天年第五十四

黄帝曰：人之寿夭各不同，或夭寿，或卒死，或病久，愿闻其道。

岐伯曰：五脏坚固，血脉和调，肌肉解利，皮肤致密，营卫之行，不失其常，呼吸微徐，气以度行，六腑化谷，津液布扬，各如其常，故能长久。

【发微】本段所论能长久之人的体质特点，其中"气以度行"相对抽象难解。此"度"实出于《灵枢·五十营》一篇，如杨上善所论，"呼吸定息，气行六寸，以循度数，日夜百刻"，此处虽有严格的计数，实无需如此刻板，只明了呼吸与脉搏的节律正常亦是其中重要标准即可。

17 天年第五十四

黄帝曰：其气之盛衰，以至其死，可得闻乎？

岐伯曰：人生十岁，五脏始定，血气已通，其气在下，故好走。二十岁，血气始盛，肌肉方长，故好趋。三十岁，五脏大定，肌肉坚固，血脉盛满，故好步。四十岁，五脏六腑十二经脉，皆大盛以平定，腠理始疏，荣华颓落，发颇斑白，平盛不摇，故好坐。五十岁，肝**气**始衰，肝叶始薄，胆汁始灭，目始不明。六十岁，心**气**始衰，苦忧悲，血**气**懈惰，故好卧。七十岁，脾**气**虚，皮肤枯。八十岁，肺**气**衰，魄离，故言善误。九十岁，肾**气**焦，四脏经脉空虚。百岁，五脏皆虚，神**气**皆去，形骸独居而终矣。

【发微】段首发问之句的"气"应是泛指人身整体状态。

同样作为单字"气"的使用，至后文"在下"之"气"，根据马莳的释义，"气盛于足之六经"，与经脉相关，似指经脉之气；另结合杨上善将"血""气"并立相对，则"血"为营血，"气"则是卫气，现代理解，应是指活动功能的旺盛。

之后所论之肝、心、脾、肺、肾之"气"，则是对应的脏腑之气，也即指各脏腑的功能状况。

段末之"神气"，则是主人身之神志的状态。

18　天年第五十四

黄帝曰：其不能终寿而死者，何如？

岐伯曰：其五脏皆不坚，使道不长，空外以张，喘息暴疾，又卑基墙，薄脉少血，其肉不石，数中风寒，血**气**虚，脉不通，真邪相攻，乱而相引，故中寿而尽也。

【发微】此处"血气"为《黄帝内经》中常用之义，即对人身基本状态的概括。

19　卫气失常第五十九

黄帝问于伯高曰：何以知皮肉、**气**血、筋骨之病也？

伯高曰：色起两眉薄泽者，病在皮。唇色青黄赤白黑者，病在肌肉。营气濡然者，病在血气。目色青黄赤白黑者，病在筋。耳焦枯受尘垢，病在骨。

【发微】本段中第一处"气"，虽看似为"气血"，但实即与"皮肉……筋骨"等并称，是言如何判别病位之不同，因而此"气"是作为人身重要基础之一。

其后症状有"营气濡然"的表现，根据张介宾的注释，所谓"濡"，即是"湿"之义，并论"营本无形，若肤腠之汗，肌肉之胀，二便之泄利，皆濡然之谓"，也就是通过一系列的湿证表现，即知病位在"血气"，此时的"血气"更偏于营血之义。

20　卫气失常第五十九

黄帝曰：病形何如，取之奈何？

伯高曰：夫百病变化，不可胜数，然皮有部，肉有柱，血气有输，骨有属。

黄帝曰：愿闻其故。

伯高曰：皮之部，输于四末。肉之柱，在臂胫诸阳分肉之间，与足少阴分间。血气之输，输于诸络，气血留居，则盛而起。筋部无阴无阳，无左无右，候病所在。骨之属者，骨空之所以受益而益脑髓者也。

【发微】本段论病在不同部位与层次所应取的施治处。其中"血气"未拆分，一并而论，原因似在于二者与经络体系关系密切，营血、卫气常相伴随，且皆无形无定等特征。"血气"之输注的部位，在于"诸络"，此"络"当指诸络脉，如张介宾所言，"气血留居，则经络壅盛，故当取之"，根据"盛而起"，可知主要是指浅表可见的络脉。

21　卫气失常第五十九

黄帝曰：善。治之奈何？

伯高曰：必先别其三形，血之多少，**气**之清浊，而后调之，治无失常经。是故膏人，纵腹垂腴；肉人者，上下容大；脂人者，虽脂不能大者。

【发微】本段论"治"之前提在于鉴别三种不同的体质（形体）特征，即前文所言"膏者""肉者"与"脂者"。而鉴别要点在于辨"血"与"气"，一方面，可理解为阴阳盛衰状况，另一方面，亦有对作为承载物质基础的血与推动运行之气的特点的辨析。

22　阴阳二十五人第六十四

火形之人，比于上徵，似于赤帝。其为人赤色，广䏰，锐面小头，好肩背髀腹，小手足，行安地，疾心，行摇，肩背肉满，有**气**轻财，少信，多虑，见事明，好颜，急心，不寿暴死。能春夏不能秋冬，秋冬感而病生，手少阴核核然。质徵之人（一曰质之人，一曰太徵），比于左手太阳，太阳之上肌肌然。少徵之人，比于右手太阳，太阳之下慆慆然。右徵之人，比于右手太阳，太阳之上鲛鲛然（一曰熊熊然）。质判（一曰质徵）之人，比于左手太阳，太阳之下支支颐颐然。

【发微】本段论"火形"人之形貌体质特点。关于"有气"之义，注家多以为"火有气势"，但于现代人仍难以理解。根据张介宾的释义，应是"火属阳而多气"，则是与"气"偏盛、属阳相关的一系列表现特征。

23　阴阳二十五人第六十四

黄帝曰：夫子之言，脉之上下，血气之候，以知形气奈何？

岐伯曰：足阳明之上，血气盛则髯美长；血少气多则髯短；故气少血多则髯少；血气皆少则无髯，两吻多画。足阳明之下，血气盛则下毛美长至胸；血多气少则下毛美短至脐，行则善高举足，足指少肉，足善寒；血少气多则肉而善瘃；血气皆少则无毛，有则稀枯悴，善痿厥足痹。

【发微】自本段始，皆是论各经脉之血气多少状况与人体所呈现形态的关系。原文中唯"足太阴"为阴脉，其他各经均为阳脉，而历代注家的注文中均已改为"足太阳"，且根据原文中所述部位特点，应作"足太阳"更合理。因而此系列经文段均是言手足阳经气血盛衰与形体关系问题，所主上下之身形部位多为经脉循行所过之处。

段首之"血气之候"，指各阳经"血"与"气"的多少状态，因"血"为阴，"气"为阳，亦有经脉阴阳之气的盛衰之义。

而"形气"则更偏义于"形"，指人身各处形态特点。

其后之"气"均是与"血"相对的经脉中属阳的、主动态的属性。

24　阴阳二十五人第六十四

足少阳之上，气血盛则通髯美长；血多气少则通髯美短；血少气多则少髯；血气皆少则无须，感于寒湿则善痹，骨痛爪枯也。足少阳之下，血气盛则胫毛美长，外踝肥；血多气少则胫毛美短，外踝皮坚而厚；血少气多则胻毛少，外踝皮薄而软；血气皆少则无毛，外踝瘦无肉。

【发微】本段论足少阳经上下所主之毛发及身形特点。段中之"气"与上段经文同义。

25　阴阳二十五人第六十四

足太阳之上，血气盛则美眉，眉有毫毛；血多气少则恶眉，面多少理；血少气多则面多肉；血气和则美色。足太阴之下，血气盛则跟肉满，踵坚；气少血多则瘦，跟空；血气皆少则喜转筋，踵下痛。

【发微】"足太阴"，依各经脉分上下而论之例，应为"足太阳"。本段论足太阳经上下所主之毛发及身形特点。段中之"气"与上段经文同义。

26　阴阳二十五人第六十四

手阳明之上，血气盛则髭美；血少气多则髭恶；血气皆少则无髭。手阳明之下，血气盛则腋下毛美，手鱼肉以温；气血皆少则手瘦以寒。

【发微】本段论手阳明经上下所主之毛发及身形特点。段中之"气"与上段经文同义。

27　阴阳二十五人第六十四

手少阳之上，血气盛则眉美以长，耳色美；血气皆少则耳焦恶色。手少阳之下，血气盛则手卷多肉以温；血气皆少则寒以瘦；气少血多则瘦以多脉。

【发微】本段论手少阳经上下所主之毛发及身形特点。段中之"气"与上段经文同义。

28 阴阳二十五人第六十四

手太阳之上，血气盛则口多须，面多肉以平；血气皆少则面瘦恶色。手太阳之下，血气盛则掌肉充满；血气皆少则掌瘦以寒。

【发微】本段论手太阳经上下所主之毛发及身形特点。段中之"气"与上段经文同义。

29 阴阳二十五人第六十四

黄帝曰：二十五人者，刺之有约乎？

岐伯曰：美眉者，足太阳之脉，气血多；恶眉者，血气少；其肥而泽者，血气有余；肥而不泽者，气有余，血不足；瘦而无泽者，气血俱不足。审察其形气有余不足而调之，可以知逆顺矣。

【发微】本段论以足太阳膀胱经一脉而审一身之血气的观点，析其原因，马莳认为因于足太阳经循行之周遍性，且所过腧穴极多。其中与"血"并立之"气"均与上段经文同义。

至于段末之"审察其形气有余不足"，应是分别指审察形体特征与气之盛衰状况。

30 百病始生第六十六

黄帝曰：愿尽闻其所由然。

岐伯曰：其著孙络之脉而成积者，其积往来上下，臂手孙络之居也，浮而缓，不能句积而止之，故往来移行肠胃之间，水凑渗注灌，濯濯有音，有寒则䐜，䐜满雷引，故时切痛。其著于阳明之经，则挟脐而居，饱食则益大，饥则益小。其著于缓筋也，似阳明之积，饱食则痛，饥则安。其著于肠胃之募原也，痛而外连于缓筋，饱食则安，饥则痛。其著于伏冲之脉者，揣之应手而动，发手则热**气**下于两股，如汤沃之状。其著于脊筋在肠后者，饥则积见，饱则积不见，按之不得。其著于输之脉者，闭塞不通，津液不下，孔窍干壅。此邪**气**之从外入内，从上下也。

【发微】本段论前文所述之"虚邪"停滞于不同部位、层次所引起的相应症状表现。其中，若停留于"伏冲之脉"，则"揣之应手而动，发手则热气下于两股"，此时的"热气"是指病人自觉有热感自上而下至两大腿。

段末之"邪气"则是前文所言之"虚邪"。

31 行针第六十七

岐伯曰：重阳之人，其神易动，其**气**易往也。

黄帝曰：何谓重阳之人？

岐伯曰：重阳之人，熇熇高高，言语善疾，举足善高，心肺之脏**气**有余，阳**气**滑盛而扬，故神动而**气**先行。

【发微】《灵枢·行针》是通过针刺后以受术者的不同反应判别不同体质特点的代表性篇目。本段是对其中"重阳之人"特点的描述。其中"其气易往"是指针刺中容易产生得气反应。

"心肺之脏气"则是心与肺的脏腑之气，"阳气"则是"重阳之人"的所主、所盛之气。

最后"神动而气先行"，是言受术者在针尚未刺入时，已然先显现出某些表现与反应。

32 行针第六十七

黄帝曰：其气与针相逢奈何？

岐伯曰：阴阳和调而血气淖泽滑利，故针入而气出，疾而相逢也。

【发微】本段经文中"与针相逢"之"气"仍是指受术者的针刺反应，如后文"针入而气出"之义，是适时产生针感的表现。

此人"阴阳和调而血气淖泽滑利"，是言其体质阴阳平衡而无偏颇，亦因"血"属阴，"气"属阳，故而"血"与"气"充盈而调顺。

33 行针第六十七

黄帝曰：针已出而气独行者，何气使然？

岐伯曰：其阴气多而阳气少，阴气沉而阳气浮者内藏，故针已出，气乃随其后，故独行也。

【发微】"针已出而气独行"，意指受术者迟至的针刺反应，甚至已行针刺出针之后，方出现某种反应。

而"何气使然"，并非询问具体哪一种"气"，而是由于所致原因不明，故而以不定之"气"代之。

析其原因在于"阴气多""阳气少"，亦近似于"血"多、"气"少，也就顺应了后文的"阴气沉而阳气浮"的特征描述。

34 行针第六十七

黄帝曰：数刺乃知，何气使然？

岐伯曰：此人之多阴而少阳，其气沉而气往难，故数刺乃知也。

【发微】"何气使然"与上一段经文同义。

而这一类体质特点亦属"阴气多""阳气少"一类，也是对于针刺中难以产生针感的受术者的描述。

有关《灵枢·行针》一篇之"气"的深入分析，详见散论3："从《灵枢·行针》看针灸理论的观念之气与现象之气"。

35 邪客第七十一

黄帝问于伯高曰：愿闻人之肢节，以应天地奈何？

伯高答曰：天圆地方，人头圆足方以应之。天有日月，人有两目。地有九州，人有九窍。天有风雨，人有喜怒。天有雷电，人有音声。天有四时，人有四肢。天有五音，人有五脏。天有六律，人有六腑。天有冬夏，人有寒热。天有十日，人有手十指。辰有十二，人有足十指、茎、垂以应之；女子不足二节，以抱人形。天有阴阳，人有夫妻。岁有三百六十五日，人有三百六十节。地有高山，人有肩膝。地有深谷，人有腋腘。地有十二经水，人有十二经脉。地有泉脉，人有卫气。地有草蕈，人有毫毛。天有昼夜，人有卧起。天有列星，人有牙齿。地有小山，人有小节。地有山石，人有高骨。地有林木，人有募筋。地有聚邑，人有䐃肉。岁有十二月，人有十二节。地有四时不生草，人有无子。此人与天地相应者也。

【发微】本段经文是古人天人合一观念的经典论述。其中与地之"泉脉"相应者为人身"卫气"。所谓"泉脉"，即地下及地表的泉水细流之连通水脉，其与"卫气"的相似之处，张介宾言"泉脉出于地下，卫气行于肉中"，实在于描述卫气具有渗贯全身、入里出表、循经脉而行等特点。

36　通天第七十二

黄帝曰：治人之五态奈何？

少师曰：太阴之人，多阴而无阳，其阴血浊，其卫气涩，阴阳不和，缓筋而厚皮，不之疾泻，不能移之。少阴之人，多阴少阳，小胃而大肠，六腑不调，其阳明脉小而太阳脉大，必审调之，其血易脱，其气易败也。

【发微】 本段从前文所述阴阳五态之人的体质特点论其对应治则宜忌。"太阴之人"，因其"阴血浊"，而"卫气"本有慓悍滑利之特点，于此便呈滞涩之态。"少阴之人"，本就"多阴""少阳"，亦即多血、少气，故而有"气易败"的趋势。

37　通天第七十二

太阳之人，多阳而少阴，必谨调之，无脱其阴，而泻其阳，阳重脱者易狂，阴阳皆脱者，暴死不知人也。少阳之人，多阳少阴，经小而络大，血在中而气外，实阴而虚阳，独泻其络脉则强，气脱而疾，中气不足，病不起也。

【发微】 此两"阳"之人，均有"多阳""少阴"之体质偏向，亦即多气而少血，对于"少阳之人"的"血在中而气外"的特点，张介宾的诠释为"经脉深而属阴，络脉浅而属阳，故少阳之人，多阳而络大，少阴而经小也，血脉在中，气络在外"。

也因此后文泻气太过时，"致气脱而疾，则中气乏而难于起"，其原理在于所泻之处为"络脉"，而"气络在外"，虽气本偏多而难承外泻之力。

因于气所处的层次及位置，可推知本段"气"多指"络气"之义，唯"中气"有泛指在内一身之气义。

38 通天第七十二

阴阳和平之人，其阴阳之**气**和，血脉调，谨诊其阴阳，视其邪正，安容仪，审有余不足，盛则泻之，虚则补之，不盛不虚，以经取之。此所以调阴阳，别五态之人者也。

【发微】"阴阳之气"指一身之气的阴阳状态协调平衡，未有偏倚。

39 论疾诊尺第七十四

尺肤滑其淖泽者，风也。尺肉弱者，解㑊，安卧脱肉者，寒热，不治。尺肤滑而泽脂者，风也。尺肤涩者，风痹也。尺肤粗如枯鱼之鳞者，水泆饮也。尺肤热甚，脉盛躁者，病温也，其脉盛而滑者，病且出也。尺肤寒，其脉小者，泄、少**气**。尺肤炬然先热后寒者，寒热也。尺肤先寒，久大之而热者，亦寒热也。

【发微】此"少气"之"气"应是泛指一身之气，即全身与气相关的各类症状表现呈现不足之虚象。

《素问》 ∽∽∽∽∽∽∽∽∽∽∽∽∽∽

1 上古天真论篇第一

岐伯曰：女子七岁，肾**气**盛，齿更发长。二七而天癸至，任脉通，太冲脉盛，月事以时下，故有子。三七，肾**气**平均，故真牙生而长极。四七，筋骨坚，发长极，身体盛壮，五七，阳明脉衰，面始焦，发始堕。六七，三阳脉衰于上，面皆焦，发始白。七七，任脉虚，太冲脉衰少，天癸竭，地道不通，故形坏而无子也。

【发微】本段是论女子不同年龄阶段生理特点的经典段落。古人观念中，五脏之肾脏与人体生殖发育等关系最为密切，故而以肾之脏气的特点来言说阶段性变化的成因。

2　上古天真论篇第一

丈夫八岁，肾气实，发长齿更。二八，肾气盛，天癸至，精气溢泻，阴阳和，故能有子。三八，肾气平均，筋骨劲强，故真牙生而长极。四八，筋骨隆盛，肌肉满壮。五八，肾气衰，发堕齿槁。六八，阳气衰竭于上，面焦，发鬓颁白。七八，肝气衰，筋不能动，天癸竭，精少，肾脏衰，形体皆极。八八，则齿发去。肾者主水，受五脏六腑之精而藏之，故五脏盛，乃能泻。今五脏皆衰，筋骨解堕，天癸尽矣。故发鬓白，身体重，行步不正，而无子耳。

【发微】本段是论男子在不同年龄阶段生理特点的经典段落，且较女子之论更显复杂，与"气"的关系也更为密切。其中"肾气"与女子之论相当，仍是肾与生殖密切关系的体现。

段中的"精气"所指更偏于实体，根据王冰之注，"男女有阴阳之质不同，天癸则精血之形亦异，阴静海满而去血，阳动应合而泄精"，可见，此"精气"明确意为男子性发育成熟后所泄之精液。

其后"六八"之时，有衰竭于上的"阳气"，王冰认为，此为"阳明之气"，结合女子之论中，有"阳明脉衰，面始焦"之说，此理解是较为合理的，即面为阳明脉循行之处，其经脉之气的衰少则影响面部之形。

最后的"肝气"指肝之脏气，即肝脏的功能状态，得出此论，古人似由所体现的"筋不能动"的表现，反推至脏腑，因五脏应五体中，肝主筋，故而在此归结为肝脏的变化所致。

3 阴阳应象大论篇第五

帝曰：余闻上古圣人，论理人形，列别脏腑，端络经脉，会通六合，各从其经，**气**穴所发，各有处名，溪谷属骨，皆有所起，分部逆从，各有条理，四时阴阳，尽有经纪，外内之应，皆有表里，其信然乎？

【**发微**】"气穴"即穴，因其为经脉之气的汇聚处，故名。

4 阴阳应象大论篇第五

故天有精，地有形，天有八纪，地有五里，故能为万物之父母。清阳上天，浊阴归地，是故天地之动静，神明为之纲纪，故能以生长收藏，终而复始。惟贤人上配天以养头，下象地以养足，中傍人事以养五脏。天**气**通于肺，地**气**通于嗌，风**气**通于肝，雷**气**通于心，谷**气**通于脾，雨**气**通于肾。六经为川，肠胃为海，九窍为水注之**气**。以天地为之阴阳，阳之汗，以天地之雨名之；阳之**气**，以天地之疾风名之。暴**气**象雷，逆**气**象阳。故治不法天之纪，不用地之理，则灾害至矣。

【**发微**】本段是中医理论中取类比象的典型论述，以自然事物对应人身各处，并以自然天象之变化言说人身生理病理现象的原理。

古人认为"天气"与"肺"相通，"地气"与"嗌"即咽喉相通，王冰对此仅注前者为"居高故"，后者为"次下故"，对现代理解仍较困难；而吴崑则对此解说更为透彻，认为"天气，风寒暑湿燥热也。鼻受无形之天气，故天气通于肺"，而"地气，臊焦香腥腐也。口受有形之地气，斯皆地之所生，故通于嗌"，可见，前者主要关联呼吸，而后者关联为饮食，也就应王冰之意。

而其后的"风气""雷气""谷气""雨气"等分别是指这几种自然事物属性，在五行上所对应的脏腑。

较难理解的是，"九窍为水注之气"的含义，王冰在此注言，"清明者，象水之内明。流注者，象水之流注"。马莳则对"九窍"之义进行了注释，分为头上七阳窍，即两耳、两目、两鼻（孔）、一口；下有二阴窍，即前阴、后阴。然而就此仍不能理解将九窍定义为"水注之气"的深层内涵。对此问题最有洞见者，属张介宾，其对"水注之气"的表述理解较深刻，言"水气之注也，如目之泪，鼻之涕，口之津，二阴之尿秽皆是也……气至水必至，水至气必至，故言水注之气"，即此孔窍的功能特性，充分体现了水与气的特质；此外，张介宾还引申了对古人炼辞精当之感慨，提出由此可见的"水气一体"说，并认为，"人之精气亦犹是也，故言气注之水亦可，言水注之气亦可；然不曰气注之水，而曰水注之气者，至哉妙哉！此神圣发微之妙，于颠倒中而见其真矣"。可见，至少在对九窍功能认识上，水与气是密不可分的。

"阳之气"与前文"阳之汗"相对应，并象天之雨和风，可知此"气"当指人身之气，因其与具体的"汗"相对，则隐约可揣测出其更偏于呼吸之气的内涵。

最后的"暴气"与"逆气"则为人身两种与气相关的病症反应，前者如张介宾言，指人之刚暴而发的"怒气"，后者指"阳亢于上"的"气逆"症状。

5 六节藏象论篇第九

帝曰：余已闻天度矣，愿闻**气**数何以合之？

岐伯曰：天以六六为节，地以九九制会，天有十日，日六竟而周甲，甲六复而终岁，三百六十日法也。夫自古通天者，生之本，本于阴阳，其**气**九州九窍，皆通乎天**气**。故其生五，其**气**三，三而成天，三而成地，三而成人，三而三之，合则为九，九分为九野，九野为九脏，故形脏四，神脏五，合为九脏以应之也。

【发微】"气数"与其前文同义，已有分析（见本书第一章《素问》经文段第9），指万物之生成规律，此处以气蕴含生命与变化之义。

后有"其气九州九窍"之论，此处的"其"，代指前文的"通天者"，故而为通天之"气"，如吴崑言，"形假（借）地生，命惟天赋，奉生之气，实通于天……其气外通九州，则内生九窍"，实际仍然是言说人身之形感于天气、合于地形之理，亦即人与天地的相融与暗合。

最后"其生五""其气三"之义，对于前者理解较易，指五行规律，而后者，以张介宾解释较为清晰，即指三阴三阳之气，而此不言"六"而言"三"，是"合阴阳而言"所致。

6 六节藏象论篇第九

帝曰：藏象何如？

岐伯曰：心者，生之本，神之变也，其华在面，其充在血脉，为阳中之太阳，通于夏**气**。肺者，**气**之本，魄之处也，其华在毛，其充在皮，为阳中之太阴，通于秋**气**。肾者，主蛰，封藏之本，精之处也，其华在发，其充在骨，为阴中之少阴，通于冬气。肝者，罢极之本，魂之居也，其华在爪，其充在筋，以生血气，其味酸，其色苍，此为阳中之少阳，通于春气。脾胃大肠小肠三焦膀胱者，仓廪之本，营之居也，名曰器，能化糟粕，转味而入出者也，其华在唇四白，其充在肌，其味甘，其色黄，此至阴之类，通于土气。凡十一脏，取决于胆也。

【发微】本段论五脏属性，兼论六腑。其中"夏气""秋气""冬气""春气"分别与心、肺、肾、肝等四脏相应，是从五行角度对脏与天气进行分类与范畴划归。

有趣的是，脾脏却未与"长夏之气"相应，而对应"土气"，"土气"在此偏于"地气"的语义，而"地气"是与"天气"相对立的，这样的对应，直接将脾与其他四脏置于不同的位置上。而在《素问》的《平人气象论》《脏气法时论》《四时刺逆从论》等篇章中，已形成了完整的脾与长夏相应的论述结构，如此可见本篇与其他篇章的成文时间实有先后之别。

论肺脏时，言其为"气之本"，此"气"一方面是与肺功能密切相关的呼吸之气，另一方面也有"肺主一身之气"的泛化含义。

与其他各脏相较，肝多了"以生血气"之论，从行文结构上，"以生血气，其味酸，其色苍"，明显与前文论述方式不相齐整，也许是传抄之误。姑且不论其是否属错简，但置于此的说法却并不为错，对此释义较得当者为张介宾，从"肝属木"的五行属性，论"位居东方，为发生之始，故以生血气"，意指肝为人身基础生成的根基。

7　痿论篇第四十四

黄帝问曰：五脏使人痿何也？

岐伯对曰：肺主身之皮毛，心主身之血脉，肝主身之筋膜，脾主身之肌肉，肾主身之骨髓，故肺热叶焦，则皮毛虚弱急薄著，则生痿躄也。心气热，则下脉厥而上，上则下脉虚，虚则生脉痿，枢折挈，胫纵而不任地也。肝气热，则胆泄口苦筋膜干，筋膜干则筋急而挛，发为筋痿。脾气热，则胃干而渴，肌肉不仁，发为肉痿。肾气热，则腰脊不举，骨枯而髓减，发为骨痿。

【发微】本段论五脏对应的五种痿证，如杨上善言"以五脏热，遂使皮肤、脉、筋、肉、骨，缓痿屈弱不用"，其后分论五脏之脏气热而致痿的具体成因。其中肺痿之论虽言"肺热叶焦"，实也仍是因"肺气"热盛而致。具体分析这五种脏气热的表现，从阴阳角度理解，实指五脏阳气过盛，功能亢进而致失调。

8 针解篇第五十四

帝曰：余闻九针，上应天地四时阴阳，愿闻其方，令可传于后世以为常也。

岐伯曰：夫一天、二地、三人、四时、五音、六律、七星、八风、九野，身形亦应之，针各有所宜，故曰九针。人皮应天，人肉应地，人脉应人，人筋应时，人声应音，人阴阳合气应律，人齿面目应星，人出入气应风，人九窍三百六十五络应野。故一针皮，二针肉，三针脉，四针筋，五针骨，六针调阴阳，七针益精，八针除风，九针通九窍，除三百六十五节气，此之谓各有所主也。人心意应八风，人气应天，人发齿耳目五声应五音六律，人阴阳脉血气应地，人肝目应之九。九窍三百六十五。

【发微】本段着重讨论九针之数应于天人的划分规律。所谓"人阴阳合气（应律）"，即人身阴阳合于天地之气，从后文的"六针调阴阳"即可见得此义。

"人出入气"所指则更为具体，吴崑将其解为"呼吸出入"，即呼吸之气，但从更广泛角度，甚至可包含所有出入于人体的物质层面之气。

其后以针"除三百六十五节气"，既是刺治，又用了一字"除"，当推至此"气"偏指寄于三百六十五节之邪气。这也就能理解，何以《太素》中"人气应天"之句为"人心意应八风，人邪气应天地"了。

最后"阴阳脉血气"以"应地"，则偏指属阴分之血。

9 水热穴论篇第六十一

黄帝问曰：少阴何以主肾？肾何以主水？

岐伯对曰：肾者至阴也，至阴者盛水也，肺者太阴也，少阴者冬脉也，故其本在肾，其末在肺，皆积水也。

帝曰：肾何以能聚水而生病？

岐伯曰：肾者胃之关也，关门不利，故聚水而从其类也。上下溢于皮肤，故为胕肿。胕肿者，聚水而生病也。

帝曰：诸水皆生于肾乎？

岐伯曰：肾者牝脏也，地气上者属于肾，而生水液也，故曰至阴。勇而劳甚则肾汗出，肾汗出逢于风，内不得入于脏腑，外不得越于皮肤，客于玄府，行于皮里，传为胕肿，本之于肾，名曰风水。所谓玄府者，汗空也。

【发微】此所谓"地气"即"阴气"，与前之"牝"合言，皆在于说明肾之阴阳属性及其对应"主水"的功能原理。

10　调经论篇第六十二

帝曰：人有精气津液，四肢九窍，五脏十六部，三百六十五节，乃生百病，百病之生，皆有虚实。今夫子乃言有余有五，不足亦有五，何以生之乎？

岐伯曰：皆生于五脏也。夫心藏神，肺藏气，肝藏血，脾藏肉，肾藏志，而此成形。志意通，内连骨髓，而成身形五脏。五脏之道，皆出于经隧，以行血气，血气不和，百病乃变化而生，是故守经隧焉。

【发微】"精气津液"与"四肢九窍，五脏十六部，三百六十五节"并称，象征人体的物质基础，"气"于此可理解为泛指一身之气。

而"肺藏气"，主要是言肺与呼吸之气的关系，而从更广泛意义上讲，则有五脏对应五体之内涵，与"肺主气"之义是相近的。

最后经隧所行之"血气"，因其行于经隧之中，亦即脉之中，因而更偏指营气。

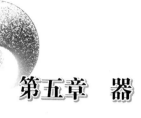

第五章　器

器，即与针灸器具相关的论述。一般认为，中国古代针灸疗法的出现早于方药，因而用于针灸施治的器具亦经历了漫长的发展与演变过程。

从原始的砭石到如今现代针灸临床常用的各类针具，可以说器具的发展亦是针灸疗法本身嬗变的重要标记，同时也与针灸理论的不断丰富与更迭密切相联。

在《黄帝内经》中，有关针刺器具的论述主要集中在"九针"之论，指古代九种不同形状、大小、功用的针具。而在有关九针理论的文段中，气的概念亦穿插其间，或于阐释功用之机理，或于论说用针之法理。明晰针刺器具理论内容中气的概念，将有助于对九针理论产生更清晰、具象的认识与理解。

《灵枢》

1 九针十二原第一

九针之名，各不同形：一曰镵针，长一寸六分；二曰员针，长一寸六分；三曰鍉针，长三寸半；四曰锋针，长一寸六分；五曰铍针，长四寸，广二分半；六曰员利针，长一寸六分；七曰毫针，长三寸六分；八曰长针，长七寸；九曰大针，长四寸。

镵针者，头大末锐，去泻阳气。员针者，针如卵形，揩摩分间，不得伤肌肉，以泻分气。鍉针者，锋如黍粟之锐，主按脉勿陷，以致其气。锋针者，刃三隅，以发痼疾。铍针者，末如剑锋，以取大脓。员利针者，大如氂，且员且锐，中身微大，以取暴气。毫针者，尖如蚊虻喙，静以徐往，微以久留之而养，以取痛痹。长针者，锋利身薄，可以取远痹。大针者，尖如梃，其锋微员，以泻机关之水也。九针毕矣。

【发微】本段论九种不同形制的针的尺寸、形态及功用。其中在对功用的描述中，镵针、员针、鍉针、员利针等四种均以"气"论说，且四种针具以泻法为主。

首先镵针用以"泻阳气"，古人观念中阳在外而阴在内，故而此"阳气"应是指以镵针行泻法施于体表，用针不深。

员针用于"分间"，又"不得伤肌肉"，即是取用于分肉之间的缝隙处，行按摩法，此时所谓"分气"，应是指分肉间的致病邪气。

鍉针是唯一用于补法者，其用应"按脉勿陷"，而究竟何谓"按脉"，结合《类经图翼》中对九针之图的文字说明，言"主按脉取气，令邪气出"，但《灵枢·官针》则明确言其用于"气少当补"之时，且经文中的"致"，有引之义，可推知为依循经脉引"气"归经，另结合《灵枢·官针》中，言"取以锓针于井荥分输"，亦可见得锓针与经脉的密切关联。

对员利针的形状描述，言"大如氂"，《类经图翼》中更是直言"取法于氂"，《说文解字》对"氂"的释义为"氂，斄牛尾也"，可知其形态特点，其用途为"取暴气"，张介宾对"暴气"的解释为"痹气之暴发"，即知员利针是用治病情急迫、突然发作的痹证。下图为《类经图翼》中所绘九针之形制。

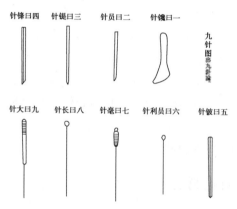

2　官针第七

凡刺之要，官针最妙。九针之宜，各有所为，长短大小，各有所施也，不得其用，病弗能移。疾浅针深，内伤良肉，皮肤为痈；病深针浅，病**气**不泻，支为大脓。病小针大，**气**泻太甚，疾必为害；病大针小，**气**不泄泻，亦复为败。失针之宜，大者泻，小者不移，已言其过，请言其所施。

【发微】"病气"可看作为对"邪气"的另一说法，从行文结构上，由于其前文有"病深针浅"，故而称"病气"似有前后连贯以呼应之效。

当"病小针大"时，致"气泻"，此时的"气"除了包含致病之邪气的成分，亦应包含一定的人身之正气，才会致"疾"。

而"病大针小"时，病邪是难以尽除的，故而此"气"纯为邪气。

3 官针第七

病在皮肤无常处者，取以镵针于病所，肤白勿取。病在分肉间，取以员针于病所。病在经络痼痹者，取以锋针，病在脉**气**少当补之者，取以鍉针于井荥分输。病为大脓者，取以铍针。病痹**气**暴发者，取以员利针。病痹**气**痛而不去者，取以毫针。病在中者，取以长针，病水肿不能通关节者，取以大针。病在五脏固居者，取以锋针，泻于井荥分输，取以四时。

【发微】"病在脉"时，则取以鍉针，其原理于前文已论及，此处之"气"应是指所病之"脉"的气，即经脉之气。

而"痹气"则是指致痹之病邪。

4 九针论第七十八

一者天也，天者阳也，五脏之应天者肺，肺者五脏六腑之盖也，皮者肺之合也，人之阳也。故为之治针，必以大其头而锐其末，令无得深入而阳**气**出。

【发微】此论镵针用法，其中"阳气"与《灵枢·九针十二原》中之义相同，代指施于浅表部位而不深入。

5 九针论第七十八

二者地也，人之所以应土者肉也。故为之治针，必筩其身而员其末，令无得伤肉分，伤则**气**得竭。

【发微】本段论员针之用，关于"伤则气得竭"，马莳释为"邪得竭"，似有不妥，此句中"伤"实为对上文"伤肉分"的省略，即"伤肉分则气得竭"，故而此"气"应是指本不欲伤的人身正气。

6　九针论第七十八

三者人也，人之所以成生者血脉也。故为之治针，必大其身而员其末，令可以按脉勿陷，以致其气，令邪气独出。

【发微】本段论锃针之用。关于"致其气"之义，上文已有释义，"致"有相引之义，引"气"归经，因而"气"为施行补法所补之效，即"正气"，与其后所出"邪气"对应。

7　九针论第七十八

五者音也，音者冬夏之分，分于子午，阴与阳别，寒与热争，两气相抟，合为痈脓者也。故为之治针，必令其末如剑锋，可以取大脓。

【发微】本段论铍针之用。段中相抟之"两气"，既可对应前文"阴与阳"的失调而致之"乱气"，又可理解为"寒热邪气"，但无论所指为何，都是象征紊乱、交争，故而形成"痈脓"。

8　九针论第七十八

六者律也，律者调阴阳四时而合十二经脉，虚邪客于经络而为暴痹者也。故为之治针，必令尖如氂，且员且锐，中身微大，以取暴气。

【发微】本段论员利针之用。其中"暴气"之义上文已解，为"痹气之暴发"。

9 九针论第七十八

七者星也，星者人之七窍，邪之所客于经，而为痛痹，舍于经络者也。故为之治针，令尖如蚊虻喙，静以徐往，微以久留，正**气**因之，真邪俱往，出针而养者也。

【发微】本段论毫针之用。"因"于古代有"依靠、凭借"之义，此处应是指人身之"正气"在毫针的调动下聚集于局部以使邪气出，古人借助气的概念对针刺的反应及效用原理进行论述，一方面体现出其思想的睿智与超前，另一方面也充分显现了气概念内涵的灵活性和极强的表达力。

10 九针论第七十八

九者野也，野者人之节解皮肤之间也，淫邪流溢于身，如风水之状，而溜不能过于机关大节者也。故为之治针，令尖如挺，其锋微员，以取大**气**之不能过于关节者也。

【发微】本段论大针之用。所治之证为风为水（《灵枢·九针十二原》有"大针者……以泻机关之水也"），张介宾释为淫邪"不能过于关节而壅滞为病"，用大针能"利机关之大气，大气通则淫邪行"，故而是以大针通利壅塞的水证。应注意此处所谓"大气"，与《黄帝内经》中代指"宗气"之"大气"不可等同，在此应是为呼应气在大关节处的通畅，故有此名。

11 九针论第七十八

黄帝曰：针之长短有数乎？

岐伯曰：一曰镵针者，取法于巾针，去末寸半，卒锐之，长一寸六分，主热在头身也。二曰员针，取法于絮针，箭其身而卵其锋，长一寸六分，生治分间气。三曰锓针，取法于黍粟之锐，长三寸半，主按脉取气，令邪出。四曰锋针，取法于絮针，筩其身，锋其末，长一寸六分，主痈热出血。五曰铍针，取法于剑锋，广二分半，长四寸，主大痈脓，两热争者也。六曰员利针，取法于氂，针微大其末，反小其身，令可深内也，长一寸六分，主取痈痹者也。七曰毫针，取法于毫毛，长一寸六分，主寒热痛痹在络者也。八曰长针，取法于綦针，长七寸，主取深邪远痹者也。九曰大针，取法于锋针，其锋微员，长四寸，主取大气不出关节者也。针形毕矣，此九针大小长短法也。

【发微】本段是对《灵枢·九针十二原》的九针之论的进一步解释说明，其中所见三处"气"义皆已于上文详论。

第六章　法

法，是针灸理论中极核心的内容，亦是古代针灸理论对现代临床实践影响最为深远的方面。因针灸本身即是以操作为核心的治疗法，故而法的相关论述几乎贯穿了针灸理论之始终。

法的概念内涵相对宽泛，从治疗之前的针灸相关诊法，到施治部位的选择、注意事项、进针、行针、出针等一系列内容都宜归于法的范畴之中。其中，《灵枢》的载述内容更偏重于针灸，故有关针刺之法的论说更是丰富，体现了古人施用针灸疗法的诊治观念，对证象、症状的判断，以及针刺过程中的原则、具体操作和理论说明等。

针刺操作的方法与气的关系尤为密切。操作过程中所现的各类反应，多变而无定，故古人常以气的变化进行描摹，而这种气的变化也是古人判断、把握施用方法的首要标准和指证。深入剖析经文中有关针灸之法的气之具体内涵和对应现象，将对现代针灸临床正确运用古人经验方法有极重要的意义与价值。

《灵枢》

1　九针十二原第一

黄帝问于岐伯曰：余子万民，养百姓，而收其租税。余哀其不给，而属有疾病。余欲勿使被毒药，无用砭石，欲以微针通其经脉，调其血气，营其逆顺出入之会，令可传于后世，必明为之法。令终而不灭，久而不绝，易用难忘，为之经纪。异其章，别其表里，为之终始。令各有形，先立针经。愿闻其情。

【发微】本段为对针刺之法功用的首论，亦是《灵枢》的开篇。《灵枢》卷首即已点明，行针之作用，在于"通其经脉""调其血气"，此表达可作互文解，即"通调其经脉血气"，因而此处的"血气"已非泛指一身气血，而是顺应经脉运行的营血与卫气义。

2　九针十二原第一

凡用针者，虚则实之，满则泄之，宛陈则除之，邪胜则虚之。大要曰：徐而疾则实，疾而徐则虚。言实与虚，若有若无，察后与先，若存若亡，为虚与实，若得若失。虚实之要，九针最妙，补泻之时，以针为之。泻曰必持内之，放而出之，排阳得针，邪气得泄。按而引针，是谓内温，血不得散，气不得出也。补曰随之，随之意若妄之，若行若按，如蚊虻止，如留如还，去如弦绝，令左属右，其气故止，外门已闭，中气乃实，必无留血，急取诛之。

【发微】本段论针刺原则及补泻的具体方法。论泻法中所泻（泄）之"邪气"固然是指外来或内生之病邪。

而泻（泄）邪之后，"血不得散，气不得出"，所欲内守之"气"则为人身之正气。

"令左属右,其气故止"是一连贯的动作与其效应,如张介宾释义,"右手出针,左手随而按扪之",即在针刺结束时用右手将针取出的同时左手按住针孔,从而原先因针刺而引起的各类反应——以"气"代之——则全部消失,以令正气不外泄。

继而方有"外门已闭,中气乃实"的结果,此表述十分形象,"中气"在此既有与"外门"对应而在内之义,亦蕴人体正气得守的内涵。

3 九针十二原第一

夫气之在脉也,邪气在上,浊气在中,清气在下。故针陷脉则邪气出,针中脉则浊气出,针太深则邪气反沉,病益。故曰:皮肉筋脉各有所处,病各有所宜,各不同形,各以任其所宜。无实无虚,损不足而益有余,是谓甚病,病益甚。取五脉者死,取三脉者恇;夺阴者死,夺阳者狂,针害毕矣。刺之而气不至,无问其数;刺之而气至,乃去之,勿复针。针各有所宜,各不同形,各任其所为。刺之要,气至而有效,效之信,若风之吹云,明乎若见苍天,刺之道毕矣。

【发微】 首先论在上、中、下不同部位之"气"的性质及针刺方法原则,此文于后世多称为针"三气"之论。"三气"指在上之"邪气"、在中之"浊气"、在下之"清气",皆可致病,由此可知段首之"气"应是对此三种气的总称。根据马莳的诠释,"凡风寒暑雨之邪,由上感之",此处的"邪气"应指外感在表之风寒邪气,也因此有后文"针太深而邪气反沉";而"浊气"则是水谷入胃之后,"寒温不适,饮食不节,则浊气独留于肠胃而病生",治法为"针中脉",此"中脉"应是明确的针刺部位,注家解为阳明经之合穴,即足三里。

后论针刺之度。针刺停止的标准为"气至"，即得气及所引起的各种相关反应。《黄帝内经》提出"气至而有效"，与后世所不同在于，其获"气至"即可停止针刺，而后世则以之为施用针刺手法的基础与前提。此为古今刺法的重大变化。

4　九针十二原第一

睹其色，察其目，知其散复；一其形，听其动静，知其邪正。右主推之，左持而御之，气至而去之。凡将用针，必先诊脉，视气之剧易，乃可以治也。五脏之气已绝于内，而用针者反实其外，是谓重竭，重竭必死，其死也静，治之者，辄反其气，取腋与膺；五脏之气已绝于外，而用针者反实其内，是谓逆厥，逆厥则必死，其死也躁，治之者，反取四末。刺之害中而不去，则精泄；害中而去，则致气。精泄则病益甚而恇，致气则生为痈疡。

【发微】本段论行针刺疗法之前的诊断，及因针刺不当而引起的各种情况和成因。"气至"之义，即得气，是对前文的续说。

"气之剧易"因通过诊脉而判断，故而是通过脉口搏动状态探知在内脏腑受病之轻重的含义。

而若判断失当，则致"针害"，概括而言，即病在内而治其外，病在外而治其内。马莳、张介宾等注家均认为此段的"针害"为"取腋与膺""取四末"所致，但结合其行文，是先论病证，后论"治之"，而非"致之"，故此两法应是治法。

最后论对针刺时长的把握。"害中而去"，可理解为"害中即去"，即刚刚"气至"马上出针，则会导致招引邪气聚积而为"痈疡"。

5　九针十二原第一

刺诸热者，如以手探汤；刺寒清者，如人不欲行。阴有阳疾者，取之下陵三里，正往无殆，气下乃止，不下复始也。疾高而内者，取之阴之陵泉；疾高而外者，取之阳之陵泉也。

【发微】本段论刺不同病证所取部位及操作手法。治"阴有阳疾"时，要求"正往无殆，气下乃止，不下复始"。"正往无殆"是概言方法的正确；而所取之穴均在下，故此所谓"气下"的含义应是通过针刺在下之腧穴使气至来判断。

6　本输第二

春取络脉诸荥大经分肉之间，甚者深取之，间者浅取之。夏取诸腧孙络肌肉皮肤之上。秋取诸合，余如春法。冬取诸井诸腧之分，欲深而留。此四时之序，气之所处，病之所舍，藏之所宜。转筋者，立而取之，可令遂已。痿厥者，张而刺之，可令立快也。

【发微】本段体现古人对应四时顺序而取用不同针刺部位及方法，体现了天人相应观念。有关此"气之所处"，杨上善释为"随于四时人气在处"，即与天时相对之人气。

7　小针解第三

刺之微在数迟者，徐疾之意也。粗守关者，守四肢而不知血气正邪之往来也。上守机者，知守气也。机之动不离其空中者，知气之虚实，用针之徐疾也。空中之机清净以微者，针以得气，密意守气勿失也。其来不可逢者，气盛不可补也。其往不可追者，气虚不可泻也。不可挂以发者，言气易失也。扣之不发者，言不知补泻之意也，血气已尽而气不下也。

【发微】《灵枢·小针解》对《灵枢·九针十二原》之注，多以"气"释经文的特点颇为突出（详见散论 1："从《针解》以'气'释文到古人'气'观"）。本段中"血气正邪"与"守四肢"相应，应是对一身血气（营卫）状况的判别。

以"守气"解释"守机"，意为针刺中对人身之气状态的把握。

"气之虚实"与"用针之徐疾"对称，是通过诊脉等一系列诊法对"经脉之气"的虚实状况进行判断进而行针。

"针已得气，密意守气勿失"之义较易理解，即针刺中产生得气之感，则应通过谨慎的持针或其他方式延续此感觉而勿使之消失。

"气盛不可补"与"气虚不可泻"均是对顺势观念①的叙述。

"气易失"之"气"与上文"守气"同义。

最后，若不知补泻之意，则致经脉之营血、卫气无以调动，而邪气仍未见消退。

8 小针解第三

所谓虚则实之者，气口虚而当补之也。满则泄之者，气口盛而当泻之也。宛陈则除之者，去血脉也。邪胜则虚之者，言诸经有盛者，皆泻其邪也。徐而疾则实者，言徐内而疾出也。疾而徐则虚者，言疾内而徐出也。言实与虚若有若无者，言实者有气，虚者无气也。察后与先若亡若存者，言气之虚实，补泻之先后也，察其气之已下与常存也。为虚与实，若得若失

---

① 赵京生. 针灸经典理论阐释 [M]. 上海：上海中医药大学出版社，2000：171.

者，言补者佖然若有得也，泻则怳然若有失也。

【发微】段首言通过感知"气口"（即脉口）脉象盛虚判断应施用的补泻之法。

关于"实"与"虚"之状，以"气"的有无进行描述。

其后"气之虚实，补泻之先后，察其气之已下与常存"，意为在行补泻针法前后予以诊查比较，以判断治疗的效果。

9 小针解第三

所谓五脏之**气**已绝于内者，脉口**气**内绝不至，反取其外之病处与阳经之合，有留针以致阳**气**，阳**气**至则内重竭，重竭则死矣，其死也无**气**以动，故静。所谓五脏之**气**已绝于外者，脉口**气**外绝不至，反取其四末之输，有留针以致其阴**气**，阴**气**至则阳**气**反入，入则逆，逆则死矣，其死也阴**气**有余，故躁。所以察其目者，五脏使五色循明，循明则声章，声章者，则言声与平生异也。

【发微】古人观念中，在内为阴，在外为阳，此言在内脏气已然衰竭，在外则反映于诊脉之处的脉绝，此时仍留针引动"阳气"，使在内之气绝进一步加重，由于对阳气的耗损，致阳气衰微，从而由此引发的死症特点在于静；反之则死症特点在于躁。本段虽然阐述较复杂，但核心在于用针之时应注意人身在内之阴气与在外之阳气的状态，避免使之过度亏耗，更通俗讲，则受术者若呈现阴阳过于亏虚的状态，应特别注意针刺的方式，甚至禁针。

10 邪气脏腑病形第四

黄帝曰：病之六变者，刺之奈何？

岐伯答曰：诸急者多寒；缓者多热；大者多**气**少血；小者

血气皆少；滑者阳气盛，微有热；涩者多血少气，微有寒。是
故刺急者，深内而久留之。刺缓者，浅内而疾发针，以去其
热。刺大者，微泻其气，无出其血。刺滑者，疾发针而浅内
之，以泻其阳气而去其热。刺涩者，必中其脉，随其逆顺而久
留之，必先按而循之，已发针，疾按其痏，无令其血出，以和
其脉。诸小者，阴阳形气俱不足，勿取以针，而调以甘药也。

【发微】结合杨上善的释义，段中各处所论之"气"，均
指人身偏属阳的一身之气。

至最后"阴阳形气"，则是形与气对立，杨上善解为，前
者指"骨肉形"，后者指"气海之气"，实似同指体质，前者
偏于有形，后者偏于无形。

11　邪气脏腑病形第四

黄帝曰：刺之有道乎？

岐伯答曰：刺此者，必中气穴，无中肉节，中气穴则针染
（一作游）于巷，中肉节即皮肤痛。补泻反则病益笃。中筋则
筋缓，邪气不出，与其真相搏，乱而不去，反还内著，用针不
审，以顺为逆也。

【发微】本段论针刺至不同部位会出现的反应。正确针刺
应刺至"气穴"，亦即腧穴。"气穴"之名首先是对腧穴为经
脉之气汇聚集中之处的描摹，此外，通常所言针法，或补泻、
或导气①，而两者均是基于对气机的调节，亦是从另一角度阐
明腧穴与"气"的密切关系。

而当刺"中筋"时，所言之"邪气"依然是指中于经脉

---

① 赵京生.《内经》导气针法研究［J］.南京中医学院学报，1993，9（2）：
49-50.

之病邪，而非筋中之邪。

12 寿夭刚柔第六

黄帝曰：余闻刺有三变，何谓三变？

伯高答曰：有刺营者，有刺卫者，有刺寒痹之留经者。

黄帝曰：刺三变者奈何？

伯高答曰：刺营者出血，刺卫者出**气**，刺寒痹者内热。

黄帝曰：营卫寒痹之为病奈何？

伯高答曰：营之生病也，寒热少气，血上下行。卫之生病也，**气**痛时来时去，怫忾贲响，风寒客于肠胃之中。寒痹之为病也，留而不去，时痛而皮不仁。

黄帝曰：刺寒痹内热奈何？

伯高答曰：刺布衣者，以火焠之。刺大人者，以药熨之。

【发微】本段论所谓之"三变刺"。虽言"刺营""刺卫""刺寒痹之留经"，实即刺此三种病变。故而如《太素》中杨上善所释，"刺营见血，出恶血也；刺卫见气，出邪气也"，此时的"气"应指卫分之病邪，所表述的是病症的特点及其位置、深度。

其后论"营之生病"有"寒热少气"之症，根据马莳的解释，此"寒热"为寒热往来的病症表现，而"少气"则是因血病所致。

至于"气痛"之义，马莳言，因"卫气受病，其病时来时去"，换言之，则是卫气失调，而致疼痛时作时止之症。

13 官针第七

凡刺有十二节，以应十二经。

一曰偶刺；偶刺者，以手直心若背，直痛所，一刺前，一刺后，以治心痹，刺此者傍针之也。

二曰报刺；报刺者，刺痛无常处也，上下行者，直内无拔针，以左手随病所按之，乃出针复刺之也。

三曰恢刺；恢刺者，直刺傍之，举之前后，恢筋急，以治筋痹也。

四曰齐刺；齐刺者，直入一，傍入二，以治寒气小深者。或曰三刺；三刺者，治痹气小深者也。

五曰扬刺；扬刺者，正内一，傍内四，而浮之，以治寒气之博大者也。

六曰直针刺；直针刺者，引皮乃刺之，以治寒气之浅者也。

七曰输刺；输刺者，直入直出，稀发针而深之，以治气盛而热者也。

八曰短刺；短刺者，刺骨痹，稍摇而深之，致针骨所，以上下摩骨也。

九曰浮刺；浮刺者，傍入而浮之，以治肌急而寒者也。

十曰阴刺；阴刺者，左右率刺之，以治寒厥，中寒厥，足踝后少阴也。

十一曰傍针刺；傍针刺者，直刺傍刺各一，以治留痹久居者也。

十二曰赞刺；赞刺者，直入直出，数发针而浅之出血，是谓治痈肿也。

【发微】本段论十二种不同针刺方法，从理论上以此数暗合十二经脉。第四种称"齐刺"，亦称"三刺"，所治之证为"寒气小深"及"痹气小深"，两种所论之角度有别，前者在于感受寒邪之性质，后者则在于痹阻不通，但统而言之则是"寒痹病邪"。其后的"寒气"皆是指外感寒邪。

第七种"输刺",所治为"气盛而热"的病症,即病势表现为有余、过盛、偏于热象的症状。

14 官针第七

脉之所居深不见者刺之,微内针而久留之,以致其空脉气也。脉浅者勿刺,按绝其脉乃刺之,无令精出,独出其邪气耳。所谓三刺则谷气出者,先浅刺绝皮,以出阳邪;再刺则阴邪出者,少益深,绝皮致肌肉,未入分肉间也;已入分肉之间,则谷气出。

故《刺法》曰:始刺浅之,以逐邪气而来血气;后刺深之,以致阴气之邪;最后刺极深之,以下谷气。此之谓也。故用针者,不知年之所加,气之盛衰,虚实之所起,不可以为工也。

【发微】本段意在言针刺层次与脉之深浅的关系。"空"古与"孔"义相通,"以致其空脉气",即达至、引出孔穴之中深藏的经脉之气。

针刺所欲出之"气"为致病之邪气,而通过针刺过程中三个层次的逐渐深入,最终所欲得之气为谷气,而关于针刺"得气"所得应为谷气的论点,李鼎先生认为是指"比较和缓的、病人能够耐受的针下感觉"①。

后所引《刺法》之言,实与上文同义,皆是言针刺三个不同层次,所出现效果之差异,此处所逐之"邪气"为浅表之"阳邪",亦可理解为在卫分之邪,而所谓"来血气",即有始引至营分之义;"阴气"之邪则是指处于稍深一层、病性属阴的病邪,亦有在营分之病邪的内涵;至最后仍是得所欲之

---

① 李鼎. 中医针灸基础论丛 [M]. 北京:人民卫生出版社,2009:97-101.

谷气。

文段最后言"用针者"应知"气之盛衰",此时的"气"含纳范畴更广,是对天地之气、人身之气的整体态势的概括。

15 官针第七

凡刺有五,以应五脏。

一曰半刺;半刺者,浅内而疾发针,无针伤肉,如拔毛状,以取皮气,此肺之应也。

二曰豹文刺;豹文刺者,左右前后针之,中脉为故,以取经络之血者,此心之应也。

三曰关刺;关刺者,直刺左右,尽筋上,以取筋痹,慎无出血,此肝之应也,或曰渊刺,一曰岂刺。

四曰合谷刺;合谷刺者,左右鸡足,针于分肉之间,以取肌痹,此脾之应也。

五曰输刺;输刺者,直入直出,深内之至骨,以取骨痹,此肾之应也。

【发微】"五刺"之法于理论层面是暗合五脏,故而每一刺法之特点、部位皆与五脏相关,但不应直接理解为所治即分别对应五脏之病。五种刺法,由"半刺"始,至"输刺"终,实为对五种不同的针刺部位和深度的渐变性表述。"半刺"为其中最浅表者,针所至部位仅限于"皮"之浅层,经文以"如拔毛状"对其特点进行了形象的描绘。此处的"取皮气",可理解为泻其在浅层的病邪,或为通过针刺所欲调动、引发的浅表层反应。

16 终始第九

补须一方实,深取之,稀按其痏,以极出其邪气;一方虚，浅刺之，以养其脉，疾按其痏，无使邪气得入。邪气来也紧而疾，谷气来也徐而和。脉实者，深刺之，以泄其气；脉虚者，浅刺之，使精气无得出，以养其脉，独出其邪气。刺诸痛者，其脉皆实。

【发微】本段前半以"一方实""一方虚"的表述，对照论补泻之法则，结合《太素》之文及注释，段首处应为"补泻须一方实"，前者论泻之法，后者论补之法；前者应注意使所受"外邪之气"尽出，后者应注意勿使外邪由针孔而入。

其后论针刺所得"邪气"与"谷气"的不同感觉，"紧而疾"即是针与"邪气"相逢之感，亦即对行泻法时针下感受的描述；而"徐而和"则是对针与应得之"谷气"相逢的感觉，亦即行补法的针下之感。

同样，"脉实"时所应泻为多余或外感之"气"，而"脉虚"时的"精气"则是泛指人身之正气，意在已然虚，不宜另使其出。

17 终始第九

春气在毛，夏气在皮肤，秋气在分肉，冬气在筋骨，刺此病者各以其时为齐。

故刺肥人者，以秋冬之齐；刺瘦人者，以春夏之齐。病痛者阴也，痛而以手按之不得者阴也，深刺之。病在上者阳也，病在下者阴也。痒者阳也，浅刺之。

【发微】此四时之"气"与人体不同部位的对应亦是古人天人合一观念的反映，杨上善将此四"气"均解为"阳气"，盖有在天之气为阳之意。实反映了古人在不同时节行针刺之法时考虑天候而调整针入深度的经验总结。

18　终始第九

久病者邪**气**入深，刺此病者，深内而久留之，间日而复刺之，必先调其左右，去其血脉，刺道毕矣。

【发微】段中"邪气"指外感之病邪。"邪气入深"即是病邪由表及里逐渐深入的过程。

19　终始第九

凡刺之法，必察其形**气**，形肉未脱，少**气**而脉又躁，躁厥者，必为缪刺之，散**气**可收，聚**气**可布。深居静处，占神往来，闭户塞牖，魂魄不散，专意一神，精**气**之分，毋闻人声，以收其精，必一其神，令志在针，浅而留之，微而浮之，以移其神，**气**至乃休。男内女外，坚拒勿出，谨守勿内，是谓得**气**。

【发微】前段论缪刺之法。所察"形气"，"形"主在外可见之形肉，"气"主在内无形之体质状态，以及与气相关的外在表现。

有关缪刺的效应，即"散气可收，聚气可布"，杨上善解为"正气散而可收聚，邪气聚而可散也"，故而可见此两"气"之所指，实即前者为正虚涣散之病症，后者为邪实聚于局部之症。

后段论及针刺前及过程中的注意事项。"精气之分"，《太素》作"精气不分"，意指应"去异思，守精神"，若此"精"代指"精神"，则以"精气不分"更可说通，有使精神与气机保持一致，现代义即聚精会神。

后通过一系列的操作方法，以达到"气至乃休"为标准，此时的"气至"有引动经气达到所刺之所的含义。

而最后的"得气"，从下文"凡刺之禁……凡此十二禁者，其脉乱气散，逆其营卫，经气不次，因而刺之，则阳病入于阴，阴病出为阳，则邪气复生，粗工勿察，是谓伐身，形体淫泺，乃消脑髓，津液不化，脱其五味，是谓失气也"，则是与"失气"相对，谓正确的针刺之法方可保全机体正气。

20 终始第九

凡刺之禁：新内勿刺，新刺勿内。已醉勿刺，已刺勿醉。新怒勿刺，已刺勿怒。新劳勿刺，已刺勿劳。已饱勿刺，已刺勿饱。已饥勿刺，已刺勿饥。已渴勿刺，已刺勿渴。大惊大恐，必定其气，乃刺之。乘车来者，卧而休之，如食顷乃刺之。出行来者，坐而休之，如行十里顷乃刺之。凡此十二禁者，其脉乱气散，逆其营卫，经气不次，因而刺之，则阳病入于阴，阴病出为阳，则邪气复生，粗工勿察，是谓伐身，形体淫泺，乃消脑髓，津液不化，脱其五味，是谓失气也。

【发微】本段论几种不宜行针刺之法的情况。"大惊大恐，必定其气"，意在于受术者情绪激动、亢奋时不宜行针刺，应先令其心情平静。

古人认为，若对这些事项不加注意，则会引起一系列经脉之气紊乱的状况，"脉乱气散""经气不次"等都是对这一逆乱状态的描述，换言之，应使受术者首先处于平静状态再行针，否则原本的致病"邪气"则难以祛除而反致"复生"。

而"粗工"对这些不加以注意，最终致针治后"失气"，所失为应得之"正气"，即难以达到治疗的效果，甚至导致"针害"。

21　四时气第十九

黄帝问于岐伯曰：夫四时之**气**，各不同形，百病之起，皆有所生，灸刺之道，何者为定（一本作宝）？

岐伯答曰：四时之**气**，各有所在，灸刺之道，得**气**穴为定。故春取经血脉分肉之间，甚者深刺之，间者浅刺之。夏取盛经孙络，取分间绝皮肤。秋取经腧，邪在腑，取之合。冬取井荥，必深以留之。

【发微】"四时之气"代指四季不同的阴阳偏盛特点。

"气穴"亦即腧穴、孔穴，因本段论"四时气"，故而以气穴之名暗合四时之气所应之穴。

22　四时气第十九

疬风者，素刺其肿上，已刺，以锐针针其处，按出其恶**气**，肿尽乃止，常食方食，无食他食。

【发微】"恶气"在此应是指病处所形成之"肿"的内容物，与通常所言的邪气相较，更偏于有形之邪。此治颇似排脓之法。

23　四时气第十九

腹中常鸣，**气**上冲胸，喘不能久立，邪在大肠，刺肓之原、巨虚上廉、三里。

【发微】对此"气上冲胸"之义，杨上善将其具体解释为"邪气在大肠，循手阳明脉上冲胸"，是从经脉角度的机理说明；而马莳则更偏重从症状释义，"气上冲于胸，发而为喘"。从感性认识上，应是对腹中不适，气机上逆，上冲胸膈等感受的描摹。

24　四时气第十九

小腹控睾、引腰脊，上冲心，邪在小肠者，连睾系，属于脊，贯肝肺，络心系。气盛则厥逆，上冲肠胃，熏肝，散于肓，结于脐。故取之肓原以散之，刺太阴以予之，取厥阴以下之，取巨虚下廉以去之，按其所过之经以调之。

【发微】本段所论为小肠之病，则此"气盛"如杨上善所解，应为客小肠之邪气盛。

25　四时气第十九

善呕，呕有苦，长太息，心中憺憺，恐人将捕之，邪在胆，逆在胃，胆液泄则口苦，胃气逆则呕苦，故曰呕胆。取三里以下胃气逆，则刺少阳血络以闭胆逆，却调其虚实以去其邪。饮食不下，膈塞不通，邪在胃脘，在上脘则刺抑而下之，在下脘则散而去之。

【发微】正常状态下，胃运化水谷后应使之向下行，但若"胃气上逆"，则易发生呕症。于本证中又有胆汁外泄之症，故合而为"呕有苦"。

其治则一方面取足三里使上逆的"胃气"下行，另一方面则以刺少阳络放血治胆汁外泄。

26　四时气第十九

睹其色，察其以，知其散复者，视其目色，以知病之存亡也。一其形，听其动静者，持气口人迎以视其脉，坚且盛且滑者病日进，脉软者病将下，诸经实者病三日已。气口候阴，人迎候阳也。

【发微】本段所论为人迎寸口脉诊法。"气口"即寸口处，以候阴气。

27　五邪第二十

邪在肺，则病皮肤痛，寒热，上气喘，汗出，咳动肩背。取之膺中外腧，背三节五脏（一本作五颇又五节）之傍，以手疾按之，快然，乃刺之，取之缺盆中以越之。

【发微】"上气喘"为气机上逆而喘之义，是对喘症发作的病者感受的描述。

28　寒热病第二十一

厥痹者，厥气上及腹。取阴阳之络，视主病也，泻阳补阴经也。

【发微】本段为痹病之症状表现，"厥气"即厥逆上冲之气，杨上善描述此"气从足上行，及于少腹"，亦是对病者感受的记述。

29　寒热病第二十一

春取络脉，夏取分腠，秋取气口，冬取经输，凡此四时，各以时为齐。络脉治皮肤，分腠治肌肉，气口治筋脉，经输治骨髓、五脏。

【发微】四时对应人身四种不同部位层次，蕴含着五行原理，实即随着四时阴阳不同盛衰状况，针刺深度亦应有所调整。但"秋取气口"的用意，杨上善解释为，"秋时肺气将敛，阳气在合……故取气口，以疗筋脉之病，气口即合也"，此时的"合"若理解为合穴则很难说通。且《黄帝内经》不同篇章中对四时应针刺之处的说法十分多样，很难统一，故可推知此论有颇多的说理成分。

30 癫狂第二十二

骨癫疾者，顑齿诸腧分肉皆满而骨居，汗出烦悗。呕多沃沫，**气**下泄，不治。

【发微】段中"呕多沃沫"与"气下泄"代表了骨癫疾发作时的身体上、下部位的反应。而关于"气下泄"之义，多数注家仅释为"在下气泄"等，难以明确"气"的具体所指。根据张介宾言"气泄于下者，尤为脾肾俱败"，因关乎"脾肾"二脏，则可推知应是癫疾发作时，伴随发生的大小便失禁的症状。

31 癫狂第二十二

筋癫疾者，身倦挛急大，刺项大经之大杼脉。呕多沃沫，**气**下泄，不治。

【发微】此处"气"与上段经文同义。

32 癫狂第二十二

脉癫疾者，暴仆，四肢之脉皆胀而纵。脉满，尽刺之出血；不满，灸之挟项太阳，灸带脉于腰相去三寸，诸分肉本输。呕多沃沫，**气**下泄，不治。

【发微】此处"气"与上段经文同义。

33 癫狂第二十二

狂言、惊、善笑、好歌乐、妄行不休者，得之大恐，治之取手阳明、太阳、太阴。狂，目妄见、耳妄闻、善呼者，少**气**之所生也，治之取手太阳、太阴、阳明、足太阴、头、两顑。狂者多食，善见鬼神，善笑而不发于外者，得之有所大喜，治之取足太阴、太阳、阳明，后取手太阴、太阳、阳明。狂而新发，未应如此者，先取曲泉左右动脉，及盛者见血，有顷已，不已，以法取之，灸骨骶二十壮。

【发微】"狂，目妄见"等一系列症状皆在于"少气"。在此，"气"泛指人一身之气，即整体状态的虚衰。

34　癫狂第二十二

内闭不得溲，刺足少阴、太阳与骶上以长针，气逆则取其太阴、阳明、厥阴，甚取少阴、阳明动者之经也。

【发微】段中"气逆"是对本应向下之势反向上症状的概括。

35　癫狂第二十二

少气，身漯漯也，言吸吸也，骨酸体重，懈惰不能动，补足少阴。短气，息短不属，动作气索，补足少阴，去血络也。

【发微】"少气"与"短气"颇相似，因而张介宾将两者都划归到"气虚"的范畴。但差别在于，"少气"更偏于全身性的阳虚、气虚等症；而"短气"则主要以肺气虚表现为要。

所谓"动作气索"，杨上善云"索，取气也。亦是肾气虚"，也就是伴随行动而出现喘息、气不足等症状。

36　热病第二十三

热病三日，而气口静、人迎躁者，取之诸阳，五十九刺，以泻其热而出其汗，实其阴以补其不足者。身热甚，阴阳皆静者，勿刺也；其可刺者，急取之，不汗出则泄。所谓勿刺者，有死征也。

【发微】本段论热病之人迎寸口诊法及其相关刺法。"气口"即寸口，主阴分；"人迎"主阳分。故而"气口静，人迎躁"则可知病在阳分，故"取之诸阳"。

37 热病第二十三

热病体重，肠中热，取之以第四针，于其腧及下诸指间，索气于胃胳，得气也。

【发微】本段中"索气于胃胳，得气也"，难以理解，但据《太素》为"索气于胃络得气"则了然。杨上善更是在注释中将操作过程进一步清晰化，言"以锋针取胃输及手足指间八处胃络，以得气为限"。

38 热病第二十三

气满胸中喘息，取足太阴大指之端，去爪甲如薤叶，寒则留之，热则疾之，气下乃止。

【发微】段中"气满胸中"是致喘息之成因，此"气"即呼吸之气不下、壅滞胸中的表现，故而针刺后"气下"则是肺气通畅、喘症平息的效果。

39 杂病第二十六

厥气走喉而不能言，手足清，大便不利，取足少阴。

【发微】"厥气"即上逆之气，是对喉部有气上冲之感且难以言语的病症描述。

40 杂病第二十六

厥而腹向向然，多寒气，腹中榖榖，便溲难，取足太阴。

【发微】厥病发伴随腹部症状，其中"腹向向然"与后"多寒气"有密切关联。"向"古通"响"，至马莳注释中，则直接注为"腹中响响然而气善走布"，这样则较易理解，即腹中肠鸣胀气之感，且具体说明此"气"为"寒气"。一方面一定程度表明了病因，即与感受寒凉有关，另一方面则形象描述了冷气窜肠的不适感。

41　杂病第二十六

心痛，但短气不足以息，刺手太阴。

【发微】本段论心痛仅伴随"短气"症状，与前文所论"短气"相同，主要为肺部相关表现。杨上善注云："手太阴主于气息，故气短息不足，取此脉疗主输穴。"

42　杂病第二十六

气逆上，刺膺中陷者与下胸动脉。

【发微】此处"气逆上"，是对人身整体所感受的应向下行之气反向上冲之症的概括。

43　杂病第二十六

腹痛，刺脐左右动脉，已刺按之，立已；不已，刺气街，已刺按之，立已。

【发微】此"气街"为特定针刺部位。杨上善言："气街亦是足阳明动脉，故不已取之也。"马莳对其定位更有详细描述，言"即气冲，夹脐相去四寸，鼠蹊上一寸，动脉应手宛宛中，冲脉所起"。

44　周痹第二十七

帝曰：善。余已得其意矣。此内不在脏，而外未发于皮，独居分肉之间，真气不能周，故命曰周痹。故刺痹者，必先切循其下之六经，视其虚实，及大络之血结而不通，及虚而脉陷空者而调之，熨而通之，其瘛坚，转引而行之。

【发微】此论发痹病之痛的机理及证治。因痹之发作周游于身，致人身正气无以正常循环周流，即"真气不能周"之义，是古人对周痹成因从气角度的理解认识。

45 五乱第三十四

黄帝曰：五乱者，刺之有道乎？

岐伯曰：有道以来，有道以去，审知其道，是谓身宝。

黄帝曰：善。愿闻其道。

岐伯曰：气在于心者，取之手少阴、心主之输。气在于肺者，取之手太阴荥、足少阴输。气在于肠胃者，取之足太阴、阳明；不下者，取之三里。气在于头者，取之天柱、大杼；不知，取足太阳荥输。气在于臂足，取之先去血脉，后取其阳明、少阳之荥输。

【发微】本篇前文已述，"五乱"成因于"清气在阴，浊气在阳，营气顺脉，卫气逆行"，可见古人解释"五乱"主要体现于气之乱。故而本段中"气在于"不同脏腑、部位，是言这种气乱之症的所发之处。

46 胀论第三十五

黄帝曰：愿闻胀形。

岐伯曰：夫心胀者，烦心短气，卧不安。肺胀者，虚满而喘咳。肝胀者，胁下满而痛引小腹。脾胀者，善哕，四肢烦悗，体重不能胜衣，卧不安。肾胀者，腹满引背央央然，腰髀痛。六腑胀：胃胀者，腹满，胃脘痛，鼻闻焦臭，妨于食，大便难。大肠胀者，肠鸣而痛濯濯，冬日重感于寒，则飧泄不

化。小肠胀者，少腹䐜胀，引腰而痛。膀胱胀者，少腹满而气
癃。三焦胀者，气满于皮肤中，轻轻然而不坚。胆胀者，胁下
痛胀，口中苦，善太息。凡此诸胀者，其道在一，明知逆顺，
针数不失。泻虚补实，神去其室，致邪失正，真不可定，粗之
所败，谓之夭命。补虚泻实，神归其室，久塞其空，谓之
良工。

【发微】本段论以脏腑分类的不同胀病之表现。首先，心
胀表现之"短气"，与上文皆同义。

"气癃"，张介宾已有定义，为"膀胱气闭，小水不通"，
故而"癃"即癃闭之义，因"闭"致气不通而发为胀。

三焦胀的"气满于皮肤中"，则意在描述皮肤浅表处弥漫
性的肿胀之症。

47　胀论第三十五

黄帝问于岐伯曰：胀论言无问虚实，工在疾泻，近者一
下，远者三下。今有其三而不下者，其过焉在？

岐伯对曰：此言陷于肉、肓而中气穴者也。不中气穴，
则气内闭；针不陷肓，则气不行；上越中肉，则卫气相乱，
阴阳相逐。其于胀也，当泻不泻，气故不下，三而不下，必
更其道，气下乃止，不下复始，可以万全，乌有殆者乎。其
于胀也，必审其脉，当泻则泻，当补则补，如鼓应桴，恶有
不下者乎。

【发微】本段分析治胀"三而不下"的原因，古代"三"
多作虚数，意即反复针刺而不见胀消的成因。关于肉、肓、气
穴等部位层次关系，杨上善已有较详尽的解释，"肉肓"为
"皮下肉上之膜"，而"气穴"在此特指为"发胀脉气所发
穴"，亦可直接理解为胀病所发之处，因而如果针不刺在病

处，则会使成胀之气无法随针而泻出，致"内闭"；而如果刺得过浅，未至"肓膜"，则"气不行分肉间"，亦是一种凝滞的表现。

"上越中肉"于《太素》中为"不越中肉"，意为"针入其皮，起而不下其肉，则卫气行而失次，阴阳之气并也"，由于卫气活跃于表，故而针刺过浅仅引动卫气，依然是未刺入病所、即"气穴"处之义。

因此，如果刺胀病反复出现这种情况，则应更换一个位置再行针刺，以致胀之邪气消为度，即经文所言"气下乃止"。

48　逆顺肥瘦第三十八

黄帝曰：刺瘦人奈何？

岐伯曰：瘦人者，皮薄色少，肉廉廉然，薄唇轻言，其血清气滑，易脱于气，易损于血，刺此者，浅而疾之。

【发微】此论"瘦人"受术者的体质特征与针刺要点。"血清气滑""易于脱气"是对其体质象征的一身之气虚少易失的描述，实都意在表明其体质偏弱，针刺的耐受程度差，故而刺时应注意"浅""疾"等程度的把握。

49　逆顺肥瘦第三十八

黄帝曰：刺常人奈何？

岐伯曰：视其白黑，各为调之，其端正敦厚者，其血气和调，刺此者，无失常数也。

【发微】"常人"指体质不偏颇，阴阳之气平和的人。"血气和调"一方面是对阴阳平衡的表述，另一方面也是对人身整体气血处于常态之概括。

50 逆顺肥瘦第三十八

黄帝曰：刺壮士真骨者奈何？

岐伯曰：刺壮士真骨，坚肉缓节监监然，此人重则气涩血浊，刺此者，深而留之，多益其数；劲则气滑血清，刺此者，浅而疾之。

【发微】本段是对同一体质两种不同形态之人的特点及相应刺法的描述。同为"壮士真骨"，即张介宾所释"骨多坚刚"之人，而有"重"与"劲"之异。所谓"重"，马莳理解为"体"之"重"，张介宾解为"不好动而安重"，但不论何义，都有沉重、好静、缓慢之特征，故而其"气涩血浊"，即体内循环有缓慢凝涩的征象，刺法与"肥人"相似。

而"劲"之义，马莳认为是"体"之"轻而劲"，张介宾则理解为"劲急易发"，此类人有着轻快、好动、敏捷等特点，故而与其行动特点相应，体内的"气血"状态亦是滑利、清澈、通畅而迅速的，刺法则应与刺"瘦人"之法相同。

51 逆顺肥瘦第三十八

黄帝曰：刺婴儿奈何？

岐伯曰：婴儿者，其肉脆血少气弱，刺此者，以毫针，浅刺而疾发针，日再可也。

【发微】古之"婴儿"应是对婴儿与小儿的统称，但其总体都有体质娇嫩的特点，"血少气弱"即是对此的概括，故而尤应注意把握针刺的适度。

52 阴阳清浊第四十

黄帝曰：治之奈何？

岐伯曰：清者其气滑，浊者其气涩，此气之常也。故刺阴者，深而留之；刺阳者，浅而疾之；清浊相干者，以数调之也。

【发微】本段是对前文论阴阳经脉之"气"特点的接续。除足太阴经之外，普遍而言，阴经受"清气"，阳经受"浊气"；故此得出阴经之"气"滑，阳经之"气"涩的描述。这一方面是对阴阳经循行部位特点的概念总结，另一方面则主要在于以这种对"气"的观念上的特性分析。其刺法，《太素》作"刺阳者，深而留之；刺阴者，浅而疾之"，合于刺法之理。

53 阴阳系日月第四十一

正月、二月、三月，人气在左，无刺左足之阳。
四月、五月、六月，人气在右，无刺右足之阳。
七月、八月、九月，人气在右，无刺右足之阴。
十月、十一月、十二月，人气在左，无刺左足之阴。

【发微】本段核心概念为"人气"。"人气"之论，亦是源于古人天人相应的观念，以人身十二经脉应之天时十二月，在天有天气，于四时各有阴阳偏重特点；在人则有人气，亦对应四时有经气的盛衰规律。其理论意义在于说明古时对针刺治疗的时间优势之经验总结，体现出早期时间医学意识的雏形。

54 病传第四十二

黄帝曰：余受九针于夫子，而私览于诸方，或有导引行气、乔摩、灸、熨、刺、焫、饮药之一者，可独守耶，将尽行之乎？

岐伯曰：诸方者，众人之方也，非一人之所尽行也。

【发微】本段并举诸种古时常用治疗方法，其排列顺序由外而内，根据治疗手段对人体的创伤性程度由小到大、治疗疾病之由浅入深。因此，将"行气"与"导引"并提，说明其所疏导之"气"似更偏于位居浅表的人身之卫气。

55　逆顺第五十五

黄帝曰：候之奈何？

伯高曰：兵法曰：无迎逢逢之**气**，无击堂堂之阵。刺法曰：无刺熇熇之热，无刺漉漉之汗，无刺浑浑之脉，无刺病与脉相逆者。

黄帝曰：候其可刺奈何？

伯高曰：上工，刺其未生者也。其次，刺其未盛者也。其次，刺其已衰者也。下工，刺其方袭者也，与其形之盛者也，与其病之与脉相逆者也。故曰：方其盛也，勿敢毁伤，刺其已衰，事必大昌。故曰：上工治未病，不治已病。此之谓也。

【发微】《黄帝内经》善用隐喻论医理。此处是以"兵法"论针刺原则。根据杨上善的释义，"逢逢""堂堂"均义为"兵盛"，指出"兵之气色盛者，未可即击，待其衰，然后击之"。用针亦是如此，在病势正盛时应避免立刻行针刺之法。因而此处的"气"，是兵气之义，指对方兵力阵势。

56　卫气失常第五十九

黄帝曰：卫**气**之留于腹中，蓄积不行，苑蕴不得常所，使人支胁胃中满，喘呼逆息者，何以去之？

伯高曰：其**气**积于胸中者，上取之；积于腹中者，下取之；上下皆满者，傍取之。

【发微】全篇论"卫气"相关各类病症及治法。本段之"气"均指卫气，是论本应"行于皮肤肓膜"之卫气积留于不同位置的治法，上病上取、下病下取，上下皆病则兼傍取，属于局部针刺，以发挥近治作用。

57 卫气失常第五十九

黄帝曰：取之奈何？

伯高对曰：积于上，泻人迎、天突、喉中；积于下者，泻三里与气街；上下皆满者，上下取之，与季胁之下一寸（一本云季胁之下深一寸）；重者，鸡足取之。诊视其脉大而弦急，及绝不至者，及腹皮急甚者，不可刺也。

黄帝曰：善。

【发微】本段续前文之论，明确所取的具体腧穴。"气街"指气街穴，即气冲。

58 卫气失常第五十九

黄帝曰：取之奈何？

伯高曰：夫病变化，浮沉深浅，不可胜穷，各在其处。病间者浅之，甚者深之，间者小之，甚者众之，随变而调气，故曰上工。

【发微】此"调气"属针刺的基本作用，所调之"气"，言小，即经脉之气；言大，则是一身之气，即人身整体状态。以"气"应"病变化……不可胜穷"的莫测。

59 玉版第六十

黄帝曰：上下有数乎？

岐伯曰：迎之五里，中道而止，五至而已，五往而藏之气尽矣，故五五二十五而竭其输矣，此所谓夺其天气者也，非能绝其命而倾其寿者也。

黄帝曰：愿卒闻之。

岐伯曰：阙门而刺之者，死于家中；入门而刺之者，死于堂上。

黄帝曰：善乎方，明哉道，请著之玉版，以为重宝，传之后世，以为刺禁，令民勿敢犯也。

【发微】本段续前文论"针之能杀生人"的情况之一，即《类经》所言"勿迎五里，能杀生人"。"藏之气"指某一脏腑之气。而若二十五至，则五脏输气皆竭，便会导致"杀生人"。

经文中所夺"天气"，依张介宾解释，为"天真之气"，似指真气之义。值得注意的是，段中所论之数蕴含天人相应之理，多为虚数，实目的在于表示不同的针刺程度。

60 阴阳二十五人第六十四

黄帝曰：刺其诸阴阳奈何？

岐伯曰：按其寸口人迎，以调阴阳，切循其经络之凝涩，结而不通者，此于身皆为痛痹，甚则不行，故凝涩。凝涩者，致气以温之，血和乃止。其结络者，脉结血不和，决之乃行。故曰：气有余于上者，导而下之；气不足于上者，推而休之；其稽留不至者，因而迎之；必明于经隧，乃能持之。寒与热争者，导而行之；其宛陈血不结者，则而予之。必先明知二十五人，则血气之所在，左右上下，刺约毕也。

【发微】发为"痛痹"之证时，有血脉"凝涩"的症状，治疗当"致气以温之"。"致气"之义，张介宾将"致"解释为"使之至"，即"血脉凝涩，气不至也，故当留针以补而致其气以温之"，此"气"当为脉气，意为通过留针使原本凝滞的脉中之血流通。

其后论"气有余"与"气不足"于上的两种情况的治法，

其原理皆为以针刺引导气从有余之处至不足之处。至于气的有余、不足的具体含义，则似应通过病症表现的倾向性来判断。

最后总结通过对不同体质的人有了分类与判别，即可明了其"血气之所在"，即人身总体气血阴阳盛衰状况。

61 上膈第六十八

黄帝曰：刺之奈何？

岐伯曰：微按其痈，视**气**所行，先浅刺其傍，稍内益深，还而刺之，毋过三行，察其沉浮，以为深浅。已刺必熨，令热入中，日使热内，邪**气**益衰，大痈乃溃。伍以参禁，以除其内，恬憺无为，乃能行**气**，后以咸苦，化谷乃下矣。

【发微】本段论针刺治疗"痈"证的方法。在刺之前，先通过按所病之处，而"视气所行"，这里的"气"虽为"痈气"，但内容所指十分具体，杨上善对此解释详尽，言"取知痈气所行有三：一欲知其痈气之盛衰，二欲知其痈之浅深，三欲知其刺处之要，故按以视也"，属于针刺之前对病处的诊断过程。

"邪气"当为致"痈"的病邪。

最后在调养方法中有"恬憺无为，乃能行气"之说，对此杨上善的解释在今人看来很有趣，言"夫情有所在则气有所并，气有所并则不能营卫，故忘情恬恢无为，则气将自营"，体现出古人观念中情绪、情感与人身之气、尤其气的循行的密切关联，亦即对心身关系的认识，并将此观念融合于疾病治疗后的养护实践中。

62 忧恚无言第六十九

黄帝曰：刺之奈何？

岐伯曰：足之少阴，上系于舌，络于横骨，终于会厌。两泻其血脉，浊气乃辟。会厌之脉，上络任脉，取之天突，其厌乃发也。

【发微】经文前文已论及"卒然无音"是"寒气客于厌"所致，既有"寒气"，则将致气血之行滞塞，故而针刺"泻其血脉"，所辟清者当为凝涩之"气"，即浊气。

63 邪客第七十一

黄帝曰：持针纵舍，余未得其意也。

岐伯曰：持针之道，欲端以正，安以静，先知虚实，而行疾徐，左手执骨，右手循之，无与肉果，泻欲端以正，补必闭肤，辅针导气，邪得淫泆，真气得居。

黄帝曰：扞皮开腠理奈何？

岐伯曰：因其分肉，左别其肤，微内而徐端之，适神不散，邪气得去。

【发微】本段依然论"持针之道"。"辅针"，《太素》作"转针"。"辅针导气"与"徐入徐出，谓之导气，补泻无形，谓之同精"不甚相同，后者为"导气"针法，与补泻针法并立，而前者是指在行补泻针法的过程中，应以"持针之道"辅助针（或通过捻针转动）实现"调气"之功用。

"真气"与前文之"邪"及文末之"邪气"对应，有正气之义，即通过针刺手段，扶正祛邪。

64 官能第七十三

明于五输，徐疾所在，屈伸出入，皆有条理，言阴与阳，合于五行，五脏六腑，亦有所藏，四时八风，尽有阴阳，各得其位，合于明堂，各处色部，五脏六腑，察其所痛，左右上下，知其寒温，何经所在，审皮肤之寒温滑涩，知其所苦，膈有上下，知其气所在。先得其道，稀而疎之，稍深以留，故能徐入之。大热在上，推而下之，从下上者，引而去之，视前痛者，常先取之。大寒在外，留而补之，入于中者，从合泻之。针所不为，灸之所宜。上气不足，推而扬之，下气不足，积而从之。阴阳皆虚，火自当之；厥而寒甚，骨廉陷下，寒过于膝，下陵三里，阴络所过，得之留止，寒入于中，推而行之，经陷下者，火则当之；结络坚紧，火所治之。不知所苦，两跻之下，男阴女阳，良工所禁，针论毕矣。

【发微】本段中三处"气"实所言为一事，首先判断所病在膈之上下部位，即"知其气所在"，此时的"气"应是对病处的泛指。

"不足"之病位在上，即膈以上之"上气不足"，杨上善将之具体解为"膻中气少"，则"推而扬"，即"推补令盛"；"不足"之病位在下，即膈以下之"下气不足"，杨上善释为"肾间动气少"，则"积而从"，即"补气聚"。

65 官能第七十三

是故工之用针也，知气之所在，而守其门户，明于调气，补泻所在，徐疾之意，所取之处。泻必用员，切而转之，其气乃行，疾而徐出，邪气乃出，伸而迎之，遥大其穴，气出乃疾。补必用方，外引其皮，令当其门，左引其枢，右推其肤，微旋而徐推之，必端以正，安以静，坚心无解，欲微以留，气下而疾出之，推其皮，盖其外门，真气乃存。用针之要，无忘其神。

【发微】总结前文，行针者应知"气之所在"，即知晓经脉气血的常态、功能；"明于调气"，则是以针刺调整人身状态。

其后所论"泻必用员""补必用方",为针刺补泻的具体操作方法,赵京生结合杨上善的释义"员谓之规,法天而动,泻气者也。方谓之矩,法地而静,补气者也",提出前者在于说明"泻法操作要以动为特点……补法操作要以静为特点"[①]。

具体分析其中的"气"义,"其气乃行",是言通过针刺刺激,使应有的针刺反应——出现,"邪气"与其后"气出乃疾"之"气"同指,为所应泻的致病之邪。

补法中,"气下而疾出"是对针刺后"气"之势的把握,也就是感受到得气,达到应有的补之效果,则迅速出针,亦有得气后不留针之义。

"真气"也就是人本身之正气。

66 官能第七十三

雷公问于黄帝曰:针论曰:得其人乃传,非其人勿言。何以知其可传?

黄帝曰:各得其人,任之其能,故能明其事。

雷公曰:愿闻官能奈何?

黄帝曰:明目者,可使视色。聪耳者,可使听音。捷疾辞语者,可使传论语。徐而安静,手巧而心审谛者,可使行针艾,理血气而调诸逆顺,察阴阳而兼诸方。缓节柔筋而心和调者,可使导引行气。疾毒言语轻人者,可使唾痈呪病。爪苦手毒,为事善伤者,可使按积抑痹。各得其能,方乃可行,其名乃彰。不得其人,其功不成,其师无名。故曰:得其人乃言,非其人勿传,此之谓也。手毒者,可使试按龟,置龟于器下而

---

① 赵京生. 针灸关键概念术语考论 [M]. 北京:人民卫生出版社,2012:375.

按其上，五十日而死矣；手甘者，复生如故也。

【发微】本段所论为古代医学因材施教之理，根据学生自身特点，授其所适之术，取其所长，发挥最好的效果。其中最适于行针艾之术的人，可理人之"血气"，即针刺调气之理，此处的"血气""逆顺""阴阳"等三个针艾之术的关键点，也正体现了针灸理论的两个重要思维方式：阴阳、顺势①。

后文之"导引行气"之术，于前文已有论及，所行之"气"当是卫气。

67　刺节真邪第七十五

黄帝曰：刺节言振埃，夫子乃言刺外经，去阳病，余不知其所谓也，愿卒闻之。

岐伯曰：振埃者，阳气大逆，上满于胸中，愤瞋肩息，大气逆上，喘喝坐伏，病恶埃烟，㗫不得息，请言振埃，尚疾于振埃。

黄帝曰：善。取之何如？

岐伯曰：取之天容。

黄帝曰：其咳上气穷诎胸痛者，取之奈何？

岐伯曰：取之廉泉。

黄帝曰：取之有数乎？

岐伯曰：取天容者，无过一里，取廉泉者，血变而止。

帝曰：善哉。

【发微】此为"刺有五节"之第一。有关"振埃"之义，杨上善认为，是因"此三种阳疾，恶于埃尘烟气"，发病有

---

① 赵京生. 针灸经典理论阐释（修订本）［M］. 上海：上海中医药大学出版社，2003：176-184.

"气满闭塞，不得喘息"的表现。

文中"阳气"是对病位与病性的界定，之所以言"大气逆上"，是因"宗气"为"大气"，而"宗气"又是胸中所聚之气，即言此病主要症状在胸中。

症状"咳上气穷诎"，其中杨上善释"穷诎"为"气不申（伸）"，其意指咳而有气短的症状表现。

68　刺节真邪第七十五

黄帝曰：刺节言彻衣，夫子乃言尽刺诸阳之奇输，未有常处也，愿卒闻之。

岐伯曰：是阳气有余而阴气不足，阴气不足则内热，阳气有余则外热，内热相搏，热于怀炭，外畏绵帛近，不可近身，又不可近席，腠理闭塞，则汗不出，舌焦唇槁，腊干嗌燥，饮食不让美恶。

黄帝曰：善。取之奈何？

岐伯曰：取之于其天府、大杼三痏，又刺中膂以去其热，补足手太阴以去其汗，热去汗稀，疾于彻衣。

黄帝曰：善。

【发微】此为"刺有五节"之第四。关于文中"内热"与"外热"的成因，杨上善从脏腑理论角度进一步解释，言"脏之阴气在内，腑之阳气在外。阳气在外，阴气不足则阳乘之，故内热薄停也"，段中的"气"主要意在表明机体内外、阴阳的盛衰状况。此症状的核心在于热象，故刺治关键在于泄热，而其在内仍有虚证，因此配之以补阴经。

69　刺节真邪第七十五

凡刺寒邪日以温，徐往徐来致其神，门户已闭气不分，虚实得调其**气**存也。

【**发微**】本段为"五邪刺"之"寒邪"的歌诀。其中"气不分"之义，杨上善从补法解释，言"刺寒之道，日日使温，徐往而入，得温气已，去疾而出针，以致神气为意也"，符合此下经文所说"刺寒者用毫针也"，而毫针，依《灵枢·九针十二原》论其功用，"毫针者，尖如蚊虻喙，静以徐往，微以久留之而养，以取痛痹"；此外，马莳释为"门户已闭，分气不泄"，则"气"有分肉间之气义，不甚准确；张介宾解释为"门户闭而气不泄"，是泛指人身正气，与后文的"其气存"之"气"实同指，更合行文逻辑。

70　刺节真邪第七十五

上热下寒，视其虚脉而陷之于经络者取之，**气**下乃止，此所谓引而下之者也。

【**发微**】杨上善将此"上热下寒"直接解释为"腰以上热，腰以下冷"的症状，而张介宾对其进行了理论层面的说明，言"阳实于上而虚于下也"，可知此"气"为阳气之义。

71　卫气行第七十六

黄帝曰：卫**气**之在于身也，上下往来不以期，候**气**而刺之奈何？

伯高曰：分有多少，日有长短，春秋冬夏，各有分理，然后常以平旦为纪，以夜尽为始。是故一日一夜，水下百刻，二十五刻者，半日之度也，常如是毋已，日入而止，随日之长短，各以为纪而刺之。谨候其时，病可与期，失时反候者，百病不治。故曰：刺实者，刺其来也；刺虚者，刺其去也。此言**气**存亡之时，以候虚实而刺之。是故谨候**气**之所在而刺之，是谓逢时。在于三阳，必候其气在于阳而刺之；病在于三阴，必候其气在阴分而刺之。

【发微】本段之"气"皆指卫气，多以卫气循行的规律，解释对针刺时机把握问题的经验总结。

72　大惑论第八十

黄帝曰：善。治此诸邪奈何？

岐伯曰：先其脏腑，诛其小过，后调其气，盛者泻之，虚者补之，必先明知其形志之苦乐，定乃取之。

【发微】本段论"七邪"刺法。"先其脏腑""后调其气"，似意在于先内而外，根据杨上善的解释，"先取五脏六腑诸募等脏腑之上诸穴，除其微过，然后调其脏腑五输六输而补泻之"，可更明确其取穴方式，即先在局部取脏腑募穴，发挥腧穴近治作用；后于四肢远端取五输穴以调气，体现了腧穴的远治作用。

《素问》

1　阴阳应象大论篇第五

故曰：病之始起也，可刺而已；其盛，可待衰而已。故因其轻而扬之，因其重而减之，因其衰而彰之。形不足者，温之以气；精不足者，补之以味。其高者，因而越之；其下者，引而竭之；中满者，泻之于内；其有邪者，渍形以为汗；其在皮者，汗而发之；其慓悍者，按而收之；其实者，散而泻之。审其阴阳，以别柔刚，阳病治阴，阴病治阳，定其血气，各守其乡，血实宜决之，气虚宜掣引之。

【发微】本段是论不同病形对应治则的经典段落。对于

"形不足者，温之以气"，王冰作注时将"气"理解为卫气，但依此解，后文"精不足者，补之以味"则无法对应；马莳亦注意到这一谬误，并将之理解为"如用阳气之药，必兼以阴味之药"，这是从较抽象层面对这一原则的概括；而吴崑则进一步详释，言"药之为性，气为阳，投之以养阳之品，则形肉温而皮肤充，无不足之形矣；味为阴，投之以益阴之物，则精液足而真元复，无不足之精矣"。

"定其血气"与前文之阴阳调和相关，所谓"守其乡"，根据王冰注文，指守"本经之气位"，因而此言"血气"当是经脉之营血、卫气。

其后分论血与气病的对应治法，此处的"气虚"仍是经脉之卫气虚，吴崑认为，"经络之气，有虚处必有实处，宜挈引其实者济其虚者"，可见是以针刺调和经络的阴阳虚实至平衡状态。

2　移精变气论篇第十三

黄帝问曰：余闻古之治病，惟其移精变气，可祝由而已。今世治病，毒药治其内，针石治其外，或愈或不愈，何也？

岐伯对曰：往古人居禽兽之间，动作以避寒，阴居以避暑，内无眷慕之累，外无伸宦之形，此恬憺之世，邪不能深入也。故毒药不能治其内，针石不能治其外，故可移精祝由而已。当今之世不然，忧患缘其内，苦形伤其外，又失四时之从，逆寒暑之宜，贼风数至，虚邪朝夕，内至五脏骨髓，外伤空窍肌肤，所以小病必甚，大病必死，故祝由不能已也。

【发微】本篇之核心在于"移精变气"之义。吴崑对此四字分别释义，言"移易精神，变化脏气，导引营卫，归之平调而已"；卓廉士通过结合针刺之道的相关原则，从整体分析通篇的意义，将此语解释为"通过转移、接触、远距离作用等祝由的方法去改变患者的精气达到治愈的目的①"。结合注家注释及后世相关研究，我们认为"移精变气"从结构上应属于互文之笔，即"移变""精气"，"精气"谓人之根本，此意在说明上古之人通过祝由之法可以改变、调节人根本的精与气的状态，即使人恢复健康。

3　移精变气论篇第十三

中古之治病，至而治之，汤液十日，以去八风五痹之病，十日不已，治以草苏草荄之枝，本末为助，标本已得，邪气乃服。暮世之治病也则不然，治不本四时，不知日月，不审逆从，病形已成，乃欲微针治其外，汤液治其内，粗工凶凶，以为可攻，故病未已，新病复起。

【发微】此"邪气"即前文"八风五痹之病"，是对外感病邪的泛称。

4　汤液醪醴论篇第十四

帝曰：上古圣人作汤液醪醴，为而不用何也？

岐伯曰：自古圣人之作汤液醪醴者，以为备耳，夫上古作汤液，故为而弗服也。中古之世，道德稍衰，邪气时至，服之万全。

帝曰：今之世不必已何也？

岐伯曰：当今之世，必齐毒药攻其中，镵石针艾治其外也。

---

① 卓廉士. 移精变气论 [J]. 南京中医药大学学报（社会科学版），2012，13（1）：21-24.

【发微】段中对"邪气"的描述，称其"时至"，即当时而发，因此是对外感之病邪的统称。

5 汤液醪醴论篇第十四

帝曰：其有不从毫毛而生，五脏阳以竭也，津液充郭，其魄独居，精孤于内，**气**耗于外，形不可与衣相保，此四极急而动中，是**气**拒于内，而形施于外，治之奈何？

岐伯曰：平治于权衡，去宛陈莝，微动四极，温衣，缪刺其处，以复其形。开鬼门，洁净府，精以时服，五阳已布，疏涤五脏，故精自生，形自盛，骨肉相保，巨**气**乃平。

帝曰：善。

【发微】"精孤于内"与"气耗于外"相对，一者为阴，一者为阳。

"气拒于内"，《太素》作"气巨于内"，联系后文之"巨气乃平"，似以《太素》之文段前后更相呼应，杨上善对此解释为"五脏大气数发，病生于内，病形弛外"，并将后文释为"骨肉相亲""大气平和"，依此，则"气"当谓大气言。

整段论述中，始终有"精""气""形"的并列描述，前两者为内藏于身体的根本，一阴一阳，后者为有形可见之象，因而"气"在此是对动态的、阳性的身体功能的概括，言其"巨""大"，则是对其范围与程度的描摹。

6 玉版论要篇第十五

容色见上下左右，各在其要。其色见浅者，汤液主治，十日已。其见深者，必齐主治，二十一日已。其见大深者，醪酒主治，百日已。色夭面脱，不治，百日尽已。脉短**气**绝死，病温虚甚死。

【发微】对于"脉短气绝"之义，以吴崑解释较为周详，言"脉来短者，上不至关为阳气绝，下不至关为阴气绝"，此"气"是指人身整体状态，"脉短"为其特点，"气绝"指其诊断意义。

7 诊要经终论篇第十六

黄帝问曰：诊要何如？

岐伯对曰：正月二月，天气始方，地气始发，人气在肝。三月四月，天气正方，地气定发，人气在脾。五月六月，天气盛，地气高，人气在头。七月八月，阴气始杀，人气在肺。九月十月，阴气始冰，地气始闭，人气在心。十一月十二月，冰复，地气合，人气在肾。

故春刺散俞，及与分理，血出而止，甚者传气，间者环也。夏刺络俞，见血而止，尽气闭环，痛病必下。秋刺皮肤，循理，上下同法，神变而止。冬刺俞窍于分理，甚者直下，间者散下。

【发微】本段主要讨论"天气""地气""人气"三者于不同时节的对应。"人气"于不同季节而在于不同脏腑或身形部位，根据历代注家注释，多是从五行角度进行划分诠释。本篇所论在于"诊"，且其后又关联不同季节相应针刺部位，张志聪对此从经脉与脏腑相合的角度阐释，似更助理解，言"盖以六十日而气在一脏为首，五脏相通而次序旋转者也"，即"气"随经脉之循环，于不同时节使不同部位功能彰显，而这一特点，在外则体现于四时之脉。

对于后文"甚者传气，间者环也"的理解，王冰、马莳等都从"诊"进行诠释，认为是判断疾病传变的规律，如王冰言，"相传则传所不胜，循环则周回于五气也"；而吴崑、张介宾都从"治"理解，其中张介宾所论极具体，"病甚者针宜久留，故必待其传气。病稍间者，但候其气行一周于身，约二刻许，可止针也"。本句之前先论总则，后论具体针刺程度，若接下来反又论病之传变似无道理，且结合后文论秋冬刺法时，相同句式中有"神变而止""甚者直下，间者散下"等，均是言针刺操作的"度"的问题，可推知应是吴、张所释之义。

最后所言"尽气"，如王冰解，"谓出血而尽针下取所病脉盛邪之气"，即以针泻邪气。

8　诊要经终论篇第十六

春夏秋冬，各有所刺，法其所在。春刺夏分，脉乱气微，入淫骨髓，病不能愈，令人不嗜食，又且少气。春刺秋分，筋挛，逆气环为咳嗽，病不愈，令人时惊，又且哭。春刺冬分，邪气著藏，令人胀，病不愈，又且欲言语。

【发微】所谓"脉乱气微"，张志聪解为"脉乱，血气外溢，故令人气微"，因而此时的"气"，偏于"一身之气"义，是对整体状态的概括。

其后，"少气"与"不嗜食"同作为症状表现，则较为具体，应是可见或可感的气短之义。

"逆气环为咳嗽"，张介宾认为，所谓"逆气"是"肝气上逆"，"气周及肺，为咳嗽"，至于"环""周"之义，即如吴崑所言，指"气一周于身"，与前段所论相接。

最后所藏之"邪气"，为当治、当泻而未得治的病邪。

9　诊要经终论篇第十六

夏刺春分，病不愈，令人解堕。夏刺秋分，病不愈，令人心中欲无言，惕惕如人将捕之。夏刺冬分，病不愈，令人少气，时欲怒。

【发微】段中"少气"之义，与呼吸之气关系更为密切，肾主纳气，以吴崑解，"刺冬分而伤肾，则不能吸，故令人少气"，可知此因肾虚而致气纳不足，从而出现与之相关的系列症状表现。

10 诊要经终论篇第十六

冬刺春分，病不已，令人欲卧不能眠，眠而有见。冬刺夏分，病不愈，气上，发为诸痹。冬刺秋分，病不已，令人善渴。

【发微】关于"气上"之义，诸家多理解为本应内藏之气外溢，吴崑从五行生克角度进行了理论阐释，言"刺夏分而伤心火，则脾土失其母，脾虚故气上而为浮肿"，这里实反映出古人对气的认识观念，因虚而致气机失调，似有虚浮之感，虽浮肿属较为弥漫的病症，但却以"上"的方位感来传达其虚浮之义。

11 脉要精微论篇第十七

黄帝问曰：诊法何如？

岐伯对曰：诊法常以平旦，阴气未动，阳气未散，饮食未进，经脉未盛，络脉调匀，气血未乱，故乃可诊有过之脉。

【发微】本段是论平旦诊脉的缘由，核心之义在于说明人身各功能状态于平旦之时，未受任何外界影响，故而能反映其本身真实情况。因此，段中各"气"也偏于广义概念，所指较泛，"阴气""阳气"在于言其阴阳未受天气之左右，"气血"则是对人身营卫阴阳的整体代称。

12　玉机真脏论篇第十九

大骨枯槁，大肉陷下，胸中气满，喘息不便，其气动形，期六月死，真脏脉见，乃予之期日。

大骨枯槁，大肉陷下，胸中气满，喘息不便，内痛引肩项，期一月死，真脏见，乃予之期日。

大骨枯槁，大肉陷下，胸中气满，喘息不便，内痛引肩项，身热脱肉破䐃，真脏见，十月之内死。

大骨枯槁，大肉陷下，肩髓内消，动作益衰，真脏来见，期一岁死，见其真脏，乃予之期日。

大骨枯槁，大肉陷下，胸中气满，腹内痛，心中不便，肩项身热，破䐃脱肉，目匡陷，真脏见，目不见人，立死，其见人者，至其所不胜之时则死。

急虚身中卒至，五脏绝闭，脉道不通，气不往来，譬于堕溺，不可为期。

其脉绝不来，若人一息五六至，其形肉不脱，真脏虽不见，犹死也。

【发微】本段共论及七种危象的表现及其时间，其中五种都以"大骨枯槁，大肉陷下"为首要征象，其中的四种都有"胸中气满"的症状，如王冰释义所言，"胸中气满，喘息不便，是肺无主也"，可见此"气"当是指呼吸之气，因肺功能失调而致满溢于胸腔，产生胸部胀闷之感；而杨上善将之解为"肺气虚少，邪气盈胸"，实即古人对非正常之征象均可谓之"邪"，基本意在言说反常之态。

第一种死候中有"其气动形"的描述，即因在内之病引起在外之"形"的改变或表征，如杨上善所言，"喘息气急，肩膺皆动，故曰动形"。

第六种死候中，有"脉道不通，气不往来"的症状，吴崐分别补充，"脉道不通，脉不至也。气不往来，呼吸泯也"，可见两者是分别描述脉与呼吸的表现。

13 玉机真脏论篇第十九

黄帝曰：凡治病，察其形气色泽，脉之盛衰，病之新故，乃治之无后其时。形气相得，谓之可治；色泽以浮，谓之易已；脉从四时，谓之可治；脉弱以滑，是有胃气，命曰易治，取之以时。形气相失，谓之难治；色夭不泽，谓之难已；脉实以坚，谓之益甚；脉逆四时，为不可治。必察四难，而明告之。

【发微】本段论病之易治与难治的具体内容，经文将后者称为"四难"，前者姑且称之"四易"。其中"形气"之辨是重要的判断标准之一，此时，"形"偏于外显征象，"气"偏于内在功能，"形气"的"相得"与"相失"，即人身内外是否一致协调。

"胃气"在此用以言脉，所谓"人无胃气曰逆，逆者死"（《素问·平人气象论》），而此言"有胃气"，则为顺证，未现真脏之脉。

14 三部九候论篇第二十

帝曰：以候奈何？

岐伯曰：必先度其形之肥瘦，以调其气之虚实，实则泻之，虚则补之。必先去其血脉而后调之，无问其病，以平为期。

【发微】此言"气之虚实"与"形之肥瘦"都是对总体状态的把握，故可将"气"理解为一身之气，并通过脉诊而判断其状态；若更具体而言，则如吴崑释义，"气之虚实，谓诸脏之气，各有虚实，实者泻，虚者补，是调之也"。

15 三部九候论篇第二十

帝曰：决死生奈何？

岐伯曰：形盛脉细，少气不足以息者危。形瘦脉大，胸中多气者死。形气相得者生。参伍不调者病。三部九候皆相失者死。上下左右之脉相应如参舂者病甚。上下左右相失不可数者死。中部之候虽独调，与众脏相失者死。中部之候相减者死。目内陷者死。

【发微】"少气不足以息"指呼吸之气少。

而关于"胸中多气"之义，张志聪从"形气"之辨角度分析较清晰，言"《针经》曰：病而形肉脱，气胜形者死，形胜气者危。盖形瘦者，正气衰也。脉大者，病气进也。胸中多气者，气胜形也。气胜形者，邪气盛而正气脱也"，简单来说，"形瘦"为在外之形，"脉大""多气"为在内之状，内外矛盾且内强而外弱，故曰死。

16 三部九候论篇第二十

帝曰：何以知病之所在？

岐伯曰：察九候独小者病，独大者病，独疾者病，独迟者病，独热者病，独寒者病，独陷下者病。以左手足上，上去踝五寸按之，庶右手足当踝而弹之，其应过五寸以上，蠕蠕然者不病；其应疾，中手浑浑然者病；中手徐徐然者病；其应上不能至五寸，弹之不应者死。是以脱肉身不去者死。中部乍疏乍数者死。其脉代而钩者，病在络脉。九候之相应也，上下若一，不得相失。一候后则病，二候后则病甚，三候后则病危。

所谓后者，应不俱也。察其腑脏，以知死生之期，必先知经脉，然后知病脉，真脏脉见者胜死。足太阳气绝者，其足不可屈伸，死必戴眼。

【发微】"足太阳气绝"，即足太阳经脉之气的断绝。张介宾进一步解释道，"足太阳之脉，下者合腘中，贯腨内，出外踝之后；上者起目内眦，其脉有通项入于脑者正属目本，名曰眼系。故太阳气绝者，血枯筋急，足不可屈伸，而死必戴眼"。可见，经脉气绝症状，多是联系其循行与所属身形部位，对病症进行经脉的划归。

17　经脉别论篇第二十一

太阳脏独至，厥喘虚气逆，是阴不足阳有余也，表里当俱泻，取之下俞。阳明脏独至，是阳气重并也，当泻阳补阴，取之下俞。少阳脏独至，是厥气也，跷前卒大，取之下俞，少阳独至者，一阳之过也。太阴脏搏者，用心省真，五脉气少，胃气不平，三阴也，宜治其下俞，补阳泻阴。一阳独啸，少阳厥也，阳并于上，四脉争张，气归于肾，宜治其经络，泻阳补阴。一阴至，厥阴之治也，真虚痐心，厥气留薄，发为白汗，调食和药，治在下俞。

【发微】"厥喘虚气逆"，为一组相关相连的症状，根据马莳注文，"厥者气逆，喘者难息，虚者不实，诸症上行"，可见是因虚而致的"呼吸之气"逆而上行的感受。

所谓"阳气重并"，吴崑解为，"阳经见阳证，重阳无阴也"，即阳过盛而阴过虚之脉象，而具体治法的原因，张介宾论曰，"阳气因邪而重并于本脏，故当泻胃之阳，补脾之阴，而取之下俞也"。

"厥气"为气不循常经、厥逆上行的症状，因厥逆之气起

于下，故有"骱前卒大"之症。经文最后"厥气留薄"之义
与之相似。

"五脉气"，即五脏之脉气，"胃气"于此亦是指胃之脉
气，均是就脉动而言。

"气归于肾"一段，张介宾认为，"一阳当作二阴，少阳
当作少阴"，但如此一来，则与后文"泻阳补阴"相悖，似
不妥。

18　脏气法时论篇第二十二

帝曰：愿卒闻之。

岐伯曰：肝主春，足厥阴少阳主治，其日甲乙，肝苦急，
急食甘以缓之。心主夏，手少阴太阳主治，其日丙丁，心苦
缓，急食酸以收之。脾主长夏，足太阴阳明主治，其日戊己，
脾苦湿，急食苦以燥之。肺主秋，手太阴阳明主治，其日庚
辛，肺苦气上逆，急食苦以泄之。肾主冬，足少阴太阳主治，
其日壬癸，肾苦燥，急食辛以润之，开腠理，致津液，通
气也。

【发微】肺之为病"气上逆"，此"气"偏于呼吸之气
义，为气机失调而上逆的症状。

最后所言"通气"，王冰注言，"肺气下流，肾与肺通"，
这一解释过于具体，但从文义而论亦可说通，或概而言之，则
是通过"开腠理，致津液"的治法，使气机通利。

19　脏气法时论篇第二十二

肝病者，两胁下痛引少腹，令人善怒，虚则目䀮䀮无所见，
耳无所闻，善恐如人将捕之，取其经，厥阴与少阳，气逆，则
头痛耳聋不聪颊肿。取血者。

【发微】此"气逆"即厥逆上冲之气，实为对由下及上而成的实证之病机的概括。

20　脏气法时论篇第二十二

肺病者，喘咳逆气，肩背痛，汗出尻阴股膝髀腨胻足皆痛，虚则少气不能报息，耳聋嗌干，取其经，太阴足太阳之外厥阴内血者。

【发微】"喘咳逆气"为肺司呼吸功能失调，致呼吸之气无以下行而上逆的症状。

"少气不能报息"之义，以张介宾解释较为翔实，"报"与"复"同义，此言"呼吸气短，难于接续"的表现。

21　血气形志篇第二十四

刺阳明出血气，刺太阳出血恶气，刺少阳出气恶血，刺太阴出气恶血，刺少阴出气恶血，刺厥阴出血恶气也。

【发微】本段是在该篇论六经气血多少的理论基础上，阐述其相应针刺原则，正如吴崑所言，"当分其经之气血多少而为补泻"。这里的"气"是指经脉之气无疑，但在实践操作中则较难以直接对应，仅姑且参考《灵枢·经水》所论不同经脉针刺深浅久暂。出血，即放血之法，而出气，则为以针刺泻法泻出邪气之义。

22　宝命全形论篇第二十五

黄帝问曰：天复地载，万物悉备，莫贵于人，人以天地之气生，四时之法成，君王众庶，尽欲全形，形之疾病，莫知其情，留淫日深，著于骨髓，心私虑之。余欲针除其疾病，为之奈何？

岐伯对曰：夫盐之味咸者，其气令器津泄；弦绝者，其音

275

嘶败；木敷者，其叶发；病深者，其声哕。人有此三者，是谓坏府，毒药无治，短针无取，此皆绝皮伤肉，血**气**争黑。

【发微】"天地之气"为自然之义，人取"气"于天地之间，仍是传达天人合一的观念。

论五味之咸对人身之影响中，有"其气令器津泄"一句，此"气"是对咸的性质的代称。

"血气争黑"，《太素》作"血气争异"，杨上善解释为"皮肉血气各不相得"，考虑到"异"古写作"異"，有传抄讹误的可能。此时的"气"是与血相对，共同统括人之身形基础，以示其阴阳内外功能的整体失调。

23 宝命全形论篇第二十五

帝曰：何如而虚？何如而实？

岐伯曰：刺实者须其虚，刺虚者须其实，经**气**已至，慎守勿失，深浅在志，远近若一，如临深渊，手如握虎，神无营于众物。

【发微】本段是论针刺虚实之法的经典语段。"经气已至，慎守勿失"，即"守气"之法。其中《素问·针解》将此释为"经气已至，慎守勿失者，勿变更也"，即已得"经气"之后，持续操作，保持针感之义。"守气"概念于《黄帝内经》中有针刺前与针刺后之别，此处为针刺后的守气，而今人对"守气"之理解，为针刺得气以后通过一定的手法来维持针感与针刺的效应[①]。

---

① 赵京生. 针灸关键概念术语考论 [M]. 北京：人民卫生出版社，2012：351-352.

24 离合真邪论篇第二十七

黄帝问曰：余闻九针九篇，夫子乃因而九之，九九八十一篇，余尽通其意矣。经言**气**之盛衰，左右倾移，以上调下，以左调右，有余不足，补泻于荣输，余知之矣。此皆荣卫之倾移，虚实之所生，非邪**气**从外入于经也。余愿闻邪**气**之在经也，其病人何如？取之奈何？

岐伯对曰：夫圣人之起度数，必应于天地，故天有宿度，地有经水，人有经脉。天地温和，则经水安静；天寒地冻，则经水凝泣；天暑地热，则经水沸溢；卒风暴起，则经水波涌而陇起。夫邪之入于脉也，寒则血凝泣，暑则**气**淖泽，虚邪因而入客，亦如经水之得风也，经之动脉，其至也亦时陇起，其行于脉中循循然，其至寸口中手也，时大时小，大则邪至，小则平，其行无常处，在阴与阳，不可为度，从而察之，三部九候，卒然逢之，早遏其路。吸则内针，无令**气**忤，静以久留，无令邪布，吸则转针，以得**气**为故，候呼引针，呼尽乃去，大**气**皆出，故命曰泻。

【发微】段首言"气之盛衰，左右倾移"，与后文"荣卫之倾移"语义相近，此"气"即指经脉营卫之气。

因前文所言均为经脉营卫之气的失调而致虚实之证，故问及因外感之"邪气"所致病如何，"邪气"于此是对外因致病的统称。

后言天人相应之理，"寒则血凝泣（涩），暑则气淖泽"，寒暑对应天地之阴阳，同样，"血"与"气"则为人身阴阳的象征。

后论针刺泻法的具体操作，通过以针刺配合呼吸，从而达到泻除邪气的效果。"无令气忤"，杨上善释义为"无令邪气能逆忤之也"，即不要加重使病邪深入，此"气"指邪气。

而后"得气"，与通常所论之得"谷气"① 不尽相同，具体原因将于下一段论补法中展开。

最后"大气皆出"，如王冰所言，为"大邪之气，错乱阴阳者也"，即使病邪之大势泻去。

25 离合真邪论篇第二十七

帝曰：不足者补之奈何？

岐伯曰：必先扪而循之，切而散之，推而按之，弹而怒之，抓而下之，通而取之，外引其门，以闭其神，呼尽内针，静以久留，以气至为故，如待所贵，不知日暮，其气以至，适而自护，候吸引针，气不得出，各在其处，推阖其门，令神气存，大气留止，故命曰补。

【发微】本段续论针刺补法的操作。"气至为故"与前文"得气为故"对应，一者言补，一者言泻，既是泻，有从内引而出外的方向性，故所得之气更偏于需泻出之气，即病邪；既是补，有从外引入于内的方向性，故所使至的气更偏于需补之气，即以针调动的人身正气。正如杨上善对后文"其气以至""气不得出"的注释，均解为"正气"之义。

出针之后"令神气存"，结合张志聪释义，"神存气留"，此"气"与后文之"大气"含义近似，均是使正气守护于内而不外泻之义。

26 通评虚实论篇第二十八

痈不知所，按之不应手，乍来乍已，刺手太阴傍三痏与缨

---

① 李鼎. 中医针灸基础论丛 [M]. 北京：人民卫生出版社，2009：101.

脉各二。掖痛大热，刺足少阳五，刺而热不止，刺手心主三，刺手太阴经络者大骨之会各三。暴痛筋软，随分而痛，魄汗不尽，胞气不足，治在经俞。

【发微】本段论及不同类型的痛疽刺法。"胞气不足"与"魄汗不尽"为相并症状，杨上善注云："魄汗者，肺汗也。胞气不足者，谓膀胱之胞气不足也"；马莳论曰："在外之魄汗出之不尽，在内之胞气则不足，而小便不通"，故可知此"胞气"当指膀胱功能。

27　刺热篇第三十二

肝热病者，小便先黄，腹痛多卧身热，热争则狂言及惊，胁满痛，手足躁，不得安卧，庚辛甚，甲乙大汗，气逆则庚辛死，刺足厥阴少阳，其逆则头痛员员，脉引冲头也。

【发微】自此始论五脏热病的症状表现与预后，及针刺治疗。其中每一脏均有对应病情加重的时段，并言"气逆则……死"，此时的"气逆"，对应不同脏，会体现为不同的表现，因而没有固定的含义，但正如吴崑所言之"逆为邪胜脏"，是对逆症、病情未见好转而反甚的说法。

28　刺热篇第三十二

心热病者，先不乐，数日乃热，热争则卒心痛，烦闷善呕，头痛面赤无汗，壬癸甚，丙丁大汗，气逆则壬癸死，刺手少阴太阳。

【发微】见本章经文第27段。

29　刺热篇第三十二

脾热病者，先头重颊痛，烦心颜青，欲呕身热，热争则腰痛不可用俯仰，腹满泄，两颔痛，甲乙甚，戊己大汗，**气**逆则甲乙死，刺足太阴阳明。

【发微】见本章经文第 27 段。

30　刺热篇第三十二

肺热病者，先渐然厥，起毫毛，恶风寒，舌上黄身热。热争则喘咳，痛走胸膺背，不得大息，头痛不堪，汗出而寒，丙丁甚，庚辛大汗，**气**逆则丙丁死，刺手太阴阳明，出血如大豆，立已。

【发微】见本章经文第 27 段。

31　刺热篇第三十二

肾热病者，先腰痛骱酸，苦渴数饮身热，热争则项痛而强，骱寒且酸，足下热，不欲言，其逆则项痛员员淡淡然，戊己甚，壬癸大汗，**气**逆则戊己死，刺足少阴太阳，诸汗者，至其所胜日汗出也。

【发微】见本章经文第 27 段。

32　疟论篇第三十五

攻之奈何？早晏何如？

岐伯曰：疟之且发也，阴阳之且移也，必从四末始也，阳已伤，阴从之，故先其时坚束其处，令邪**气**不得入，阴**气**不得出，审候见之在孙络盛坚而血者皆取之，此真往而未得并者也。

【发微】疟之发作，阴阳内外交并为因。杨上善对其病因释义道，"夫疟之作也，必内阴外阳，相入相并相移乃作。四肢为阳，脏腑为阴。疟之将作，阳从四肢而入，阴从脏腑而出，二气交争，阴胜为寒，阳胜为热"，故此"邪气"为外来侵袭之阳邪，"阴气"当指脏腑之阴。

所谓"邪气不得入，阴气不得出"，意指使疟病未发之时遏制病邪。

33 腹中论篇第四十

有病膺肿颈痛胸满腹胀，此为何病？何以得之？

岐伯曰：名厥逆。

帝曰：治之奈何？

岐伯曰：灸之则瘖，石之则狂，须其气并，乃可治也。

帝曰：何以然？

岐伯曰：阳气重上，有余于上，灸之则阳气入阴，入则瘖；石之则阳气虚，虚则狂；须其气并而治之，可使全也。

帝曰：善。

【发微】本段主要论厥逆之病的治疗时机选择问题，其关键在于等待"气并"之时施治，所谓"气并"，张介宾已详释，"谓阴阳既逆之后，必渐通也。盖上下不交，因而厥逆，当其乖离而强治之，恐致偏绝。故必须其气并，则或阴或阳，随其盛衰，察而调之，可使保全也"，换言之，厥逆因于"阳气重上"，不应在其病情盛急之时立即施治，而应待病势稍退，再根据病情进行或灸或石的治疗。

34 病能论篇第四十六

有病颈痈者，或石治之，或针灸治之，而皆已，其真安在？

岐伯曰：此同名异等者也。夫痈气之息者，宜以针开除去之，夫气盛血聚者，宜石而泻之，此所谓同病异治也。

【发微】此论颈痛的同病异治之理。其中"息",根据杨上善之注,指"增长"之义;王冰则注为死肉、腐肉;而吴崑更将此"针"具体化为"铍针",用以"去腐肉"。这与"气盛血聚者",代表了痛证的两种不同症状,而分别有对应的治法。

"痛气"在此即痛证病气之形,"气盛"则用以描述处于较急性期的痛证。

35　刺禁论篇第五十二

刺中心,一日死,其动为噫。刺中肝,五日死,其动为语。刺中肾,六日死,其动为嚏。刺中肺,三日死,其动为咳。刺中脾,十日死,其动为吞。刺中胆,一日半死,其动为呕。刺跗上中大脉,血出不止死。刺面中溜脉,不幸为盲。刺头中脑户,入脑立死。刺舌下中脉太过,血出不止为喑。刺足下布络中脉,血不出为肿。刺郄中大脉,令人仆脱色。刺气街中脉,血不出,为肿鼠仆。刺脊间中髓,为伛。刺乳上,中乳房,为肿根蚀。刺缺盆中内陷,气泄,令人喘咳逆。刺手鱼腹内陷,为肿。

【发微】"气街",即气街穴,《针灸甲乙经》中定位为"在归来下,鼠鼷上一寸,动脉应手,足阳明脉气所发"之处。

"气泄"之发生,实即对应现在所言的气胸症状,即针刺穿破胸膜而致的针害。

36　刺禁论篇第五十二

无刺大醉,令人气乱。无刺大怒,令人气逆。无刺大劳人,无刺新饱人,无刺大饥人,无刺大渴人,无刺大惊人。刺阴股中大脉，血出不止死。刺客主人内陷中脉，为内漏为聋。刺膝髌出液，为跛。刺臂太阴脉，出血多立死。刺足少阴脉，重虚出血，为舌难以言。

【发微】所谓刺"大醉"而致"气乱"，根据王冰释义，为"脉数过度"所致，此"气"亦可理解为脉气之义。

《素问·举痛论》曰："余知百病生于气也，怒则气上，喜则气缓……"因而怒则令人有"气逆上冲"之势，另行针刺，则更甚。

37　刺禁论篇第五十二

刺膺中陷中肺，为喘逆仰息。刺肘中内陷，气归之，为不屈伸。刺阴股下三寸内陷，令人遗溺。刺掖下胁间内陷，令人咳。刺少腹中膀胱溺出，令人少腹满。刺腨肠内陷，为肿。刺匡上陷骨中脉，为漏为盲。刺关节中液出，不得屈伸。

【发微】所刺肘中的刺禁之义，张志聪解释为，"内陷者，不能泻出其邪，而致气归于内也。气不得出，则血不得散，故不能屈伸也"，因而此"气"当指病邪而言。

38　针解篇第五十四

黄帝问曰：愿闻九针之解，虚实之道。

岐伯对曰：刺虚则实之者，针下热也，气实乃热也。满而泄之者，针下寒也，气虚乃寒也。菀陈则除之者，出恶血也。邪胜则虚之者，出针勿按。徐而疾则实者，徐出针而疾按之。疾而徐则虚者，疾出针而徐按之。言实与虚者，寒温气多少也。若无若有者，疾不可知也。察后与先者，知病先后也。为虚与实者，工勿失其法。若得若失者，离其法也。虚实之要，九针最妙者，为其各有所宜也。补泻之时者，与气开阖相合也。九针之名，各不同形者，针穷其所当补泻也。

【发微】针刺补泻虚实与针下之感的关系，张介宾进行了更翔实的阐释，"针下热者，自寒而热也，热则正气至而虚者实矣，故为补。针下寒者，自热而寒也，寒则邪气去而实者虚矣，故为泻"，此处以受术者所感知的寒温，言说针刺补泻之法的效应。而后文"寒温气多少"，则如王冰注，"谓经脉阴阳之气"，已不是直接感知的寒温冷暖，而抽象为经脉之气的性质。

最后论"补泻之时"的把握，所谓"与气开阖相合"，王冰解释为"气当时刻谓之开，已过未至谓之阖"，关键在于"逢时"二字，这与古人对经脉之气循行的时间规律认识相关。

39 针解篇第五十四

刺实须其虚者，留针阴气隆至，乃去针也。刺虚须其实者，阳气隆至，针下热乃去针也。经气已至，慎守勿失者，勿变更也。深浅在志者，知病之内外也。近远如一者，深浅其候等也。如临深渊者，不敢堕也。手如握虎者，欲其壮也。神无营于众物者，静志观病人，无左右视也。义无邪下者，欲端以正也。必正其神者，欲瞻病人目制其神，令气易行也。所谓三里者，下膝三寸也。所谓跗之者，举膝分易见也。巨虚者，跷足胻独陷者。下廉者，陷下者也。

【发微】"刺实须其虚""刺虚须其实"与上文所论相同，且前半之论疑似少"针下寒"之句，而见于《黄帝内经素问吴注》中。此"阴气""阳气"是对针下寒与热之感的理论说明。

"经气已至"即"气至"，所得为经脉之气，产生相应针下感觉与受术者反应。

"令气易行"是因于"制其神"，马莳释，"制其神气，使之专一，令病人之气易行"，这实际上是在针治过程中，不仅施术者保持专心，"必一其神，令志在针"，也要使受术者专注凝神，才有助得气，达到理想的针治效果，这也是"气易行"的实际意义。

40　长刺节论篇第五十五

病在少腹有积，刺皮䯏以下，至少腹而止，刺侠脊两傍四椎间，刺两髂髎季胁肋间，导腹中气热下已。

【发微】"腹中气热下已"之义，如马莳所释，是刺治后"引腹中之气，至有热气下行，则病已矣，盖热下则积散也"，当是指受术者自觉有热感下行。

41　长刺节论篇第五十五

病在骨，骨重不可举，骨髓酸痛，寒气至，名曰骨痹，深者刺无伤脉肉为故，其道大分小分，骨热病已止。

【发微】在陈述"病在骨"的症状之后，有"寒气至"之论，根据马莳的释义，"寒冷气至，病成骨痹"，可见此"寒气"当为骨痹之发的诱因，属致病之邪。

42　骨空论篇第六十

其上气有音者治其喉中央，在缺盆中者。其病上冲喉者治其渐，渐者上侠颐也。寒膝伸不屈治其楗。坐而膝痛治其机。立而暑解，治其骸关。膝痛，痛及拇指治其腘。坐而膝痛如物隐者，治其关。膝痛不可屈伸，治其背内。连䯏若折，治阳明中俞髎。若别，治巨阳少阴荥。淫泺胫酸，不能久立，治少阳之维，在外上五寸。

【发微】段中"上气有音"之症，以张介宾描述较详尽，谓"气喘急而喉中有声"，此"气"当指呼吸之气，对应施治处之"喉中央""缺盆中"，即天突穴。

43　调经论篇第六十二

帝曰：补泻奈何？

岐伯曰：神有余，则泻其小络之血，出血勿之深斥，无中其大经，神气乃平。神不足者，视其虚络，按而致之，刺而利之，无出其血，无泄其气，以通其经，神气乃平。

【发微】本段与通常论补泻之文有异，是以"神"的有余、不足作为补泻的标准。而"神气乃平"则作为判断补泻效果与针刺之度的标志，即原本有余、不足之态复常的表现。

"无泄其气"与"无出其血"，是对补法应注意固护人身阴阳的分别概括。

44　调经论篇第六十二

帝曰：刺微奈何？

岐伯曰：按摩勿释，著针勿斥，移气于不足，神气乃得复。

帝曰：善。

【发微】所论之"微"，杨上善言，"即未病之病"，因此治法亦较轻微，以"和气"为要。治疗中，所谓"移气于不足"，如马莳言，指"移邪气于不足而为衰"。

其后"神气"与前文相似，亦是对针刺之效的判断标准，是受术者状态复常的表现。

45　调经论篇第六十二

帝曰：补泻奈何？

岐伯曰：气有余，则泻其经隧，无伤其经，无出其血，无
泄其气。不足，则补其经隧，无出其气。

【发微】本段之"气"的有余不足均指前文所论，"气有
余则喘咳上气，不足则息利少气"，这些症状均针对肺而言，
故此气亦是指肺气。

在泻法中有"无泄其气"的原则，"补法"中有"无出其
气"的原则，王冰将此"气"释为"营气"，从而"无出其
血"则"无泄其气"。但《黄帝内经》中血气并称时往往为阴
阳之别，"气"很少偏指营气而与血同义，而结合文段中的
"其"，实指手太阴肺经，故此"气"也当是肺经的经脉之气。

46　调经论篇第六十二

帝曰：刺微奈何？

岐伯曰：按摩勿释，出针视之，曰我将深之，适人必革，
精气自伏，邪气散乱，无所休息，气泄腠理，真气乃相得。

帝曰：善。

【发微】本段所论"刺微"，是十分生动的一种刺法之理。
首先应诠释的是"适人必革"之义。杨上善将"革"注为
"改"，即受术者将有所改变；而王冰、吴崑等都将"革"解
为"皮"的含义，为"调适于皮"。结合语境，前有副词
"必"，则其后接名词义"皮"很难符合语法规则，且前文言
"我将深之"，受术者听闻后产生情绪的紧张感，以"改变"
义解释更合逻辑。

在这一治法中，施术者所扮演的角色如调兵遣将，通过利

用受术者情绪变化而引起的"气"的变化，从而操纵人身正气与邪气。在此借用战争隐喻模型①，进一步解释。

当告知受术者要进行深刺时，必将使之恐惧、紧张，此时"精气"则会内敛与深藏，如同敌我双方在类似瓮城之处进行交战，指挥者突然引起自己军队的恐慌，纷纷退回城内；这时唯剩"邪气散乱，无所休息"，如关上瓮城之门，只剩敌军乱作一团，并予以歼灭；"邪气"既已泄出于腠理，如王冰言，"真气乃与皮腠相得"，即重新开瓮城之门，原先撤退之我军，又驻守于门口。

47 调经论篇第六十二

帝曰：刺微奈何？

岐伯曰：取分肉间，无中其经，无伤其络，卫气得复，邪气乃索。

帝曰：善。

【发微】本段为关于"形有余不足"的"刺微"之论。因是"刺微"，则不宜伤及深层，所取仅在"分肉间"，王冰论及"卫气"特性，"所以温分肉而充皮肤，肥腠理而司开合"，因而此法仅"开肉分以出其邪"，重新调动卫气固护于分腠间，从而使病邪自行消散。

至此也可见本篇论"五有余""五不足"时，凡"刺微"之法，要义均在于调动人身固有之正气，从而抗邪，或使邪自动散尽。如此既是对正气的引导与激发，亦可免于因过多干预而伤正。

---

① 乔治·莱考夫，马克·约翰逊. 我们赖以生存的隐喻［M］. 何文忠，译. 杭州：浙江大学出版社，2015：62.

48　调经论篇第六十二

帝曰：阴与阳并，血气以并，病形以成，刺之奈何？

岐伯曰：刺此者取之经隧，取血于营，取气于卫，用形哉，因四时多少高下。

【发微】前文所言"血气未并"，为人身之"血气"未与病邪相合，则此"血气以并""病形以成"，则是疾病发展相较严重的阶段，即人身血气与病邪已相合。

此刺法，杨上善细化成三，"刺已成病，法有三别：一则刺于大经别走之道……二则刺于脉中营血；三则刺于脉外卫气"，故此"气"指卫气而言；论过刺法，则言选针，即"用针之状，须因四时之气"。

49　调经论篇第六十二

帝曰：血气以并，病形以成，阴阳相倾，补泻奈何？

岐伯曰：泻实者气盛乃内针，针与气俱内，以开其门如利其户，针与气俱出，精气不伤，邪气乃下，外门不闭，以出其疾，摇大其道，如利其路，是谓大泻，必切而出，大气乃屈。

帝曰：补虚奈何？

岐伯曰：持针勿置，以定其意，候呼内针，气出针入，针空四塞，精无从去，方实而疾出针，气入针出，热不得还，闭塞其门，邪气布散，精气乃得存，动气候时，近气不失，远气乃来，是谓追之。

【发微】"血气以并"之义于前文已论。

段中所论补泻之法有类于今所言呼吸补泻。"气盛乃内针"之"气"为实邪，而"针与气俱内""针与气俱出"，是指在病人吸气之时进针，呼气时出针，此"气"为呼吸之气，古人认为，如此则病邪随针而出，且不伤正。至于为何仅邪气泻出，一方面因此时邪气正盛，另一方面，因针刺亦属外来，似有同气相求之理。

"大气乃屈"，如王冰所言，指"大邪气退屈"之势。

后言补法，亦是随受术者呼吸而行针刺。"动气候时"，《太素》作"动无后时"，杨上善释为"出针已去，纵邪不出尽，自然布散消亡，精气独在，无病动于后时"，且如此方能使后文"近气不失""远气乃来"相对呼应，似因以"無"作"氣"，以"後"作"候"的误传。

而所谓"近气不失，远气乃来"，即通过针刺补法的操作，使原本所虚之处的精气得以保全，又引动他处之气使之分布匀平之义。

50 调经论篇第六十二

帝曰：夫子言虚实者有十，生于五脏，五脏五脉耳。夫十二经脉皆生其病，今夫子独言五脏。夫十二经脉者，皆络三百六十五节，节有病必被经脉，经脉之病皆有虚实，何以合之？

岐伯曰：五脏者，故得六腑与为表里，经络支节，各生虚实，其病所居，随而调之。病在脉，调之血；病在血，调之络；病在气，调之卫；病在肉，调之分肉；病在筋，调之筋；病在骨，调之骨。燔针劫刺其下及与急者；病在骨，淬针药熨；病不知所痛，两跷为上；身形有痛，九候莫病，则缪刺之；痛在于左而右脉病者，巨刺之。必谨察其九候，针道备矣。

【发微】本段论不同病位对应不同刺治层次。其中"病在气，调之卫"仍是从"卫主气"的角度而论，此时的"气"，是对所有与气相关之病的统称。

51　缪刺论篇第六十三

邪客于手阳明之络，令人**气**满胸中，喘息而支胠，胸中热，刺手大指次指爪甲上，去端如韭叶各一痏，左取右，右取左，如食顷已。

【发微】"气满胸中"之症，为胸中肺气满溢，而致喘胀的表现。

52　缪刺论篇第六十三

凡痹往来行无常处者，在分肉间痛而刺之，以月死生为数，用针者，随**气**盛衰，以为痏数，针过其日数则脱**气**，不及日数则**气**不泻，左刺右，右刺左，病已止，不已，复刺之如法，月生一日一痏，二日二痏，渐多之，十五日十五痏，十六日十四痏，渐少之。

【发微】此言时间针刺之法。《素问·八正神明论》中有论人身血气与月相之变的关系：

"月始生，则血气始精，卫气始行；月郭满，则血气实，肌肉坚；月郭空，则肌肉减，经络虚，卫气去，形独居。"

在本段经文中，"以月死生为数，用针者，随气盛衰"亦是此义。在这种观念基础上，则有针之数的标准及太过与不及之说，如杨上善论言，"盛则益数，衰则减数。辄过其数，必即脱气；不增其数，邪气不泻"，可见得所脱之"气"谓人身正气，所不泻之"气"谓病邪。

53　缪刺论篇第六十三

邪客于足少阴之络，令人嗌痛不可内食，无故善怒，**气**上走贲上，刺足下中央之脉各三痏，凡六刺，立已，左刺右，右刺左。嗌中肿，不能内唾，时不能出唾者，缪刺然骨之前，出血立已，左刺右，右刺左。

【发微】足少阴症状中"气上走贲上"，历代注家存在两种理解，其差异因于对"贲"一字的释义。一种作名词解，如杨上善将之释为"膈"，吴崑、张介宾释为"贲门"；另一种作动词解，王冰将其注释为"气奔"之义。从语境来看，"上走贲上"之句，"走"已是动词，谓气机上窜之感，而后若复加"奔上"实无必要，故"贲上"理应是对"上走"之处的补充说明，因此以第一种理解为妥。而实际上，无论其义为"膈"或"贲门"，均指横膈以上的方向，都是说得通的。

54 刺法论篇第七十二

黄帝问曰：升降之刺，以知其要，愿闻司天未得迁正，使司化之失其常政，即万化之或其皆妄。然与民为病，可得先除，欲济群生，愿闻其说。

岐伯稽首再拜曰：悉乎哉问！言其至理，圣念慈悯，欲济群生，臣乃尽陈斯道，可申洞微。太阳复布，即厥阴不迁正，不迁正气塞于上，当泻足厥阴之所流。厥阴复布，少阴不迁正，不迁正即气塞于上，当刺心包络脉之所流。少阴复布，太阴不迁正，不迁正即气留于上，当刺足太阴之所流。太阴复布，少阳不迁正，不迁正则气塞未通，当刺手少阳之所流。少阳复布，则阳明不迁正，不迁正则气未通上，当刺手太阴之所流。阳明复布，太阳不迁正，不迁正则复塞其气，当刺足少阴之所流。

【发微】本段是论运气与人身之气及针刺的关联。所谓"复布"与"不迁正"，通俗理解，即一气当去而未去，一气当来而不来。

故而所有症状中均有"气塞于上"之论，即言经脉之气未能流通，故行泻法，所泻之经既有本经，亦有表里经。

55 刺法论篇第七十二

帝曰：迁正不前，以通其要，愿闻不退，欲折其余，无令过失，可得明乎？

岐伯曰：气过有余，复作布正，是名不退位也。使地气不得后化，新司天未可迁正，故复布化令如故也。巳亥之岁天数有余，故厥阴不退位也，风行于上，木化布天，当刺足厥阴之所入。子午之岁，天数有余，故少阴不退位也，热行于上，火余化布天，当刺手厥阴之所入。丑未之岁，天数有余，故太阴不退位也，湿行于上，雨化布天，当刺足太阴之所入。寅申之岁，天数有余，故少阳不退位也，热行于上，火化布天，当刺手少阳之所入。卯酉之岁，天数有余，故阳明不退位也，金行于上，燥化布天，当刺手太阴之所入。辰戌之岁，天数有余，故太阳不退位也，寒行于上凛水化布天，当刺足少阴之所入。故天地气逆，化成民病，以法刺之，预可平疴。

【发微】"气过有余"，如前文所论的"司天之气"；"地气"于此，不单纯指自然之阴气，而有与"司天之气"对应而论的"在泉之气"之义；"天地气逆"意指自然之气的紊乱不调，从而成"虚邪贼风"，使人身受其侵袭致病。

56 刺法论篇第七十二

假令甲子，刚柔失守，刚未正，柔孤而有亏，时序不令，即音律非从，如此三年，变大疫也。详其微甚，察其浅深，欲至而可刺，刺之，当先补肾俞，次三日，可刺足太阴之所注。又有下位己卯不至，而甲子孤立者，次三年作土疠，其法补泻，一如甲子同法也。其刺以毕，又不须夜行及远行，令七日洁，清净斋戒，所有自来。肾有久病者，可以寅时面向南，净神不乱思，闭气不息七遍，以引颈咽气顺之，如咽甚硬物，如此七遍后，饵舌下津令无数。

【发微】本段论咽气之法。"闭气不息"即屏息方法，"气"即呼吸之气。

其后"咽气"，所咽为屏息后累积于口中之气。

57 刺法论篇第七十二

假令丙寅，刚柔失守，上刚干失守，下柔不可独主之，中水运非太过，不可执法而定之，布天有余，而失守上正，天地不合，即律吕音异，如此即天运失序，后三年变疫。详其微甚，差有大小，徐至即后三年，至甚即首三年，当先补心俞，次五日，可刺肾之所入。又有下位地甲子，辛巳柔不附刚，亦名失守，即地运皆虚，后三年变水疠，即刺法皆如此矣。其刺如毕，慎其大喜欲情于中，如不忌，即其气复散也，令静七日，心欲实，令少思。

【发微】论治之末谈及刺法应注意避免"大喜欲情于中"的情绪，如果不注意禁刺原则，则有"其气复散"的状况出现，此时的"气"应是对一身之气的泛称，其"复散"即因不注意情绪调畅而致针刺效应无以发挥。

58 刺法论篇第七十二

假令庚辰，刚柔失守，上位失守，下位无合，乙庚金运，故非相招，布天未退，中运胜来，上下相错，谓之失守，姑洗林钟，商音不应也，如此则天运化易，三年变大疫。详其天数，差有微甚，微即微，三年至，甚即甚，三年至，当先补肝俞，次三日，可刺肺之所行。刺毕，可静神七日，慎勿大怒，怒必真**气**却散之。又或在下地甲子乙未失守者，即乙柔干，即上庚独治之，亦名失守者，即天运孤主之，三年变疠，名曰金疠，其至待时也，详其地数之等差，亦推其微甚，可知迟速尔。诸位乙庚失守，刺法同，肝欲平，即勿怒。

【发微】此与上段之论相似，亦是针刺的情绪禁忌问题，大怒时行针，同样致气散，此言"真气"亦似人身之正气。

59　刺法论篇第七十二

假令壬午，刚柔失守，上壬未迁正，下丁独然，即虽阳年，亏及不同，上下失守，相招其有期，差之微甚，各有其数也，律吕二角，失而不和，同音有日，微甚如见，三年大疫，当刺脾之俞，次三日，可刺肝之所出也。刺毕，静神七日，勿大醉歌乐，其**气**复散，又勿饱食，勿食生物，欲令脾实，**气**无滞饱，无久坐，食无太酸，无食一切生物，宜甘宜淡。又或地下甲子，丁酉失守其位，未得中司，即**气**不当位，下不与壬奉合者，亦名失守，非名合德，故柔不附刚，即地运不合，三年变疠，其刺法一如木疫之法。

【发微】"其气复散"与上文同义。

"气无滞饱"，谓避免过饱食滞，此"气"为摄纳水谷之义。

最后"气不当位"指运气非在其时。

60　刺法论篇第七十二

假令戊申，刚柔失守，戊癸虽火运，阳年不太过也，上失其刚，柔地独主，其**气**不正，故有邪干，迭移其位，差有浅深，欲至将合，音律先同，如此天运失时，三年之中，火疫至矣，当刺肺之俞。刺毕，静神七日，勿大悲伤也，悲伤即肺动，而真气复散也，人欲实肺者，要在息气也。又或地下甲子，癸亥失守者，即柔失守位也，即上失其刚也，即亦名戊癸不相合德者也，即运与地虚，后三年变疠，即名火疠。

【发微】"其气不正"亦似运气非在其时之义，故而易受虚邪贼风。

"真气复散"如前述之义。

"实肺"之要的"息气"有调整呼吸，使呼吸气息匀平的含义。

61　刺法论篇第七十二

黄帝问曰：人虚即神游失守位，使鬼神外干，是致夭亡，何以全真？愿闻刺法。

岐伯稽首再拜曰：昭乎哉问！谓神移失守，虽在其体，然不致死，或有邪干，故令夭寿。只如厥阴失守，天以虚，人气肝虚，感天重虚，即魂游于上，邪干厥大气，身温犹可刺之，刺其足少阳之所过，次刺肝之俞。人病心虚，又遇君相二火司天失守，感而三虚，遇火不及，黑尸鬼犯之，令人暴亡，可刺手少阳之所过，复刺心俞。人脾病，又遇太阴司天失守，感而三虚，又遇土不及，青尸鬼邪犯之于人，令人暴亡，可刺足阳明之所过，复刺脾之俞。人肺病，遇阳明司天失守，感而三虚，又遇金不及，有赤尸鬼干人，令人暴亡，可刺手阳明之所过，复刺肺俞。人肾病，又遇太阳司天失守，感而三虚，又遇水运不及之年，有黄尸鬼干犯人正气，吸人神魂，致暴亡，可刺足太阳之所过，复刺肾俞。

【发微】本段论五脏之病的天人相感及对应刺法。"人气"谓与"天"相对的人身之气。

所谓"邪干厥大气"意为在天"厥阴之气"逢人肝虚引邪致病。

最后人之"正气"亦与"人气"语义相当。

62 刺法论篇第七十二

黄帝问曰：十二脏之相使，神失位，使神彩之不圆，恐邪干犯，治之可刺，愿闻其要。

岐伯稽首再拜曰：悉乎哉，问至理，道真宗，此非圣帝，焉究斯源，是谓气神合道，契符上天。心者，君主之官，神明出焉，可刺手少阴之源。肺者，相傅之官，治节出焉，可刺手太阴之源。肝者，将军之官，谋虑出焉，可刺足厥阴之源。胆者，中正之官，决断出焉，可刺足少阳之源。膻中者，臣使之官，喜乐出焉，可刺心包络所流。脾为谏议之官，知周出焉，可刺脾之源。胃为仓廪之官，五味出焉，可刺胃之源。大肠者，传道之官，变化出焉，可刺大肠之源。小肠者，受盛之官，化物出焉，可刺小肠之源。肾者，作强之官，伎巧出焉，刺其肾之源。三焦者，决渎之官，水道出焉，刺三焦之源。膀胱者，州都之官，精液藏焉，气化则能出矣，刺膀胱之源。凡此十二官者，不得相失也。是故刺法有全神养真之旨，亦法有修真之道，非治疾也，故要修养和神也。道贵常存，补神固根，精气不散，神守不分，然即神守而虽不去，亦能全真，人神不守，非达至真，至真之要，在乎天玄，神守天息，复入本元，命日归宗。

【发微】本段主体内容基于《素问·灵兰秘典论》的十二官之论，在其基础上另附刺法。

"气神合道"是古人对"气""神""道"三者关系认识的体现，"气"偏于阳，偏物质层面，"神"偏于阴，偏精神层面，而"一阴一阳之谓道"，是统领二者的更高层位的概念。

膀胱之用，"气化则能出"，如张介宾所释，"元气足则运化有常，水道自利，所以气为水母"，并从治的层面体会，"知气化能出之旨，则治水之道，思过半矣"，足现"气"与水液代谢的重要关系。

最后"道贵常存，补神固根，精气不散"合于段首所言"气神合道"之理。

63 疏五过论篇第七十七

帝曰：凡未诊病者，必问尝贵后贱，虽不中邪，病从内生，名曰脱营。尝富后贫，名曰失精，五气留连，病有所并。医工诊之，不在脏腑，不变躯形，诊之而疑，不知病名。身体日减，气虚无精，病深无气，洒洒然时惊，病深者，以其外耗于卫，内夺于荣。良工所失，不知病情，此亦治之一过也。

【发微】自此始论医者易疏忽的五种病因，此为第一过，常因人身份地位的降低、财富的减少而病生于内。

所谓"五气留连"，张介宾认为，是对上文"失精"之名的进一步阐释，"气"即为五脏之精气。

而"气虚"与"无气"皆为对人身气机整体状况的概括，是与虚衰少气相关的一系列表现。从"气虚"至"无气"是病情深重的渐进过程。

64 疏五过论篇第七十七

凡欲诊病者，必问饮食居处。暴乐暴苦，始乐后苦，皆伤精气，精气竭绝，形体毁沮。暴怒伤阴，暴喜伤阳，厥气上行，满脉去形。愚医治之，不知补泻，不知病情，精华日脱，邪**气**乃并，此治之二过也。

【发微】此论治之第二过。是问诊中对患者生活起居与情绪经历的疏忽所致，即如王冰言，"不知喜怒哀乐之殊情，概为补泻而同贯"。

情志失当，而耗散人之正气，在内为"精气"的竭绝，在外则为形体的毁坏。

而所谓"厥气"指厥逆之感，王冰言，"逆气上行，满于经络"，是从经络角度对此的解释。

最后"邪气乃并"属病邪的袭虚之性，如王冰释义，"五脏精华之气日脱，邪气薄蚀而乃并于正真之气"。

65　疏五过论篇第七十七

凡诊者，必知终始，有知余绪，切脉问名，当合男女。离绝菀结，忧恐喜怒，五脏空虚，血**气**离守，工不能知，何术之语。尝富大伤，斩筋绝脉，身体复行，令泽不息。故伤败结，留薄归阳，脓积寒炅。粗工治之，亟刺阴阳，身体解散，四支转筋，死日有期，医不能明，不问所发，唯言死日，亦为粗工，此治之五过也。

【发微】所谓"血气离守"，亦合于前文"五脏空虚"之义，指人身经脉之气血的虚衰不足。

66　疏五过论篇第七十七

凡此五者，皆受术不通，人事不明也。故曰：圣人之治病也，必知天地阴阳，四时经纪，五脏六腑，雌雄表里，刺灸砭石、毒药所主，从容人事，以明经道，贵贱贫富，各异品理，问年少长，勇怯之理，审于分部，知病本始，八正九候，诊必副矣。治病之道，**气**内为宝，循求其理，求之不得，过在表里。守数据治，无失俞理，能行此术，终身不殆。不知俞理，五脏菀熟，痈发六腑。诊病不审，是谓失常，谨守此治，与经相明，《上经》《下经》，揆度阴阳，奇恒五中，决以明堂，审于终始，可以横行。

【发微】所谓"气内为宝"，即以"气"之内敛为要，此"内"实可解为"纳"的含义，所收纳之气，根本在于"元气"，张介宾对"气内"直接理解为"气之在内者"，虽从语义上略有不通之处，但其对"元气"的进一步阐述十分详尽。此"元气"，失其和为邪气，得其和为真气，而真气又分而为三：

"曰上中下也。上者所受于天，以通呼吸者也；中者生于水谷，以养荣卫者也；下者气化于精，藏于命门，以为三焦之根本者也。故上有气海，曰膻中也，其治在肺；中有水谷气血之海，曰中气也，其治在脾胃；下有气海，曰丹田也，其治在肾。人之所赖，惟此气耳，气聚则生，气散则死。"

这一段论述，是将古人观念中对元气之根本认识，及其与其他气的关系进行了清澈的辨析。

67 方盛衰论篇第八十

诊有十度，度人脉度、脏度、肉度、筋度、俞度。阴阳气尽，人病自具。脉动无常，散阴颇阳，脉脱不具，诊无常行，诊必上下，度民君卿，受师不卒，使术不明，不察逆从，是为妄行，持雌失雄，弃阴附阳，不知并合，诊故不明，传之后世，反论自章。

【发微】对此"阴阳气尽，人病自具"之义，各注家持两种观点，一如王冰言，"诊备阴阳虚盛之理，则人病自具知之"；其二如吴崑所见，"尽，亏损也。具，见也，谓显于五度也"。二者所达之义皆为在内阴阳之变，可诊病于外，差异在于对"气"的理解，偏于阴阳盛衰之理，抑或偏于具体的人身阴阳之气，理解角度虽有别，但大意实相当。

68　方盛衰论篇第八十

至阴虚，天气绝；至阳盛，地气不足。阴阳并交，至人之所行。阴阳并交者，阳气先至，阴气后至。是以圣人持诊之道，先后阴阳而持之，奇恒之势乃六十首，诊合微之事，追阴阳之变，章五中之情，其中之论，取虚实之要，定五度之事，知此乃足以诊。是以切阴不得阳，诊消亡，得阳不得阴，守学不湛，知左不知右，知右不知左，知上不知下，知先不知后，故治不久。知丑知善，知病知不病，知高知下，知坐知起，知行知止，用之有纪，诊道乃具，万世不殆。

【发微】天地之气句概述阴阳盛衰之势及其影响。从广泛阴阳角度理解，则如张介宾所言，谓"至阴虚者，言地气若衰而不升，不升则无以降，故天气绝；至阳盛者，言天气若亢而不降，不降则无以升，故地气不足"，体现天地阴阳异常升降的原理。而合于人身之阴阳，则如吴崑之注，"至阴"为脾，"天气"为肺，"至阳"指壮火，"地气"为脾胃之气，则此谓脾虚、壮火盛两种情况对肺与中气产生的影响。

"阳气先至，阴气后至"，因阳气速、阴气缓。其原理则在于张介宾所论"阳动阴静，阳刚阴柔，阳倡阴随，阳施阴受"等阴阳之道。

69　方盛衰论篇第八十

起所有余，知所不足，度事上下，脉事因格。是以形弱气虚死；形气有余，脉气不足死；脉气有余，形气不足生。是以诊有大方，坐起有常，出入有行，以转神明，必清必净，上观下观，司八正邪，别五中部，按脉动静，循尺滑涩，寒温之意，视其大小，合之病能，逆从以得，复知病名，诊可十全，不失人情，故诊之或视息视意，故不失条理，道甚明察，故能长久。不知此道，失经绝理，亡言妄期，此谓失道。

【发微】王冰对"形弱气虚死"一句的注文曰"中外俱不足也"，实已将此所论"形"与"气"的盛衰关系的本质点明，即外与内。

而其后的论述中，"气"的内涵发生了微妙的变化，将原本"形气"的对待转为"形气"与"脉气"的比较，此时，"形气"当指人身之外形，而"脉气"因所映为在内之脏腑，故而指内在，而"气"的概念本身在此已虚化。

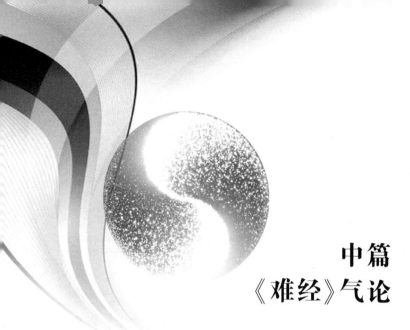

中篇

《难经》气论

第七章 针气类析

第七难

七难曰：经言少阳之至，乍大乍小，乍短乍长；阳明之至，浮大而短；太阳之至，洪大而长；少阴之至，紧大而长；太阴之至，紧细而长；厥阴之至，沉短而紧。此六者，是平脉邪？将病脉邪？

然。皆王脉也。

其气以何月，各王几日？

然。冬至之后，初得甲子少阳王，复得甲子阳明王，复得甲子太阳王，复得甲子少阴王，复得甲子太阴王，复得甲子厥阴王。王各六十日，六六三百六十日，以成一岁。此三阳三阴之王时日大要也。

【发微】本段体现古人观念中不同时节对应人体不同脉象特点，此"气"当指脉气，即脉动的强度、短长等综合特点。

第八难

八难曰：寸口脉平而死者，何谓也？

然。诸十二经脉者，皆系于生气之原。所谓生气之原者，谓十二经之根本也，谓肾间动气也。此五脏六腑之本，十二经

304

脉之根，呼吸之门，三焦之原。一名守邪之神。故**气**者，人之根本也，根绝则茎叶枯矣。寸口脉平而死者，**生气**独绝于内也。

【发微】此主论人之"生气之原"的问题，谓之为"肾间动气"。所谓"生气"，与原气（元气）概念相当，为本原之气[1]。吕广对此有详解，言："夫气冲之脉者，起于两肾之间，主气，故言肾间动气，挟任脉上至喉咽，通喘息，故云呼吸之门，上系手三阴三阳为支，下系足三阴三阳为根，故圣人引树以设喻也。"故而是借冲脉之循行路径说明以肾间之气作为人身"生气之原"的来由，更为形象地点明古人以树的结构认识人身部位功能的比类思想。

对于"寸口脉平而死"的外在现象，古人以在内的"生气独绝"来解释，也就应和了在外之脉为在内之气的探寻之"口"，即脉口的理论思想。

第十一难

十一难曰：经言脉不满五十动而一止，一**脏**无**气**者，何脏也？

然。人吸者随阴入，呼者因阳出。今吸不能至肾，至肝而还，故知一脏无**气**者，肾**气**先尽也。

【发微】此为对《灵枢·根结》的"四十动一代者，一脏无气"之说的进一步解析。古人认为，人之呼吸与脉动相合，依循中医理论，呼气为肺所主，纳气为肾所主。根据本段之义，吸气不能到达肾，只到肝便返回，所以"无气"之脏当为肾脏。此说体现了古人对人身各脏腑功能较为规整严密的逻

① 南京中医学院. 难经校释［M］. 北京：人民卫生出版社，2009：15.

辑认识与病机推理。如此观之，从表面上，段中之"气"当为呼吸之气，然而深入思考，其真正内涵则是脏之功能的失常甚至失效。

第十二难

十二难曰：经言五脏脉已绝于内，用针者反实其外；五脏脉已绝于外，用针者反实其内。内外之绝，何以别之？

然。五脏脉已绝于内者，肾肝气已绝于内也，而医反补其心肺；五脏脉已绝于外者，心肺气已绝于外也，而医反补其肾肝。阳绝补阴，阴绝补阳，是谓实实虚虚，损不足益有余，如此死者，医杀之耳。

【发微】这一难是对《灵枢·九针十二原》中"五脏之气已绝于内，而用针者反实其外"与"五脏之气已绝于外，而用针者反实其内"等两种针害致病原理的进一步详释。根据《灵枢》的原文，可见段中之"脉"实原指"气"，而在此所有"气"均为脏气之义，即脏腑的功能状态。

第十四难

治损之法奈何？

然。损其肺者，益其气；损其心者，调其荣卫；损其脾者，调其饮食，适其寒温；损其肝者，缓其中；损其肾者，益其精。此治损之法也。

脉有一呼再至，一吸再至；有一呼三至，一吸三至；有一呼四至，一吸四至；有一呼五至，一吸五至；有一呼六至，一吸六至；有一呼一至，一吸一至：有再呼一至，再吸一至；有呼吸再至。脉来如此，何以别知其病也？

然。脉来一呼再至，一吸再至，不大不小曰平。一呼三

至，一吸三至，为适得病，前大后小，即头痛、目眩，前小后
大，即胸满、短气。一呼四至，一吸四至，病欲甚，脉洪大
者，苦烦满，沉细者，腹中痛，滑者伤热，涩者中雾露。一呼
五至，一吸五至，其人当困，沉细夜加，浮大昼加，不大不
小，虽困可治，其有大小者，为难治。一呼六至，一吸六至，
为死脉也，沉细夜死，浮大昼死。一呼一至，一吸一至，名曰
损，人虽能行，犹当着床，所以然者，血气皆不足故也。再呼
一至，再吸一至，呼吸再至，名曰无魂，无魂者当死也，人虽
能行，名曰行尸。

上部有脉，下部无脉，其人当吐，不吐者死。上部无脉，下
部有脉，虽困无能为害。所以然者，人之有尺，譬如树之有根，
枝叶虽枯槁，根本将自生。脉有根本，人有元气，故知不死。

【发微】损益相对，故而治损之法以益而治，对于五脏之
损，分别以益五脏对应所主的功能，故而此处"损其肺者，益
其气"，所指为肺主呼吸之气，即增益促进肺气呼吸的功能。

"短气"作为与"胸满"相伴之症，当指呼吸短浅，肺气
不足之感。

"血气皆不足"亦可理解为人阴阳俱不足的表现，此时的
"血气"象征人身整体虚实状态。

"人有元气"与"脉有根本"相当，古人认为，脉为气在
人体之内在状况的显现，是探查人身之气的窗口。故而脉有
"根本"也就表明人身"元气"犹存，仍有治愈之转机。此时
的元气更似一种象征，代表着主宰人体生命活动的本原功能。

第十五难

如有变奈何？

然。春脉弦，反者为病。

何谓反？

然。其气来实强，是谓太过，病在外；气来虚微，是谓不及，病在内。脉来厌厌聂聂，如循榆叶曰平；益实而滑，如循长竿曰病；急而劲益强，如新张弓弦曰死。春脉微弦曰平，弦多胃气少曰病，但弦无胃气曰死，春以胃气为本。

夏脉钩，反者为病。

何谓反？

然。其气来实强，是谓太过，病在外；气来虚微，是谓不及，病在内。其脉来累累如环，如循琅玕曰平；来而益数，如鸡举足者曰病；前曲后居，如操带钩曰死。夏脉微钩曰平，钩多胃气少曰病，但钩无胃气曰死，夏以胃气为本。

秋脉毛，反者为病。

何谓反？

然。其气来实强，是谓太过，病在外；气来虚微，是谓不及，病在内。其脉来蔼蔼如车盖，按之益大曰平；不上不下，如循鸡羽曰病；按之萧索，如风吹毛曰死。秋脉微毛曰平，毛多胃气少曰病，但毛无胃气曰死，秋以胃气为本。

冬脉石，反者为病。

何谓反？

然。其气来实强，是谓太过，病在外；气来虚微，是谓不及，病在内。脉来上大下兑，濡滑如雀之喙曰平；啄啄连属，其中微曲曰病；来如解索，去如弹石曰死。冬脉微石曰平，石多胃气少曰病，但石无胃气曰死。冬以胃气为本。胃者，水谷之海，主禀。四时皆以胃气为本，是谓四时之变病，死生之要会也。脾者，中州也，其平和不可得见，衰乃见耳。来如雀之啄，如水之下漏，是脾衰见也。

【发微】 本段论四时之病脉，判断的核心标准中实只涉及两种气："（脉）气"与"胃气"。文中之"气"即"脉气"，是对当时触及的脉象特点的描述，而"胃气"则代表了特征不显著的、但缓和有力的脉象特点，象征着人身状态的良好。"胃气"越少，则四时当令之脉的特点越凸显，即脉象"不平"，病也就越深重。

第十六难

十六难曰：脉有三部九候，有阴阳，有轻重，有六十首，一脉变为四时，离圣久远，各自是其法，何以别之？

然。是其病，有内外证。

其病为之奈何？

然。假令得肝脉，其外证：善洁，面青，善怒；其内证：齐左有动气，按之牢若痛；其病：四肢满，闭淋，溲便难，转筋。有是者肝也，无是者非也。

假令得心脉，其外证：面赤，口干，喜笑；其内证：齐上有动气，按之牢若痛；其病：烦心，心痛，掌中热而啘。有是者心也，无是者非也。

假令得脾脉，其外证：面黄，善噫，善思，善味；其内证：当齐有动气，按之牢若痛；其病：腹胀满，食不消，体重节痛，怠堕嗜卧，四肢不收。有是者脾也，无是者非也。

假令得肺脉，其外证：面白，善嚏，悲愁不乐，欲哭；其内证：齐右有动气，按之牢若痛；其病：喘咳，洒淅寒热。有是者肺也，无是者非也。

假令得肾脉，其外证：面黑，善恐欠；其内证：齐下有动气，按之牢若痛；其病：逆气，小腹急痛，泄如下重，足胫寒而逆。有是者肾也，无是者非也。

【发微】此讨论的是在得到对应不同脏腑脉象之时，所牵涉的一系列症状表现，其中较具特点者为脐周之"动气"，即不同脏脉，对应脐周出现不同方位的搏动，如下图所示：

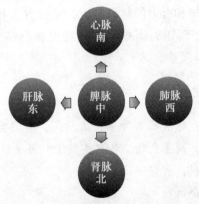

由图中可以看出，古人对脐周搏动症状与脏脉之对应是因于五行理论的五方排位观念的，因而此说具有一定的说理性质，在实践中还应变通运用。

最后，在"肾脉"之症中，有"逆气"，当指患者自觉有气自下而上冲的表现，此"气"可理解为某种难以言明的感觉。

第十八难

人病有沉滞久积聚，可切脉而知之耶？

然。诊病在右胁有积**气**，得肺脉结，脉结甚则积甚，结微则**气**微。

诊不得肺脉，而右胁有积**气**者，何也？

然。肺脉虽不见，右手脉当沉伏。

其外痼疾同法耶？将异也？

然。结者，脉来去时一止，无常数，名曰结也。伏者，脉行筋下也。浮者，脉在肉上行也。左右表里，法皆如此。假令脉结伏者，内无积聚，脉浮结者，外无痼疾；有积聚脉不结伏，有痼疾脉不浮结。为脉不应病，病不应脉，是为死病也。

【发微】段中之"气"均指积气的症状，对此"积气"的认识，虞庶有注云"结脉主块积"，今人理解时应注意避免因"气"而简单理解为如有气在胁间，此文的"气"是对胁间积块症状的概称。

第二十二难

二十二难曰：经言脉有是动，有所生病。一脉变为二病者，何也？

然。经言是动者，气也；所生病者，血也。邪在气，气为是动；邪在血，血为所生病。气主呴之，血主濡之。气留而不行者，为气先病也；血壅而不濡者，为血后病也。故先为是动，后所生病也。

【发微】这是对《灵枢·经脉》一篇中"是动则病"与"是主……所生病者"的解释。《灵枢·经脉》中每一经脉之下都有两段截然的病症描述，但追溯"是动则病"与"所生病者"的源头，早在马王堆帛书中已有论述。基于对帛书《足臂十一脉灸经》与《阴阳十一脉灸经》相关内容的深入对比分析，已基本厘清《灵枢·经脉》一篇中对经脉病症二分而论的缘由，主要因于古文献传抄与记载过程中不同文本的记述差异，而非对病症本身的直接分类①。故而此处对二者的气血之分，一方面可视为古人停于经文表面的说理性论证，另一方面也呈现出在《难经》时期古人气血观念的强化。

---

① 赵京生. 针灸经典理论阐释 [M]. 上海：上海中医药大学出版社，2000：52-69.

【经络】

第二十三难

经脉十二，络脉十五，何始何穷也？

然。经脉者，行血气，通阴阳，以荣于身者也。其始从中焦，注手太阴、阳明；阳明注足阳明、太阴；太阴注手少阴、太阳；太阳注足太阳、少阴；少阴注手心主、少阳；少阳注足少阳、厥阴；厥阴复还注手太阴。

别络十五，皆因其原，如环无端，转相灌溉，朝于寸口、人迎，以处百病，而决死生也。

经云：明知始终，阴阳定矣。何谓也？

然。终始者，脉之纪也。寸口、人迎，阴阳之气通于朝使，如环无端，故曰始也。终者，三阴三阳之脉绝，绝则死。死各有形，故曰终也。

【发微】经脉所行之"血气"，从理论上讲，当指营血卫气，从现代观念理解，其营血偏于所行之物质，而卫气更偏于推动、规约其行之动力与功能。

最后对"终始"的解释，谓"阴阳之气通于朝使"，此为"始"。根据《难经本义》之注："朝，犹朝会之朝"，可将之理解为"阴阳之气"通于交相汇聚之处，而"如环无端"。通过对比段中对"终"的描述，可见"气"于此是行于脉中的经脉之气。

第二十四难

二十四难曰：手足三阴三阳气已绝，何以为候？可知其吉凶不？

　　然。足少阴**气**绝，即骨枯。少阴者，冬脉也，伏行而濡于骨髓。故骨髓不濡，即肉不着骨；骨肉不相亲，即肉濡而却；肉濡而却，故齿长而枯，发无润泽；无润泽者，骨先死。戊日笃，己日死。

　　足太阴**气**绝，则脉不营其口唇。口唇者，肌肉之本也。脉不营，则肌肉不滑泽；肌肉不滑泽，则人中满；人中满，则唇反；唇反，则肉先死。甲日笃，乙日死。

　　足厥阴**气**绝，即筋缩引卵与舌卷。厥阴者，肝脉也。肝者，筋之合也。筋者，聚于阴器而络于舌本。故脉不营，则筋缩急；筋缩急，即引卵与舌；故舌卷卵缩，此筋先死。庚日笃，辛日死。

　　手太阴**气**绝，即皮毛焦。太阴者，肺也，行**气**温于皮毛者也。**气**弗营，则皮毛焦；皮毛焦，则津液去；津液去，则皮节伤；皮节伤，则皮枯毛折；毛折者，则毛先死。丙日笃，丁日死。

　　手少阴**气**绝，则脉不通；脉不通，则血不流；血不流，则色泽去；故面色黑如黧，此血先死。壬日笃，癸日死。

　　三阴**气**俱绝者，则目眩转目瞑；目瞑者，为失志；失志者，则志先死。死，即目瞑也。

　　六阳**气**俱绝者，则阴与阳相离，阴阳相离，则腠理泄，绝汗乃出，大如贯珠，转出不流，即**气**先死。旦占夕死，夕占旦死。

　　【**发微**】此论手足经脉之气的终绝之候。故而"气绝"之处，均指经脉之气的终绝，结合其所呈现的病症特点，可知所谓"气绝"，是症状表现关联的脏腑功能出现深重的问题而致，这时以"气"言之，更偏于对功能的概括。

　　关于"手太阴气绝"之症，丁德用从手太阴之脉的功能理解，认为其"内主于气，外荣于皮毛"，故此"气"应为手太阴经脉之气，方有这两种功能表现。

最后论及"六阳气俱绝者"，有"气先死"之说，因在此所论者为阳气，而所致为危重的死候，可推知此"气"泛指一身之气，又与血相对，主于阳分。

第二十七难

经有十二，络有十五，凡二十七气，相随上下，何独不拘于经也？

然。圣人图设沟渠，通利水道，以备不虞。天雨降下，沟渠溢满，当此之时，霶霈妄行，圣人不能复图也。此络脉满溢，诸经不能复拘也。

【发微】此文中"二十七气"，是指前文"经有十二""络有十五"的总和，统指经脉与络脉的经络之气。

第二十八难

二十八难曰：其奇经八脉者，既不拘于十二经，皆何起何继也？

然。督脉者，起于下极之俞，并于脊里，上至风府，入属于脑。

任脉者，起于中极之下，以上毛际，循腹里，上关元，至喉咽。

冲脉者，起于气冲，并足阳明之经，夹脐上行，至胸中而散也。

带脉者，起于季胁，回身一周。

阳跷脉者，起于跟中，循外踝上行，入风池。

阴跷脉者，亦起于跟中，循内踝上行，至咽喉，交贯冲脉。

阳维、阴维者，维络于身，溢畜不能环流灌溉诸经者也。故阳维起于诸阳会也，阴维起于诸阴交也。

比于圣人图设沟渠，沟渠满溢，流于深湖，故圣人不能拘通也。而人脉隆盛，入于八脉，而不环周，故十二经亦不能拘之。其受邪气，畜则肿热，砭射之也。

【发微】"气冲"，为冲脉之起始气冲穴。

最后论奇经八脉受邪的治法，"邪气"可解为对所有奇经八脉循行之处或相关部位非常状态的概括。值得注意的是，因古人将之比作"深湖"，故而从治法上也与似"沟渠"的经络不同，改用砭石放血。这可谓是在经验总结基础上的观念认识。

第二十九难

二十九难曰：奇经之为病何如？

然。阳维维于阳，阴维维于阴，阴阳不能自相维，则怅然失志，溶溶不能自收持。阳维为病苦寒热，阴维为病若心痛。阴跷为病，阳缓而阴急，阳跷为病，阴缓而阳急。冲之为病，逆气而里急。督之为病，脊强而厥。任之为病，其内苦结，男子为七疝，女子为瘕聚。带之为病，腹满，腰溶溶若坐水中。此奇经八脉之为病也。

【发微】冲脉循行纵贯人身，故而将患者自觉有气自下而上冲的症状，归于冲脉之病，不难联想，这与"冲脉"之名的由来亦有某种关联。

【脏腑】〰〰〰〰〰〰〰〰〰〰〰〰

第三十难

三十难曰：荣气之行，常与卫气相随不？

然。经言人受**气**于谷。谷入于胃，乃传与五脏六腑，五脏六腑皆受于**气**。其清者为荣，浊者为卫，荣行脉中，卫行脉外，营周不息，五十而复大会。阴阳相贯，如环之无端，故知荣卫相随也。

【发微】本段论营（荣）气与卫气之由来及其运行原理。从来源上，二者均源于人身受纳的饮食水谷，故而人最初始纳入的当为水谷精微之气，近似于现代生物医学观念的能量、营养等概念。

第三十一难

三十一难曰：三焦者，何禀何生？何始何终？其治常在何许？可晓以不？

然。三焦者，水谷之道路，**气**之所终始也。上焦者，在心下，下膈，在胃上口，主内而不出。其治在膻中，玉堂下一寸六分，直两乳间陷者是。中焦者，在胃中脘，不上不下，主腐熟水谷。其治在脐傍。下焦者，当膀胱上口，主分别清浊，主出而不内，以传导也。其治在脐下一寸。故名曰三焦，其府在**气**街。

【发微】"气之所终始"是对三焦于人身生理活动的重要意义的概括，此"气"当是泛指一身之气，但从其与水谷运化的密切关系，可见含义更偏于指饮食水谷精微之气。

最后论三焦之府在"气街"，于《佚存丛书》中有"一本曰冲"，即气冲穴的理解[①]，但结合其语境，及历代注家注释，认为此"气街"实等同于《黄帝内经》之"四气街"。这里将"气街"与三焦的功能密切关联，以"气街"作为三焦之

---

① 牛兵占. 难经 [M]. 北京：中国盲文出版社，2013：23.

府，而三焦本身体现的是胸腹部上、中、下横向的分隔关系，二者的相合则进一步验证了"气街"理论的立论角度。

第三十二难

三十二难曰：五脏俱等，而心、肺独在鬲上者，何也？

然。心者血，肺者气。血为荣，气为卫；相随上下，谓之荣卫。通行经络，营周于外，故令心、肺在鬲上也。

【发微】此论五脏之中心肺的重要性，论说话语有较浓厚的修辞色彩，以心肺居于鬲上的现象，实言说其功能。肺统领一身之气，因而此"肺者气"，不单是其直接关联的呼吸之气，也是对人身中所有与气机相关功能的概括。

其后，以"血为荣"与"气为卫"相并而论，是在经脉理论范畴内，通过论说营血与卫气之周流，复言心肺功能之重要意义。

第三十七难

三十七难曰：五脏之气，于何发起，通于何许，可晓以不？

然。五脏者，常内阅于上七窍也。故肺气通于鼻，鼻和则知香臭矣；肝气通于目，目和则知黑白矣；脾气通于口，口和则知谷味矣；心气通于舌，舌和则知五味矣；肾气通于耳，耳和则知五音矣。五脏不和，则七窍不通；六腑不和，则留结为痈。

邪在六腑，则阳脉不和；阳脉不和，则气留之；气留之，则阳脉盛矣。邪在五脏，则阴脉不和；阴脉不和，则血留之；血留之，则阴脉盛矣。阴气太盛，则阳气不得相营也，故曰格。阳气太盛，则阴气不得相营也，故曰关。阴阳俱盛，不得相营也，故曰关格。关格者，不得尽其命而死矣。

经言**气**独行于五脏，不营于六腑者，何也？

然。夫**气**之所行也，如水之流，不得息也。故阴脉营于五脏，阳脉营于六腑，如环无端，莫知其纪，终而复始，其不覆溢，人**气**内温于脏腑，外濡于腠理。

【发微】"五脏之气"与"七窍"相连通，实即指五脏与七窍（五官）的对应关系，这种对应主要体现于在内五脏状态正常，则在外五官功能良好，反之，五官病症的症结在于五脏。

其后所论阴阳之脉的"不和"所出现的问题，从所述可见此处的"不和"是脉气不流通而致瘀滞，气为阳，血为阴，因而"阳脉不和"，会导致"气留之"，此"气"为与血相对的人身之气。

后述"阴气"与"阳气"的偏盛而致格与关，是延续上文气血之说，指人体呈现阴或阳的过于偏盛所致病症。

最后论"气独行于五脏"的问题，在《难经》中实予以否定，此命题的提出，如徐大椿所言，"盖引《灵枢·脉度篇》文，而误解其义"。从答语的论述中可以看出，这里的"气"均是基于经脉而论，故而为经脉之气，周流全身，功能上"内温于脏腑，外濡于腠理"。

第三十八难

三十八难曰：脏唯有五，腑独有六者，何也？

然。所以腑有六者，谓三焦也。有原**气**之别焉，主持诸**气**，有名而无形，其经属手少阳。此外腑也，故言腑有六焉。

【发微】此为对五脏六腑之数的说理性解释。所多的一腑为三焦，对于三焦为"原气之别使"之义，马莳有详释言：
"人有肾间动气，即原气也，三焦合于右肾，为原气之别使
焉，别之为义，对正而言，肾为原气之正，三焦为原气之
别。"其功能与人身气机之运化关联密切，这与古人对三焦位
居横向的疏导作用的认识有关。

第四十五难

四十五难曰：经言八会者，何也？

然。腑会太仓，脏会季胁，筋会阳陵泉，髓会绝骨，血会
鬲俞，骨会大杼，脉会太渊，气会三焦外一筋直两乳内也。热
病在内者，取其会之气穴也。

【发微】此论八会穴的部位，其中"气会"实指膻中穴。

最后说明八会穴之功用，即治疗在内热病，所谓"会
之气穴"，即此八者为人身相关脏腑、身形、功能的集中
之处。

第四十六难

四十六难曰：老人卧而不寐，少壮寐而不寤者，何也？

然。经言少壮者，血气盛，肌肉滑，气道通，荣卫之
行不失于常，故昼日精，夜不寤也。老人血气衰，肌肉不
滑，荣卫之道涩，故昼日不能精，夜不得寐也。故知老人
不得寐也。

【发微】古人以营卫之气的循行来理解人昼夜节律问题。
此以少壮人与老人的生理特点对比，从气血之盛衰、肌肉特
点、经脉之通畅来论说二者区别。"血气"在此泛指人身阴阳
状态的盛衰。

而"气道"之所指，从后文"荣卫之道涩"即可推知，

指经脉之气的通道，也正是经脉本身。

【疾病】

第四十九难

四十九难曰：有正经自病，有五邪所伤，何以别之？

然。经言忧愁思虑则伤心；形寒饮冷则伤肺；恚怒气逆，上而不下则伤肝；饮食劳倦则伤脾；久坐湿地，强力入水则伤肾。是正经之自病也。

【发微】所谓"恚怒气逆"，正如其后的"上而不下"的描述，为自觉气机自下逆上冲的症状。

此处"气逆"，为"恚怒"所致的气机失常，"上而不下"是这种失常的进一步说明。

第六十难

六十难曰：头心之病，有厥痛，有真痛，何谓也？

然。手三阳之脉，受风寒，伏留而不去者，则名厥头痛；入连在脑者，名真头痛。其五脏气相干，名厥心痛；其痛甚，但在心，手足青者，即名真心痛。其真头心痛者，旦发夕死，夕发旦死。

【发微】对于"五脏气相干"的缘由，杨玄操有注云："诸经络皆属于心。若一经有病，其脉逆行，逆则乘心则心痛，故曰厥心痛。是五脏气冲逆致痛，非心家自痛也。"可见，此"气相干"指源于诸脏的病症而干涉、影响及心所致。

【腧穴】

第六十二难

六十二难曰：脏井荥有五，腑独有六者，何谓也？

然。腑者，阳也。三焦行于诸阳，故置一俞，名曰原。腑有六者，亦与三焦共一气也。

【发微】 此文的"三焦"，指六腑之三焦，旨在论说三焦与各腑间的密切关联，即六腑"与三焦共一气"之义。同时这也是对腑之井荥有六的原因作以说理性解释。

第六十五难

六十五难曰：经言所出为井，所入为合。其法奈何？

然。所出为井，井者，东方春也，万物之始生，故言所出为井也。所入为合，合者，北方冬也，阳气入藏，故言所入为合也。

【发微】 此以四时阴阳之气的消长说明对应的五输穴之经气流行特点。"阳气"在此指自然中的天之阳气。

第六十六难

六十六难曰：经言肺之原，出于太渊；心之原，出于大陵；肝之原，出于太冲；脾之原，出于太白；肾之原，出于太溪；少阴之原，出于兑骨；胆之原，出于丘墟；胃之原，出于冲阳；三焦之原，出于阳池；膀胱之原，出于京骨；大肠之原，出于合谷；小肠之原，出于腕骨。十二经皆以俞为原者，何也？

然。五脏俞者，三焦之所行，气之所留止也。

三焦所行之俞为原者，何也？

然。齐下肾间动**气**者，人之生命也，十二经之根本也，故名曰原。三焦者，原**气**之别使也，主通行三**气**，经历于五脏六腑。原者，三焦之尊号也，故所止辄为原。五脏六腑之有病者，皆取其原也。

【发微】因"气"留止之处为五脏之输，故可知此"气"为行于经脉之中的脉气。

张寿颐有注言："三焦所行，盖言人上中下三部脉气之流行，非手少阳之三焦经络。"可见，此文仍是论三焦之腑的生理功能。

《难经》认为"肾间动气"为经脉之气的根，即脐下搏动之处；肾间动气，亦即原气，而三焦是"原气之别使"，有重要的疏导传送功能，所谓"通行三气"，即指其上、中、下三焦传送之气，此"气"可理解为三焦这一功能牵涉的各个方面。

第六十八难

六十八难曰：五脏六腑，皆有井荥俞经合，皆何所主？

然。经言所出为井，所流为荥，所注为俞，所行为经，所入为合。井主心下满，荥主身热，俞主体重节痛，经主喘咳寒热，合主逆**气**而泄。此五脏六腑井荥俞经合所主病也。

【发微】本段为后世影响深远的五输穴主治特征。其中"逆气"指自觉有气向上冲逆的病症。详见十六难析。

【针法】

第七十难

七十难曰：春夏刺浅，秋冬刺深者，何谓也？

然。春夏者，阳气在上，人气亦在上，故当浅取之；秋冬者，阳气在下，人气亦在下，故当深取之。

春夏各致一阴，秋冬各致一阳者，何谓也？

然。春夏温，必致一阴者，初下针，沉之至肾肝之部，得气，引持之阴也。秋冬寒，必致一阳者，初内针，浅而浮之至心肺之部，得气，推内之阳也。是谓春夏必致一阴，秋冬必致一阳。

【发微】本段实论不同季节针刺的深浅之异，时令之别最直接反映在温度，不同温度条件下病人的得气反应与速度也不同。

春夏之季的"阳气在上"，实意为自然中阳气升浮，天气温暖，故而人体的阳气也随之升发，即所谓"人气亦在上"之义；反之，秋冬季，自然阳气潜藏，故曰"在下"，人之阳气也随之内敛，故曰"人气亦在下"。对于人身之气，此处的"在上"与"在下"并非身形上下，而是相对于肌表的在表与在里之层次。

后论"春夏各致一阴"与"秋冬各致一阳"的针刺方法，有一定说理意味，其中"得气"，即针下产生感应。

第七十一难

七十一难曰：经言刺荣无伤卫，刺卫无伤荣。何谓也？

然。针阳者，卧针而刺之；刺阴者，先以左手摄按所针荣俞之处，气散乃内针。是谓刺荣无伤卫，刺卫无伤荣也。

【发微】本难仍是论说针刺深浅的方法。营卫在此代表阴阳之分，有深浅之别。前者若"刺卫"，则平刺，不伤深层的营气；后者"刺营"，则先通过按摩揉捏等方式对体表进行刺激，古人认为，如此可以使在浅层的卫气疏散，此说有一定的修辞色彩，今人观之，针刺前揉摩可通过给肌表轻微刺激，提高局部痛阈。

第七十二难

七十二难曰：经言能知迎随之**气**，可令调之；调**气**之方，必在阴阳。何谓也？

然。所谓迎随者，知荣卫之流行，经脉之往来也。随其逆顺而取之，故曰迎随。调**气**之方，必在阴阳者，知其内外表里，随其阴阳而调之，故曰调**气**之方，必在阴阳。

【发微】本段是对针刺之法两个重要思维特点的论述，即阴阳成理，顺势为法①。所谓"迎随之气"，即经脉循环模式中营卫之气在经脉运行的方向。

而针刺的"调气"，一定程度上与补泻之法的关联更为密切，即以针刺调整人身之气的盛衰。

第七十三难

七十三难曰：诸井者，肌肉浅薄，**气**少，不足使也，刺之奈何？

然。诸井者，木也；荣者，火也。火者，木之子，当刺井者，以荣泻之。故经言补者不可以为泻，泻者不可以为补。此之谓也。

【发微】井穴皆位于肢端，皮肤肌肉薄，针刺井穴也难以产生肌肉丰厚之处的针感，故难以得气，因而古人以"气少"描述井穴的特点。

---

① 赵京生. 针灸经典理论阐释（修订本）[M]. 上海：上海中医药大学出版社，2003：184.

第七十六难

七十六难曰：何谓补泻？当补之时，何所取气？当泻之时，何所置气？

然。当补之时，从卫取气；当泻之时，从荣置气。其阳气不足，阴气有余，当先补其阳，而后泻其阴；阴气不足，阳气有余，当先补其阴，而后泻其阳。荣卫通行，此其要也。

【发微】这里所论之补泻，更偏于观念层面，古人皆以气来言说补泻之法的原理及方式，故而有"取气""置气"之说。

所谓"从卫取气"，"卫"指浅层，即对于气不足的受术者，针刺施术重在由浅及深，以"补入"气，即施以轻柔刺激；"从荣（营）置气"，"营"指深层，即对于病势亢盛的受术者，针刺施术重在从深及浅，以"放泄"气，即施以显著刺激。此即补泻之真意。（有关补泻之义的讨论详见本书第九章散论7）

其后阴阳之气的有余不足，均应先治其所不足者，即先行补法，避免因过强的刺激而使受术者难以承受，即古人所言使原本气之不足益甚。

第七十八难

七十八难曰：针有补泻，何谓也？

然。补泻之法，非必呼吸出内针也。知为针者，信其左；不知为针者，信其右。当刺之时，先以左手厌按所针荣俞之处，弹而努之，爪而下之，其气之来，如动脉之状，顺针而刺之。得气因推而内之，是谓补；动而伸之，是谓泻。不得气，乃与男外女内；不得气，是为十死不治也。

【发微】此论针刺时押手的重要性及补泻之法。左手通过一系列在体表的刺激，使所欲刺之处敏感，以气表述，即"其气之来，如动脉之状"，在欲刺之处局部产生类似搏动感，此时进针。

如此针刺后则有"得气"与"不得气"两种情形。前者即产生针感；后者则仍不能产生针感，此时有"男外女内"之说，即古人对男女阴阳之气的偏盛认识，认为男子宜调动浅层阳分之卫气，而女子应调动深层阴分之营气，此说有相当说理成分，实践中宜分辨具体情况运用。

第七十九难

七十九难曰：经言迎而夺之，安得无虚？随而济之，安得无实？虚之与实，若得若失；实之与虚，若有若无。何谓也？

然。迎而夺之者，泻其子也；随而济之者，补其母也。假令心病，泻手心主俞，是谓迎而夺之者也；补手心主井，是谓随而济之者也。所谓实之与虚者，牢濡之意也。气来实牢者为得，濡虚者为失，故曰若得若失也。

【发微】本段是对《灵枢·九针十二原》的补泻虚实之发问，有关迎随的认识，可见得针灸理论发展至《难经》，更凸显了以五行思想论理的特点。

关于虚实与得失的对应，此文言"气来实牢者为得，濡虚者为失"，相较《灵枢·小针解》的"补者佖然若有得也，泻则恍然若有失也"的释文，《难经》中更进一步将其描述具体化、形象化，但无论如何，这里的"气"仍是针下感觉之义。

第八十难

八十难曰：经言有见如入，有见如出者，何谓也？

然。所谓有见如入、有见如出者，谓左手见气来至，乃内针，针入见气尽，乃出针。是谓有见如入，有见如出也。

【发微】此文中的"见"更宜理解为"现"之义，所谓"见气来至"，即押手之下感知局部有所反应，此时进针更易得气；而当针下不再有反应，即所谓"气尽"，则出针。

第八十一难

八十一难曰：经言无实实虚虚，损不足而益有余。是寸口脉耶？将病自有虚实耶？其损益奈何？

然。是病，非谓寸口脉也，谓病自有虚实也。假令肝实而肺虚，肝者木也，肺者金也，金木当更相平，当知金平木。假令肺实而肝虚，微少气，用针不补其肝，而反重实其肺，故曰实实虚虚，损不足而益有余。此者中工之所害也。

【发微】"微少气"属于前文述"肺实肝虚"的症状表现，因有肝虚的缘由，此"气"是对肝气的指称，谓肝的功能。

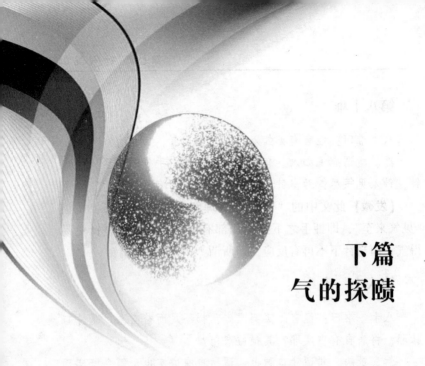

下篇
气的探赜

第八章　经典针灸之气精义

理之气精义

在《黄帝内经》针灸之理的论述中，气扮演了重要的角色，在不同语境中，具有最为丰富多样的义项。而因这一部分内容属于与针灸相关的理论性说明，多集中为古人对人体生命的认识观念，以及对疾病发生的思考，因而气的概念在其中也主要反映了这部分内容，而不直接从属于针灸理论体系中。

单字"气"，具有极强的说理功能，在古人的表述习惯中，常以之代指一切不可见、变幻莫测，而有实际功能性影响者。"气"可以是现代科学中已明确或未知晓的某种物质，也可以是这些物质所产生的功能影响，及对人体发挥的作用。这对于今人认识和理解这些"气"的真实内涵造成了一定的阻碍。也唯有结合其所现的各个语境，纵观历代古人的解析，方能稍有底气地把这些语义不定的气用现代话语诠释出来。

《黄帝内经》针灸之理中的单字"气"，常用于代指某事物的特性，如《灵枢·营卫生会》中"其气悍以清"，这种义项的"气"常与"其"连用，可作为辨别的标识。此外，单字"气"还可用于表达动态变化，如《灵枢·行针》之"发针而气逆"，虽于不同语境中，这类"气"仍有其相对独立的语义内涵，但均象征着变化的产生与势态，后常伴随方向性描述。

除单字"气"外，《黄帝内经》针灸之理的内容中有大量以"气"相合而成的概念，在这些由"气"组成的合成词中，"气"本身的含义往往得到了限定，于具体语境中，"气"的合成词作为一个整体表达确切的含义。

作为针灸理论的大背景，古人的天人相应观念时有贯穿。《黄帝内经》中论理的经文突出体现着这一思想，其间常出现"阴气""阳气""人气"等概念。这些概念并非特定用于天人关系的论说中，但对于"阴气""阳气"，应注意于具体经文中辨析其所指为天之阴阳抑或人之阴阳。不难发现，许多术语是在古代哲学思想与医学思想中通用的，这也是中医学融于古代哲学思想体系而难以截然分剥的原因。

对于医学理论，最重要的莫过于对健康与疾病的认识。在《黄帝内经》针之理的经文中，这方面论述是主体内容。而不同"种类"的气在这部分内容中语义十分鲜明。

生理概念的气，如"精气""血气""正气""脏气""营气""卫气"等，无不体现着古人对人身各器官、组织、功能的观察与认识。气在此很少代表着某种有形之物，而多象征着有形之物的功能作用，也正是因此，"气"的概念常与"形"相对待。而"气"之前的限定语，则表明了该气的性质、部位、特点、意义等。这是《黄帝内经》时期表述人身生理功能的重要特点。

病理概念的气，主要包括两大类。一是对外来或自身不利于人体的"物质"或影响的统称，如"邪气""风气""疟气"等，"气"之前的限定表明了病邪之来源或性质；第二类是通过对人身之气某种状态或变化的描述，阐明病症特点，如"气下""气竭""气涩"等，此时的"气"往往泛指一身之气，即人身整体呈现而出或诊断而现的状态。

思想观念是一门学问的灵魂。

针灸虽看似平常疗法，却历时千年，其起源与进程中发展而出的概念、理论，无不受到古时思想观念的指引。载述于针灸经典中的观念性探讨和说理性内容，则是探析这种思想背景的重要线索。而气，更是贯穿其中的命脉。

针灸之理的论述中有大量的思想观念性内容。此处所言思想观念包含甚广，凡与天地自然规律、天人关系、人身节律、生理与病理现象、针刺原理等相关的经文段，均纳入思想观念的范畴。

经过对《黄帝内经》有关针灸思想观念的包含"气"经文段的梳理，其内容主要可分为四部分：针灸的原理，病症发生的机理，人身生命之理，天人规律认识。这类经文段共计206个，其中各部分内容经文段统计如下表所示。

针灸思想观念具体内容统计

具体内容	总数	《黄帝内经》	
		《灵枢》	《素问》
针灸原理	31	17	14
病症发生机理	131	56	75
人身生命之理	36	26	10
天人规律认识	8	1	7

不难看出，其中论说比例最多的是有关病症发生机理的内容，古人对疾病何以发生的认识因为当时科技和诊治手段的局限，较今人更需要系统的理论性建构以使之融通，这一方面是理解疾病本身机理的需要，另一方面也是对治疗方法原理的说明。气在这一部分内容中的含义较为灵活，对于最具概括性的

致病病因，古人以"邪气"代之，如《黄帝内经》中多处可见"邪气之中人"的表达，但称其"邪气"即暗含了外来致病因素的内涵，具体还可划分为寒气、热气、湿气、疟气等。"病气"亦属此类。而对于病邪或内伤所致的内在紊乱，则尤以阴阳之气的失和为首要，如下《灵枢·脉度》之论：

故邪在腑则阳脉不和，阳脉不和则气留之，气留之则阳气盛矣。阳气太盛则阴不利，阴脉不利则血留之，血留之则阴气盛矣。阴气太盛，则阳气不能荣也，故曰关。阳气太盛，则阴气弗能荣也，故曰格。阴阳俱盛，不得相荣，故曰关格。关格者，不得尽期而死也。

此以阴阳之气的过盛论关格的发生，而古人所言人身阴阳，往往是基于对症状本身认识的基础上，对病证的属性的二分归类方式。与阴阳气论相似的二分法理解病机者还有营卫之气乱与气血的盛衰失衡。更为具体的，则对应于某脏腑之气或某经脉之气的虚实盛衰而致病。与这种偏于内在机理说明相对，外在症状则以少气、乱气、逆气、厥气等更为形象的表达进行解释与描述。

比例次于病症之论者，为人身生命之理的内容，这部分论说多基于古人对人体生命现象与生理节律、规律的观察总结而出。气在这方面最突出的含义，即是作为对人整体生命活动有关的气的概括，即一身之气，如《灵枢·阴阳清浊》之"气之大别，清者上注于肺，浊者下走于胃"，这一含义有时具有更加具体的名称，即"人气"。在《黄帝内经》中，人气常常暗含着流动周行的内涵，较典型者见于《灵枢·卫气行》一篇：

是故日行一舍，人气行一周与十分身之八；日行二舍，人气行三周于身与十分身之六；日行三舍，人气行于身五周与十分身之四；日行四舍，人气行于身七周与十分身之二；日行五舍，人气行于身九周；日行六舍，人气行于身十周与十分身之八；日行七舍，人气行于身十二周在身与十分身之六；日行十四舍，人气二十五周于身有奇分与十分身之二，阳尽于阴，阴受气矣。

对于此处的"人气"虽有注家如马莳释言"人气者，卫气也，对天之日数而言，故谓卫气为人气"，是对人气之义的进一步约束，但总体而言此为以人身之气行应于天时之变，仍具有相对概括性的含义，体现人身之气流动的特征与规律。

同是论人身整体状态功能，气既是这一整体本身，亦时为构成这一整体的部分，当气作为其成分之一时，常与其他生命基础成分并立出现，如《灵枢·本神》"血、脉、营、气、精神，此五脏之所藏也"，此时的气相对于上述人气而言更偏具体。在针灸理论相关的文段中，另一常现含义局限的气为经脉之气，即常言之经气，如《灵枢·脉度》之"气独行五脏，不荣六腑"之论，结合杨上善之解，此段即是对经脉之气贯通周身循行特征的表述。

对人身生命之理的论述，在相当程度上，是作为"参照系统"，以常言变，反向、对比说明病症所"变"之处。而这种对待而论的方式习见于《黄帝内经》之中。如《素问·四气调神大论》言："夫四时阴阳者，万物之根本也，所以圣人春夏养阳，秋冬养阴，以从其根，故与万物沉浮于生长之门。逆其根，则伐其本，坏其真矣。"而气因于其本身语义灵活，在此类知常言变的论述中，更能发挥多义作用。《灵枢·五味》论营卫之行有言：

谷始入于胃，其精微者，先出于胃之两焦，以溉五脏，别出两行，营卫之道。其大气之抟而不行者，积于胸中，命曰气海，出于肺，循喉咽，故呼则出，吸则入。天地之精气，其大数常出三入一，故谷不入，半日则**气**衰，一日则**气**少矣。

短短一段论述，以一个"气"字贯穿了饮食水谷在人身之内的所行，分别涉及"营气""卫气""大气"等不同类气，且以"气衰""气少"概括不进水谷所致病态。

根据统计数据，对于针灸本身的纯粹原理性解释不多，一方面，集中讨论针刺的论述多见于针刺之法的相关经文中，另一方面，针刺内容往往紧邻病症之论后，而专门针对针刺本身何以生效的论述实极少见。有趣的是，这与现代研究趋向相反，在解剖学和现代西方医学成为认识人体的主流科学的今天，人们对于病症发生的机理似乎不再陌生，这时，两千年前仅在腧穴经脉一统人身的认识基础上，针刺何以生效反而变得神秘。而这种神秘的原因，实在于实验医学与经验医学间难以通约的解释模型之异。

天人规律包含两方面内容，一者为古人对天地自然的认识与思考，气于这一类论述中常为对天地自然之性质的概括，如《灵枢·五乱》之论"四时者，春秋冬夏，其气各异"；一者则为天人相应的思想观念，古人认为人为天地气合之产物，"人生于地，悬命于天，天地合气，命之曰人"（《素问·宝命全形论》)，因而人身之规律亦应于天地之道，如《素问·三部九候论》所言"天地之至数，合于人形血气"，而行针刺之法时则应顺应于天时，《素问·八正神明论》曰"凡刺之法，必候日月星辰，四时八正之气，气定乃刺之"。

值得注意的是，上述四个方面对针灸思想观念中气论的划分并不决然，如《黄帝内经》中的不少文段看似论针刺，实即对人身体质的归纳概括。《灵枢·行针》一篇即是典例，通篇以气对针刺时针下感觉进行描述，并由此划分了"血气各不同形"的六种反应人群，亦即六种不同的血气特征①。

总体来说，针灸思想观念中的气的论述是针灸在"用"的层面之上的建构，为针灸应用理论铺陈了认识的背景，后续是贴近实践的理论，但无不在这种思想的统摄之中。基于这样的认识，更易于理解人身具体气论及以气探讨针刺过程的内容。

穴之气精义

有关腧穴的讨论中，蕴含单字"气"以及由"气"构成的复合词。于不同语境中，"气"共有12种含义所指，分别为：

1. 脉气	7. 邪气
2. 神气	8. 人身正气
3. 谷气	9. 异物感
4. 五脏六腑之气	10. 施治部位（腧穴）
5. 荣（营）卫之气	11. 上气海
6. 真气	12. 虚指

不难发现，这些不同内涵之"气"的义项大体可有虚实之分。实指之"气"是较为明确描述某些现象或特定部位者，亦可称"现象之气"；虚指之"气"是单纯用于说理与阐释缘由等，亦可称"观念之气"（有关这两种"气"的详尽探讨参考散论3）。

在此12个"气"中，以单字"气"直接表意及"气"所构成的复合词各居一半。对单字"气"的理解，较大程度上

---

① 赵京生. 试论《黄帝内经》中针灸的体质观 [J]. 中医杂志, 1988（2）：9-11.

依赖于所处的语境，而此处的语境则多是指对"气"的来源与性质的限定。在言穴的经文中，这种"气"义包括脉气、五脏六腑之气、营卫之气、人身正气、异物感，以及虚指的气。具体推理"气"义的过程，上文中已有论述。此处需特别说明的是表示虚指的气，见于"暴聋气蒙"一句，如上文所述，"气"于此句中的有无并不影响文义的理解，这种情况下则更可体现出古人用"气"字的特点：一方面，因"气"的语义及所指丰富，增加了表述上的灵活性，此处因上文有"暴瘖气鞕"，则"暴聋气蒙"与之对应，句法层面上实现了对仗的功用；另一方面，所有肉眼难见、捉摸不定的变化特点，多可以用"气"来描述，对"暴聋"这种难寻病因之病，"气"则可突出其这方面特点，且此处以"气"之"蒙"来突出其气滞塞于内而不通，也反映了古人的病机观念。

由"气"构成的复合词，在论穴经文中有"神气""气味""真气""邪气""气街""气（之）海"等。值得注意的是，对于"气"的复合词，以往理解与诠释时易忽略其深层含义，从古代注家始，这种以词解词的现象就十分普遍，认为既已言明是哪一种气，则无需再对其进行释义。对于古代注家而言，这是可以理解的，毕竟其与《黄帝内经》时代间隔并不久远，词汇使用较相通。但对今人来说，若深究"神气""气味"是何物，则往往哑然。因而，对这类词义，结合语境的深入研究还是十分必要的，且应避免直接用原词对经文进行注释。

综上，"气"在有关腧穴的论述经文中也发挥了极大的作用，其字义的发微对部分腧穴理论的理解亦有犀烛之功。有趣的是，腧穴的别称之一"气穴"即包含"气"字，却并未在论穴之文段中出现，而只以"腧""输""会"等指称腧穴，或直接明确穴名及类穴名，这在一定程度上也反映了《灵枢》论穴特点。而关于"气穴"之发微，则详见于其他篇章中。

脉之气精义

脉，在《灵枢》针灸理论中具有双重内涵，一者为经脉络脉等总称，二者为针刺前诊断之脉动。理解经文中，这两层含义较容易区分，但气在两方面论述中所代表的内涵与发挥的作用不尽相同，且因其语义的灵活性而难以明辨。

（一）经络之脉

在经络的叙述中，经脉、络脉等体系的建构以及相关理论描述占据着重要位置，直接反映了古人所信奉的或用于说理的经脉理论体系。在这些描述中，"气"常以单字形式出现，象征经脉之中周流全身的经气，亦是营气与卫气的统一，如"此气之大经隧也"。

经络作为人体重要组成部分，自有关于其生理与病理的独立认识，且气的概念在这些认识中更为凸显。经络生理的描述，主要围绕所行之气的种类、分布、方式等，如《灵枢·经脉》中"卫气先行皮肤，先充络脉，络脉先盛，故卫气已平，营气乃满，而经脉大盛"。一般而言，《黄帝内经》中的经脉之气均指行于脉中的营气与行于脉外的卫气，这是基于经脉循环模式理论的基本认识。值得注意的是，古人对脉的营卫之气的认识有不同来源，营气源于对血及其流行的理解，更偏于物质的层面，而卫气则更近似脉外物质所产生的维持人体正常生命活动的功能。而对经脉病证发生机理的论说中，气则是阐释病邪形成及影响的媒介。如《灵枢·经脉》中"脉之卒然动者，皆邪气居之，留于本末"，这一类气的用法，多见于有关"邪气"的论述中，且主要以病邪留于经脉，或阻塞经脉之气的流通而致。

（二）诊断之脉

针刺诊断是《灵枢》脉之气颇为重要的内容。由于古人观念中，气具有无形而动的特点，以气来阐释、描摹脉的搏动再准确不过。

"气"一字常直接等同于脉的搏动本身，而对于这种"气"的描述则是对脉动特点的说明。如《灵枢·五色》之"人迎气大紧以浮者"。同时，"气"也常用于说明在内之脏与在外之脉的连通问题，如《灵枢·根结》中对脉动次数的描述："五十动而不一代者，五脏皆受气；四十动一代者，一脏无气；三十动一代者，二脏无气；二十动一代者，三脏无气；十动一代者，四脏无气；不满十动一代者，五脏无气。"此以"气"为媒介，直接阐述人身内外的关系。也正因为气有着这样的特点，故而以"气口"称谓体表诊脉之处，即探查内在气的状况的窗口。可以说，古人对脉的认识，基本以气思想贯穿。

形之气精义

身形是一个模糊的概念，既可是外显的体态，亦可是内部的构造。但有一点可以肯定，凡对人身具体形质的论述内容，均可纳入身形理论的范畴内，也就是说，凡与身形相关的，定是有形可察的。而如此观之，身形与无形之气的概念似成了对立面。

有趣的是，在对经典针灸文段中身形相关内容梳理之后，笔者发现，气于其中亦扮演着重要角色，部分是作为上述与形的对待并举论述，部分则以气论形，作为其功能的象征。

针灸身形内容，从宏观角度可划分为三个方面，一是对人体结构的直接描述，二是对现象的原理性说明，三是与针刺实践密切相关的诊治内容。其中，以第三部分内容为要，涵盖了对人身的体质判断、对病症的诊断，以及对不同体质施治的预后经验。值得注意的是，体质是身形理论中的关键词，主要因于古人经过长期经验积累，总结了一系列由外部形貌特征构筑的体质分类观，这在针灸身形理论中占据着重要位置。

• 人体结构的直接描述

在对人体结构描述的内容中，首先是对人身脏腑构成及其简要功能的叙述，如《灵枢·胀论》中"脏腑之在胸胁腹里之内也，若匣匮之藏禁器也，各有次舍，异名而同处，一域之中，其气各异"之论：

夫胸腹，脏腑之郭也。膻中者，心主之宫城也。胃者，太仓也。咽喉小肠者，传送也。胃之五窍者，闾里门户也。廉泉玉英者，津液之道也。故五脏六腑者，各有畔界，其病各有形状。营气循脉，卫气逆为脉胀，卫气并脉循分为肤胀。

在此类论述中，"气"象征着具有实体之形的功能，以及在观念上充盈于形的质料。谈及充盈的质料，古人对此认识十分丰富，体现于多样的与气相并构筑人体的类目。

《灵枢·决气》一篇中，论人的精、气、津、液、血、脉之异，"气"于此与其他五者同为充盈、循行于人身之内的精微物质；而在《灵枢·卫气失常》中，"气"和血与皮、肉、骨等相并，更偏于人体有形的构造。两种语境下，气的内涵不尽相同，充身的无形之气更偏于呼吸之气，有形者则更偏于血气的内涵，即周流之血。

论身形的文段中，天人思想融于其中，有不少经文专论天人的相应。《灵枢·邪客》全面系统描述"人之肢节，以应天地"之道，其中"地有泉脉"应于"人有卫气"，如张介宾言，"泉脉出于地下，卫气行于肉中"，是以自然事物属性认识身形构成。这种天人相应的论述于《素问》中较为集中，盖因其理论建构更为完善而致。《素问·阴阳应象大论》以不同自然事物的"气"通于人身脏腑，而论各脏腑功能性质特点，"气"于此则象征属性内涵。而相似的理论，于《素问·针解》则更暗含了术数观念，应注意的是，《黄帝内经》中的理论性内容，愈是完善工整，说理性成分愈浓。

历版针灸教材中，常将经筋作为经络系统的一部分，列于经络体系之中。然而，经筋属有具象之形的身体结构，其所主病症亦属在外之筋伤，与经络的远隔相应关联描述的初衷实无干系。因而，对于针灸理论中经筋相关的内容，笔者认为，亦应归属于身形的范畴之下。

• 现象原理说明

身形之论中，部分在于解释生理现象，如《灵枢·邪气脏腑病形》中对天寒首面不衣的原理，借助气的分布转归进行解释；部分则是由脏腑之气的异常对身形呈现的症状的解释，如《素问·痿论》的五脏气热之论，以及《素问·水热穴论》对肾与水液之病关联的论述。

• 针刺实践中的诊治

针刺过程中涉及的诊治问题，是身形理论中意义重大的内容。尤其体质分型的探讨，对今天的临床实践亦有实用价值。《灵枢》中的逆顺五体、经脉骨度之计量、人身形态的肥瘦短长、阴阳二十五人等内容均是此类内容。其中，血气多寡之论更是常用的界定分类标准，体现出古人十分独特的对人体内外关联性的经验总结。

顺应这样的体质分类认识，便形成了与之相配的诊断方法。如《灵枢·卫气失常》中：

色起两眉薄泽者，病在皮。唇色青黄赤白黑者，病在肌肉。营气濡然者，病在血气。目色青黄赤白黑者，病在筋。耳焦枯受尘垢，病在骨。

此以五官形态征象归纳在内所病之处。又如《灵枢·阴阳二十五人》：

美眉者，足太阳之脉，气血多；恶眉者，血气少；其肥而泽者，血气有余；肥而不泽者，气有余，血不足；瘦而无泽者，气血俱不足。审察其形气有余不足而调之，可以知逆顺矣。

这是更加系统地将外在形貌特征与经络气血相合对应的典例。此外，为人熟知的尺肤诊法亦属此身形诊断的范畴。

身形理论还用于实践中了解不同体质病症的预后问题。一方面，是如《灵枢·寿夭刚柔》一篇中对寿命长短死生的预测总结；另一方面，是对针刺之后可能出现的各种状况的经验性归纳，如《灵枢·血络论》有言：

脉气盛而血虚者，刺之则脱气，脱气则仆。血气俱盛而阴气多者，其血滑，刺之则射。阳气蓄积，久留而不泻者，其血黑以浊，故不能射。新饮而液渗于络，而未合和于血也，故血出而汁别焉；其不新饮者，身中有水，久则为肿。阴气积于阳，其气因于络，故刺之血未出而气先行，故肿。阴阳之气，其新相得而未和合，因而泻之，则阴阳俱脱，表里相离，故脱色而苍苍然。刺之血出多，色不变而烦悗者，刺络而虚经。虚经之属于阴者阴脱，故烦悗。

尚有一些特殊情形，以针刺后受术者出现的反应而反推知体质的探讨，集中出现于《灵枢·行针》，是针刺理论中身形体质论的典例①。

器之气精义

有关针刺器具的气论全部集中于《灵枢》，主要用于对九针的讨论。见于《灵枢·九针十二原》《灵枢·官针》《灵枢·九针论》等三篇。其内容虽有相似，但各篇侧重不同。

其中，《灵枢·九针十二原》直论九针形状特点与功用的对应，其所处位置亦于《灵枢》之篇首，具有纲领性意义。其论分列如下表所示。

针名	功用（《灵枢·九针十二原》）
镵针	去泻阳气
员针	揩摩分间，不得伤肌肉，以泻分气
锃针	主按脉勿陷，以致其气
锋针	以发痼疾
铍针	以取大脓
员利针	以取暴气
毫针	静以徐往，微以久留之而养，以取痛痹
长针	可以取远痹
大针	以泻机关之水也

其中，镵针、员针、锃针、员利针等四种针具的症治作用，都以引致"气"、或泻出"气"作说明。不难看出，古人

---

① 姜姗，赵京生. 从《灵枢·行针》谈观念之气与现象之气 [J]. 中国中医基础医学杂志，2016，22（2）：224-226.

在此以气象征病之部位或病症特点、性质。

《灵枢·官针》一篇中，气论则见于两方面论述内容。一是论及针刺时所用针具不当而致针害现象，经言：

疾浅针深，内伤良肉，皮肤为痛；病深针浅，病气不泻，支为大脓。病小针大，气泻太甚，疾必为害；病大针小，气不泄泻，亦复为败。

总体而言，此以气之泻言针刺的效应。这里的气泻已非现象，而是观念上的理论说明，核心要义在于针具的大小和刺入的深浅要适合于病情。

另一方面，是在《灵枢·九针十二原》的基础上，进一步补充说明不同针具所适用的病症。"气"的含义于其中亦与《灵枢·九针十二原》相类。

在《灵枢·九针论》中，九种针具赋予了更强的理论归类，对应于天、地、人、时、音、律、星、风、野等九种自然事物属性，而针具所宜治之症，则基本不出《灵枢·九针十二原》之论，可见得几篇论针具的经文之间的同源关系。

法之气精义

针刺之法与气关系密切，可以说，气的概念在针刺操作的过程贯穿始终，这一特点在《灵枢》刺法相关经文中十分突出。因而，准确理解《灵枢》刺法经文的气概念，对理解针刺前诊断、行针刺治疗、针刺后反应等方面理论和经验都具有重要意义。

古代医家始终强调，行针刺之前应准确把握天时宜忌，判别受术者体质特征。这一点在上述经文中常有体现。判断天时有四季之异，如《灵枢·终始》中言："春气在毛，夏气在皮肤，秋气在分肉，冬气在筋骨，刺此病者各以其时为齐。故刺肥人者，以秋冬之齐；刺瘦人者，以春夏之齐。"体现出人与四时相应，而刺有体质之异；此外天时还包括不同月份的差异，如《灵枢·阴阳系日月》中言："正月、二月、三月，人气在左，无刺左足之阳；四月、五月、六月，人气在右，无刺右足之阳。七月、八月、九月，人气在右，无刺右足之阴；十月、十一月、十二月，人气在左，无刺左足之阴。"亦是论"人气"之位与刺法宜忌的关联。但应注意，古人对天时四季的把握有其说理性依据，实践中还应分辨运用。

受术者体质亦是行针刺之法前需特别注意的，也是针之法理论的重要组成部分。而气的概念在此常指代人身整体状况或某部位局部状况。如《灵枢·根结》有言："黄帝曰：逆顺五体者，言人骨节之小大，肉之坚脆，皮之厚薄，血之清浊，气之滑涩，脉之长短，血之多少，经络之数，余已知之矣，此皆布衣匹夫之士也。夫王公大人，血食之君，身体柔脆，肌肉软弱，血气慓悍滑利，其刺之徐疾浅深多少，可得同之乎？岐伯答曰：膏粱菽藿之味，何可同也。气滑即出疾，其气涩则出迟，气悍则针小而入浅，气涩则针大而入深，深则欲留，浅则欲疾。以此观之，刺布衣者深以留之，刺大人者微以徐之，此皆因气慓悍滑利也。"《灵枢·邪气脏腑病形》言："诸小者，阴阳形气俱不足，勿取以针，而调以甘药也。"此以"血气""形气"盛衰状况作为判断人身状态的标准，从而提出相应的针刺实施方法。

在论说行针刺中，气也是频繁用以描述其过程的核心概念，较为典型者如《灵枢·终始》："凡刺之法，必察其形气，形肉未脱，少气而脉又躁，躁厥者，必为缪刺之，散气可收，聚气可布。深居静处，占神往来，闭户塞牖，魂魄不散，专意一神，精气之分，毋闻人声，以收其精，必一其神，令志在针，浅而留之，微而浮之，以移其神，气至乃休。男内女外，坚拒勿出，谨守勿内，是谓得气。"在此，可以说，气是诊断、功用、思维、现象的中心，几乎所有难以用其他术语描摹表达的无形之事均有气的存在。

此外，在论述针刺后可达到的效果时，气的概念常用于对致病之邪的概括，如《灵枢·九针十二原》中论："故针陷脉则邪气出，针中脉则浊气出，针太深则邪气反沉。"因古人难以言传导致疾病发生的明确原因，故以"邪气""浊气"等来解释针刺后相关症状的消除。

以"气"字组合而成的概念最常见于针刺法相关论述中，除上述四时之气等针刺思想背景的内容之外，近乎所有描述均有气的概念出现。如，针刺的主要作用在于"调气"，针刺方法有"导气"，针刺部位为"气穴"，判断针刺产生效果的标准为"气至""得气"，得气之前应"候气"，其所得者为"谷气"……这种气的语言表述形式不胜枚举，足见古人对针刺的认识与思考确可视之为一种气思维模式，而结合语境，不拘其定义的理解，亦是把握这些思想的核心要义。

《难经》针灸之气精义

针灸理论发展至《难经》，较为凸显的特征是对具体问题的明细化，增加了诸如八会穴、五输穴主治等更为整齐规范的理论，这些特点于其针灸理论的气论中亦有所体现。

在《难经》时代，五行思想得到了更为成熟的发展，对《难经》针灸理论产生了深刻的影响，如第十六难言：

假令得肝脉，其外证：善洁，面青，善怒；其内证：齐左有动气，按之牢若痛；其病：四肢满，闭淋，溲便难，转筋。有是者肝也，无是者非也。

假令得心脉，其外证：面赤，口干，喜笑；其内证：齐上有动气，按之牢若痛；其病：烦心，心痛，掌中热而哕。有是者心也，无是者非也。

假令得脾脉，其外证：面黄，善噫，善思，善味；其内证：当齐有动气，按之牢若痛；其病：腹胀满，食不消，体重节痛，怠堕嗜卧，四肢不收。有是者脾也，无是者非也。

假令得肺脉，其外证：面白，善嚏，悲愁不乐，欲哭；其内证：齐右有动气，按之牢若痛；其病：喘咳，洒淅寒热。有是者肺也，无是者非也。

假令得肾脉，其外证：面黑，善恐欠；其内证：齐下有动气，按之牢若痛；其病：逆气，小腹急痛，泄如下重，足胫寒而逆。有是者肾也，无是者非也。

这一方面体现出古人彼时对脐周搏动的关注，并以"动气"来描述脐周搏动现象，另一方面，也明显体现出严格的脏腑与五行五方的对应关系。

相对于《黄帝内经》，《难经》的脏腑理论建立更加完备，对于脏腑各自功能有了更成熟的理论说明。如第三十二难对心肺两脏所主功能的论述，明确将二者与经脉理论营血、卫气相合，使脏腑理论和经脉理论得到更进一步的联系与沟通。

而对于气的认识，也呈现出明确化趋势，理论性更强。如《十一难》："脉不满五十动而一止，一脏无气者，何脏也？然：人吸者随阴入，呼者因阳出。今吸不能至肾，至肝而还，故知一脏无气者，肾气先尽也。"

总体观之，《难经》将《黄帝内经》中部分不定、表述模糊的针灸理论明晰化，进一步构建了较为成熟的针灸理论体系，而气，这一本自模糊的概念，也得到了清晰的界定与明确。当然，实践中对于这一类内容，亦要辩证对待，不宜刻板从之。

第九章 气的散论

【散论一】从《针解》以"气"释文
到古人"气"观

《九针十二原》为《灵枢》开篇之作，其内容对后世针灸理论的建立与发展影响深远。《灵枢·小针解》作为对《九针十二原》的最早释文，是对《黄帝内经》时代古人经文解读方式的呈现，也是对当世思想特点之还原。释文，顾名思义，是对经文的解释，因而能够反映其时代相对通俗、易于理解的语言与思维习惯。与《九针十二原》相较，《小针解》中"气"一字的频繁出现引人注目，其中经文未言"气"，而释文以"气"解，便有24处之多，这一现象的深层原因，及其背后观念的驱使，实值得探讨与挖掘。

●"气"解有三

《小针解》之以"气"解文大致有三种不同情形：以"气"释"神机"；以"气"明理；以一"气"解他"气"。

1. 以"气"释"神机"　"神"与"机"均玄妙难言，而《小针解》中则多以"气"对二者进行替换性诠释。①上守神者，守人之血气有余不足，可补泻也。②神者，正气也。③客者，邪气也。此三处直以气（血气）代指神，其中"客"

348

于文中与"神"对立而存，亦可视归同一类属。可见，气于古人的思维方式中，是较神更为具体、直观、形象的存在。

而以"气"置换"机"的经文更为丰富。①上守**机**者，知守**气**也。②**机**之动不离其空中者，知**气**之虚实，用针之徐疾也。③空中之**机**清净以微者，针以得**气**，密意守**气**勿失也。④其来不可逢者，**气**盛不可补也。⑤其往不可追者，**气**虚不可泻也。⑥不可挂以发者，言**气**易失也。⑦扣之不发者，言不知补泻之意也，血**气**已尽而**气**不下也。⑧知其往来者，知**气**之逆顺盛虚也。⑨要与之期者，知**气**之可取之时也。

以上九段经文，虽部分未明言"机"，但从其语境可知，均是论针刺之机的把握。而在理解难以琢磨的玄妙之"机"时，古人善用"气"的虚实盛衰等变化阐释。可见，相对象征抽象原理的"机"，"气"则代表着具象、可感知（或检验）的变幻之基。

2. 以"气"明理 《小针解》中部分经文，其所释经文中也未见"气"，但释文并非以"气"诠释某一概念，而是在说理过程中以一"气"贯串原理之始终，以使理得以进一步明晰。①在门者，邪循正**气**之所出入也。②粗守关者，守四肢而不知血**气**正邪之往来也。③粗之暗者，冥冥不知**气**之微密也。④往者为逆者，言**气**之虚而小，小者逆也。⑤来者为顺者，言形**气**之平，平者顺也。⑥言实与虚若有若无者，言实者有**气**，虚者无**气**也。⑦察后与先若亡若存者，言**气**之虚实，补泻之先后也，察其**气**之已下与常存也。⑧取五脉者死，言病在中，**气**不足，但用针尽大泻其诸阴之脉也。⑨取三阳之脉者，唯言尽泻三阳之**气**，令病人恇然不复也。

上述经文中，有些以"气"解，意在凸显气于人体生理协调及针刺治疗中的核心位置，如①②③；有些则是有意强调在某些生理变化及治疗现象中，气是本原，如④⑤⑥⑦⑨；而有些则用气来阐释疾病发生之机理，如⑧。总之，"气"于其中主要用以阐明原经文未尽言之处。再次彰显，"气"于古人思维中颇具直白、通俗的意味。

3. **以一"气"解他"气"**　除上文所言两类"气"解方式，《小针解》中尚有一类较隐晦而不易察觉之"气"的释义。有些经文于原经文中也以"气"论，但释文之"气"已不拘于原义，甚或可作他解。①气至而去之者，言补泻气调而去之也。②所谓五脏之气已绝于内者，脉口气内绝不至，反取其外之病处与阳经之合，有留针以致阳气，阳气至则内重竭，重竭则死矣，其死也无气以动，故静。③所谓五脏之气已绝于外者，脉口气外绝不至，反取其四末之输，有留针以致其阴气，阴气至则阳气反入，入则逆，逆则死矣，其死也阴气有余，故躁。

此类"气"的义项变化有两种方式：一是词义的扩大，如①中之"气"已由针刺所得之气引申为人体一身之气机的调顺；另一是词义的转移，经文②③中，释文所论"脉口之气""阳气""阴气"等已完全脱离了原经文中"五脏之气"。这种词义的放大与衍变固然是"气"的语义内涵多样性的表现，但另一方面，也正显现出古人观念之中对"气"一字于不同语境里灵活运用的程度，而这种灵活性也为气本身的诠释剥除禁锢，实现其准确达意的陈述作用。

• 注家之"气"解

后世《黄帝内经》注家亦有注《九针十二原》者，但因其时代与《黄帝内经》著述之时相去甚远，且多以《小针解》为主要依据，故不就此对照，而以梳理后世对《小针解》之注文为要，以观"气"解之沿革。

杨上善对《小针解》之"气"相关注文可归结为"具化气义"与"详明气理"两方面。对原释文中部分以单字"气"解之处，杨上善对其进行更精细的划分，明确为具体哪一种气，如将"守气""知气之虚实"之气释为"神气"，此即谓之"具化气义"。另一部分则以气之运化深入解读原释文寥寥数字略过的机理，如以"神气如机，微邪之气如发，微邪来触神气"来诠释何谓"不可挂以发"之"挂"一字，以"往者气散""来着气集"，明晰"气少"与"气实"的动态过程等，因而姑且命之为"详明气理"。但于《小针解》其他各处"气"之释文，杨氏或多有重复，或不以气反复论之，而回归《九针十二原》经文的措辞方式。在某种程度上，杨注已不若《小针解》那般频繁以"气"贯通而释文。

《类经》中对《小针解》也多不详注，且多数"气"解经文，并未再言气以赘述，这也同样印证了"气"自《黄帝内经》时期起，其注释的通白性逐渐淡化。在张介宾注文中，对"守气"亦有详尽阐述，且与杨上善见地不同，而理解为"气之机"，甚至对后文"不可挂以发"的"气易失"，也从"失其气之机"的角度诠释。可见，张注较偏于"理"，而杨注则重于"体"。

张志聪对《小针解》的诠释仅集于一段，且多是对未以"气"解之经文的释义。只对其中"五脏之气，已绝于内"及"五脏之气，已绝于外"做出"不宜重取之阳"与"不宜再取之阴"的注解，并认为"阴阳外内相资，宜藏而不宜尽章著于外"。可见，张志聪倾于从阴阳角度解析气变。

而今人对《小针解》的释文则未见十分出新，多是在原义基础上将句式、表达调整为现代汉语习惯用法，而尤以对

"气"的解释，基本保留了古文原貌，如释"气之微密"为
"气行的微妙作用和机密之所在"；但也有部分经文释义较准
确，如释"脉口气内绝不至"为"气口的脉象取之浮虚，按
之则无"，可谓以贴切的现代表述传达了古人之本义①。但总
体而言，一方面多数译文少有诠释至此精细者，另一方面则对
"气"这类古代固有、常用概念关注不足。

• 古人 "气" 之世界观

《小针解》的释义方式无疑是对古人善以气理解万物之重
要佐证。综观古时对气的认识与观念的发展脉络，这种倚赖
"气"的思想体系是一个逐渐成形的过程。

气的意象与观念的产生要远早于"气"字的出现。远古
时期尚未出现明确表示"气息""大气"等概念的文字记载，
直至战国初期的青铜器上才开始出现"氣"。因于中国农耕社
会形态，早期之气来源于远古时期对风雨土壤的信仰与
崇拜②。

然而虽然有类似的文字记载，但早期的文献，如甲骨文、
金文，以及《尚书》《诗经》中并未有关于气的直接材料，根
据前人研究推断，气之概念的产生与沿革是一个从具体直观慢
慢扩展至抽象的过程。根据李存山（1990）先生的研究，最
早的气始于对烟气与水蒸气的观察。且"气"字也存在着形
态的逐渐演变过程。至后来，才出现以气表示云气、雾气、风
气、寒暖之气等自然意象。在观测自然基础上，古人也开始关

---

① 中医研究院研究生班. 黄帝内经（灵枢）注评 [M]. 北京：中国中医药
出版社，2011：20-23.

② 小野泽精一，福永光司，山井涌. 气的思想——中国自然观与人的观念
的发展 [M]. 李庆，译. 上海：上海人民出版社，2014：3.

注人体自身的气息变化，从而出现以气描述最为直观的呼吸之气息①。

在此基础上，随着"土气""阳气"等概念的逐渐抽象化演进，中国古代气学之发生已成必然。西周太史伯阳父以"天地之气"解释地震的发生；春秋时期的"六气经之以天""五行纬之以地"的天六地五之说成形，以及"六气致病"之说的孕育；至战国时期《庄子》中以六气与四时相对的发展②……至此，古人以气来描述自然天地与人的变化、代指不同意象的方法已发展至顶峰，气在具体可见的世界中发挥了巨大作用。而对于无法观察的事物，其认识尚停留在神秘主义阶段。

随着经验的累积与对世界和人生思考的深入，某种事物间因果关系及内在逻辑即将从混沌中破壳而出。古人需要寻找一种最为多变、可聚可散、原理简单的意象来构建自己的世界观。一种全然抽象之概念渐现雏形，中国哲学最早的形而上学思想油然而生。老庄哲学认为"道"是世界之本始，《老子》著名的论述"道生一，一生二，二生三，三生万物"即是此意；此时虽有庄子"气变而有形"来论证气先于形，但老庄哲学的总体思想仍笼罩于一个"道"字之下。至两汉时期，王充的元气论可谓是为后世气一元论奠定重要基础的创举。他以元气自然论，反对天人感应，将人与万物皆统于一气之下③。自此，气一元论作为中国古代哲学最早、最完备的朴素世界观踏上了漫长的发展与嬗变之路。

---

① 李存山. 中国气论探源与发微 [M]. 北京：中国社会科学出版社，1990：21-28.

② 李存山. 气论与仁学 [M]. 郑州：中州古籍出版社，2009：7-12.

③ 程雅君. 中医哲学史（第二卷）[M]. 成都：巴蜀书社，2010：592-595.

可见，"气"本身的概念内涵即经历了由具象至抽象的发展，这种义项的变迁也使一"气"可涵盖万物，而成为古人思维中颇具普适性的重要说理工具。因此《小针解》通篇以"气"释文，是对古人惯于以气理解事物、解释现象的直接反映，而更深层面上，则体现了一种关乎"气"的话语特点，或可称"气语言"。表述的不同并不只是语言工具的不同，而应理解为是用不同的语言建构了不同的意义世界①。中医学、乃至中国哲学独特的"气语言"，也即呈现出中国古人大道至简的"气"的世界观。

• 对今人"气"之释义的启发

对古人"气"观念的澄清，有助于在现代研究中更准确地把握古人本义。对今人解读经典，诠释"气"之义理，有着两方面的启示。

第一，输入之深细度。所谓"输入"，即从文本至读者，在此特指经典的研读与理解。"气"于《黄帝内经》中引用之处上千，可谓是贯穿始终的要点。对气之不同内涵的分类，以及对每一类、甚至每一处"气"义深入详尽的探讨，对《黄帝内经》经文的理解与把握将大有裨益。

第二，输出之繁简度。"输出"，即从研究者至文本，此时的文本应指译文。这种"输出"特指自古至今的"媒介"工作，是在准确理解古人本义的基础上，将经典的内涵以通俗易懂、可为现代人理解的方式进行翻译、诠释。对《黄帝内经》中众多"气"的解析，一直是令人望而生畏的规避处。

---

① 邱鸿钟. 医学与语言：关于医学的历史、主体、文本和临床的语言观
[M]. 广州：广东高等教育出版社，2010：19-21.

固然应厘清每一"气"的具体所指与深层内涵，但同时也应避免对其过度诠释，忽略了古人"气"之世界观的总体特征的影响。因此，释义中当繁则繁，当简也宜简，达意即止。

通过对古人关乎"气"的世界观之探讨，可理解《小针解》中以"气"释文之特殊现象的深层原因。进而对现代有关"气"的经典经文的理解与诠释有着启发性意义。本文有关"气"的分析，仅以《小针解》一篇为例，但应知，"气"的多种义项并存一篇，并非仅此一处；且语义内涵丰富的中医术语，也并非仅"气"一个。从经典的研读中发现特殊文辞现象，对其进行深入的语义解析，并终而升华为对古人观念的清晰认识。这种研究思路的广泛运用，也许值得进一步探索与发现。

【散论二】关于气街

气街理论出于《黄帝内经》，位在头、胸、腹、胫四部，故又称四街。现代有关探讨在近30余年较为集中，总体上反映的是统编教材《针灸学》为代表的认识。笔者深入分析《黄帝内经》等有关论述后认为，现代对四街的一般理解和解释，与其原本内涵、性质与意义等存在较大距离。

• 四街本义

四街出《灵枢》，具体内容载于《卫气》篇，先以"请言气街"引出头、胸、腹、胫四个部位之气"有街"，后以"取此者……""所治者……"述针具和病症，示人四街所在及与治疗的关系。结合下列要点的分析，不难明四街之义。

一是概念落实于"街"，而非脉。其意所指，《灵枢·动输》自有解释："四街者，气之径路也。"径路，只是街的基本意思。据《说文》："街，四通道也。"《一切经音义》："街，交道也。"《难经集注·三十一难》："杨曰：气街者，气之道路也……街，衢也，衢者，四达之道焉。"所以，"街"是通达四方之路，即现在所说的十字路（交道）。这里意为多向之通路，以说明"气"能够通达（作用得以实现）的机制，不是直接指人体组织或部位。

二是四气街除头气街外都言明相关腧穴，且皆为两处或两处以上。如"气在胸者，止之膺与背腧"（《灵枢·卫气》），结合其上文"胸气有街"，可知经文表达的是：胸部的气以其街通达前胸和后背之穴。当然，反过来说即是胸背之穴以该处之街与胸气相通。因为街是四达之路，才能通达横向范围内的多处腧穴。在这个意义上，"街"起着沟通所在部位整体空间区域内外联系的作用。所以，四街说明了头、胸、腹、胫四部的内外联系机制。

三是四街内容载于《卫气》篇，与卫气紧密关联。篇中说："其浮气之不循经者，为卫气；其精气之行于经者，为营气。阴阳相随，外内相贯，如环之无端。"（《灵枢·动输》言及四街，也是从"营卫之行也，上下相贯"角度论述）说明编者认为四街所行之气不同于脉内所行之营气，四街作为脉外的"气之径路"，该"气"当包括卫气。《灵枢·卫气失常》所论气积于胸腹的针刺治疗，言明病属卫气所留。卫气活动不受脉的约束，合于以身形的一个节段范围表达气街所在的特点。

四是篇中的"所治者，头痛眩仆，腹痛中满暴胀，及有新积"，所治病症的部位与头、胸、腹的气街所在一致。

综上，四街所在为形体的四个节段，是头、胸、腹横向区

域内腧穴的主治范围；四街作为这些区域的内外联系通路，是
对腧穴近部作用原理的说明。

如果对比同一篇中的经脉标本之纵向上下特点，四街之横
向部位的性质就更清楚了。对此，张介宾区别为"各经有标
本"，"诸部有气聚之所也"（《类经·经络类·诸经标本气
街》）。

• 四街与四海比较

张介宾强调"气聚"，可能是受四海的影响。四海出《灵
枢·海论》，"经水者，皆注于海"，故海谓汇聚盛大。四海与
四街类似，也涉及头、胸、腹、下肢四个部位，也是各有两处
腧穴，可助认识四街。如脑之"髓海"的腧穴，上在头顶，
下在风府。杨上善认为头顶即指百会穴（见《太素·四海
合》），而且"止之于脑"的头气街，其未言明的腧穴也是百
会（《太素·经脉标本》）。

实际上，四海的侧重方面和腧穴，与四街有较大差异，如
下表所示。四海是言重要物质组织所在与功能，四街是言腧穴
作用机制。而这些差异，亦值得深思，为什么部位相同而腧穴
不同，所治病症却又大致相同？如：胸腹部胀满的治疗之穴，
四街为膺腧、背腧、脐左右动脉；四海为柱骨上下、人迎、大
杼、气街、三里、巨虚上下廉。《灵枢·卫气失常》对积于胸
腹"上下皆满"的治疗，取穴为人迎、天突、喉中、气街、
三里、季胁下一寸，多数在上述范围。这些腧穴，按其部位有
两类，一是在胸背腹部，提示躯干部腧穴均能治疗其邻近的胸
部或腹部病；二是在颈和下肢部，提示颈穴可治疗胸部病，下
肢穴能治疗腹部病。总体上，四街、四海（部位与腧穴）的
形式，提示了该部位为所在腧穴的近部主治范围。

名称	部位			
	头	胸	腹	胫
四街	（脑）	膺、背腧	背腧、冲脉于脐左右之动脉	气街、承山、踝上以下
四海	脑为髓之海，其输上在盖，下在风府	膻中为气之海，其输上在柱骨上下，前在人迎	胃者水谷之海，其输上在气街，下至三里	
			冲脉者为十二经之海，其输上在于大杼，下出巨虚之上下廉	

关于颈和下肢的腧穴，有必要进一步说明。颈部人迎，《黄帝内经》用以治疗头部和胸部病，如"阳迎头痛，胸满不得息，取之人迎"（《灵枢·寒热病》），"其气积于胸中者，上取之……积于上，泻人迎、天突、喉中"（《灵枢·卫气失常》），这是其作为胸部气海之穴的基础。下肢足三里、上巨虚、下巨虚，为胃、大肠和小肠的下合穴，所主病症显然在腹部，反映了"合治内府"的主治规律。有研究亦认为胫气街主要体现为下合穴系统[①]。这是作为水谷之海、血海之穴的基础。《素问·水热穴论》所载治热病五十九俞，解释"气街、三里、巨虚上下廉"八穴的作用是"泻胃中之热"，也属于这种认识。因此，水谷之海和血海，主要范围都在腹部。以此来

---

① 章晓东. 气街实质新探 [J]. 南京中医学院学报，1992，8（4）：232-233.

看，胫气街的腧穴——气街、承山、踝上以下，与水谷之海和血海的腧穴所在区域类似。所以，胫气街，其意义应是指向腹部，本身实际并不具有独立气街的内涵，与另三个气街有别。从大范围来看身体部位之间的关系，颈项与下肢分别为躯干上下延伸的邻近部位，则上述颈穴作用指向胸部、下肢穴作用指向腹部的现象，也可视为腧穴近部作用范围的放大。《灵枢·终始》所谓"从腰以上者，手太阴阳明皆主之；从腰以下者，足太阴阳明皆主之"，则是对这类规律从手足经脉角度的归纳表述。对此，四街和四海在不同主旨下，各有不同程度与形式的体现。

• 四街理论意义

四街突出的是部位，四海突出的是功能及其组织基础，二者内容、形式有异，而立足于近部腧穴主治这一点并无不同。四街表达的是一个横断范围，所以每一气街的腧穴都有两组或更多，四街之穴偏于前后，四海之穴则偏于上下，上下前后都围绕头、胸、腹，各是一个较大的空间范围，综合二者，即是这些腧穴的主治范围。同时，这一范围内的腧穴，也具有共同主治。《黄帝内经》对腧穴近部作用、主治的关注，还可从以下数例进一步体会：

《灵枢》的《海论》与《五乱》二篇相邻，所论都涉及头身部位，但取用的腧穴，《海论》篇四海多数在其局部，《五乱》篇则都为四肢荥输。两篇所论，病位一致而用穴完全不同，代表着两种选穴思路，体现了腧穴主治/作用的远近两种规律。

《素问·水热穴论》虽然是论治热病五十九俞，其腧穴及作用，也是按照头、胸、腹、肢来划分，与四街、四海的认识有共同之处。其中，头、胸、腹部穴主治相应部位之热，下肢穴主治腹部胃中之热，与四街四海几乎一样，如下表所示。

作用	腧穴部位			
	头	胸背	腹腰	四肢
越诸阳之热逆	头上五行行五			
泻胸中之热		大杼、膺俞、缺盆、背俞		
泻胃中之热			气街	三里、巨虚上下廉
泻五脏之热		五脏俞傍五		
泻四肢之热		云门		髃骨、委中、髓空

俞募穴，即躯干前后之脏腑穴（《素问·脉要精微论》"背者胸中之府"），主治对象一样。《灵枢·官针》载治疗心痹的方法："偶刺者，以手直心若背，直痛所，一刺前，一刺后，以治心痹"；《灵枢·癫狂》治胸腹胀满的方法："厥逆腹胀满，肠鸣，胸满不得息，取之下胸二胁咳而动手者，与背腧以手按之立快者是也"；《灵枢·杂病》："腹痛，刺脐左右动脉，已刺按之"；《素问·长刺节论》："病在少腹有积，刺皮䯏以下，至少腹而止；刺侠脊两傍四椎间，刺两髂髎季胁肋间，导腹中气热下已"等等，都是躯干近部腧穴的运用，胸腹气街可以说是这类治疗经验的理论提升。一些研究已指出了这一点①。

---

① 王华，芦顺德. 气街理论探讨 [J]. 湖北中医杂志，1987（4）：44-45.

谷世喆. 气街理论及应用 [J]. 北京中医药大学学报，1995，18（6）：19-21.

谷世喆. 论根结标本气街理论是经络学说的重要内容 [J]. 中国针灸，1996（9）：45-48.

张登本. 论"气街"[J]. 现代中医药，2002（5）：1-2.

童晨光，谷世喆，衣华强. 胸腹气街的形态学基础 [J]. 针刺研究，2004，29（4）：270-273.

对躯干部腧穴近治作用的理论认识，十二经脉中，只有背腰部足太阳经与肾和膀胱的循行联系、足太阳经别与心的循行联系，提供有限的背俞主治内脏病的经络机制。而《素问·举痛论》所述以背俞治疗心痛引背，尚未以这种机制说明之，"寒气客于背俞之脉则脉泣，脉泣则血虚，血虚则痛，其俞注于心，故相引而痛，按之则热气至，热气至则痛止矣"，与四街同篇的经脉标本，以足三阴和手少阴经"标在背腧"表达背俞穴的经脉关联，但脏腑背俞与相应经脉之间并未建立循行联系。《素问·气府论》中胸背腹部腧穴虽然与经脉建立了联系，却是归在足三阳及督任冲三脉，而与五脏关系密切的阴脉并无涉及。对（躯干部）俞募穴与内脏的关系，《难经·六十七难》只是说"五脏募皆在阴，而俞在阳者，何谓也？然。阴病行阳，阳病行阴，故令募在阴，俞在阳"，仍没有明确二者之间的联系基础，也就未能阐明治疗作用的原理。滑伯仁直接从经络解释，谓之"阴阳经络气相交贯，脏腑腹背气相通应"（《难经本义·六十七难》），则是基于经脉腧穴理论的后来发展，而非（也不能代替）《内》《难》原本认识。至《针灸甲乙经》所集《黄帝明堂经》，胸部穴始明确有足太阴、少阴经"脉气所发"，而腹部穴则以交会穴形式表达与阴脉的关联。再参考《灵枢·动输》所说"夫四末阴阳之会者，此气之大络也。四街者，气之径路也。故络绝则径通，四末解则气从合，相输如环"，可知，就《黄帝内经》而言，四街本身并不在经络理论范围，至多是一种特别的腧穴理论形式，它不是直言腧穴，而是说明头身腧穴近部作用的原理。经脉与气街，二者都关系腧穴，本质上是对腧穴主治作用不同规律的理论说明，经脉侧重表达四肢肘膝以下腧穴对头身部的（纵向）远隔作用，气街主要表达头身部腧穴的（横向）近部作用。所以，从腧穴角度认识气街①是正确方向。如果以《黄帝内经》之后发展的（胸腹部）腧穴与经脉关系（形成全面的腧穴归经）来衡量，四街属于过渡性质的一种理论形态。

依《灵枢·动输》之论，气的运行，针灸理论中就有两种通路，一是经脉，即脉的通路，各脉有一定分布，为纵向条带区域；二是气街，为身体某一横向范围。《读医随笔·三阴三阳名义》说："三焦者，内之分野也；三阴三阳者，外之分野也。分野者，卫之部也。经脉者，荣之道也。"经脉和气街，可以说是一纵一横，构成体内气（血）行通路，具体来说就是营气和卫气，经脉运行营气，营在脉中，有脉管约束和运行方向；气街通行卫气，卫在脉外，充盈于组织之间。此即"气之大络"与"气之径路"。二者之间的关系，即"络绝则径通"（《灵枢·动输》），经脉之气由脉的末端（细小络脉）出于脉外，行于气街，再从另外的脉的末端（细小络脉）进入脉内，此即营卫之气离合的过程。现代对气街作用、意义的认识，受此说影响不小②。然而，四街本身并非为说明"经脉"气血循环而设，而是被借来阐明"营卫之行相输如环，非邪气大寒之所能失也"（《灵枢注证发微·动输》）。经脉与气街，二者关系是并列的，而不是主次或包容的。

综上，①四街说明了头身部腧穴的近部作用原理，与卫气密切相关，所提示的相应部位腧穴主治范围、特点，在《黄帝内经》中有相关理论体现和治疗运用。②在经络腧穴理论

---

① 李杰，李绍桂，张淑静. 特定穴与根结、标本、气街 [J]. 山东中医学院学报，1992，16（5）：13-15.

② 姚一航. 经络气血源流考 [J]. 江苏中医杂志，1981（3）：42-44.

殷克敬. 标本、根结和气街临床举用应隅 [J]. 陕西中医，1986，7（4）：172-173.

郑洪新. 气的运行径路 [J]. 中医函授通讯，1993（1）：18-20.

发展过程中，躯干部尤其胸腹部腧穴与相应五脏经脉的确切关系，完成得很晚，四街处于此前的过渡阶段，有其重要的却是历史性的理论结构位置。也因此，在后来形成的经脉腧穴理论结构中，四街已无相应的独立位置，但是至少对说明背俞与脏腑的联系仍具理论价值，因为这种关系的经络理论形式至今未完成；对深刻认识《黄帝内经》经络理论，发展完善腧穴近部作用的理论等，颇具启发意义。③四街的这种性质，表明它是一种独立的理论认识和形式，立论基础不同于根结、经脉标本及经络等理论，然而一般多将这些内容混合而论①，影响对其本质的认识。

【散论三】从《灵枢·行针》看针灸 理论的观念之气与现象之气

"气"是中国古代哲学思想中世界构成之本原，亦是中医学的重要概念。在针灸理论中，与气相关的词有"经气""调气""得气"等，十分繁杂，且难成体系。明确气之概念所

---

① 谷世喆. 论根结标本气街理论是经络学说的重要内容 [J]. 中国针灸，1996（9）：45-48.

张登本. 论"气街"[J]. 现代中医药，2002（5）：1-2.

殷克敬. 标本、根结和气街临床举用应隅 [J]. 陕西中医，1986，7（4）：172-173.

孙学忠. 标本、根结、气街在针灸临床上的指导意义 [J]. 河南中医，1984（4）：28-30.

丘汉春.《内经》标本根结气街四海理论的运用 [J]. 广州中医学院学报，1987，4（3）：42-43.

何世鹰，孙瑜. 浅谈标本、根结、气街理论及其在临床的具体应用 [J]. 针灸学报，1992（3）：8-12.

刘茛文. 论标本根结与气街 [J]. 辽宁中医杂志，1994，21（4）：159-161.

指，对完善针灸理论和指导临床运用有重要意义。《黄帝内经》是针灸理论之发源，因而也是研究古代针灸理论的重要依据。《灵枢》中"气"一字出现率极高，仅本文所选《灵枢·行针》一篇即包含 27 个"气"字，足显对今人理解有关针灸"气"概念之价值。然而却罕有针对该篇中"气"一字的细致分析与准确释义的探讨。因此本研究由该篇出发，深入剖析"气"之具体所指，并通过对其概念类别的划分，浅谈古人于针灸理论之建构中，欲以"气"表述何种认识或现象。

• 关于《灵枢·行针》

《灵枢·行针》是《黄帝内经》中针灸理论与临床相合的经典篇目。主要论述不同体质的人，对针刺有不同反应，体现在针感产生之速迟；并说明针刺操作正确与否与疗效的关系①。

关于《灵枢·行针》文本的解析，古代注家早有探讨。杨上善认为，针刺以调气为本，此篇是对针刺时气行之状况的阐述，并对篇中六种不同的针刺反应均作以气为核心的解释。马莳则侧重对文本与语义的逐句解析，将"阳气"解为卫气，"阴气"解为营气，此观点较独特。张志聪对其中提出的六种不同体质人的针刺反应做了进一步解释，如以手足三阳经理论阐述重阳之人的针刺反应原理，并着重论述了神与气的关系问题，其论述属对针刺不同反应原理之详解。

另一方面，有关《灵枢·行针》的现代研究则多集中于体质分型思想的讨论。《灵枢·行针》根据给患者针刺后不同

---

① 中医研究院研究生班. 黄帝内经（灵枢）注评 [M]. 北京：中国中医药出版社，2011：383-387.

的针刺感觉及反应，将人的体质分为重阳之人、重阳之人颇有阴、阴阳和调、阴气多而阳气少以及多阴而少阳等五种类型。赵京生通过对比《灵枢》中《行针》《终始》《逆顺肥瘦》《根结》《通天》等多篇与体质分型相关篇目，有针对性地探讨《黄帝内经》的针灸体质观，并提出体质的分型不宜仅停留在形见于外而易于分辨的表面差异，还应注重针刺不同反应所体现的体质差别①。

与之相似，亦有单纯针对体质分型的讨论。如李雪青、石志敏通过联系《素问·阴阳应象大论》中对壮火（病理之火）与少火（生理之火）的描述，以及《灵枢·阴阳二十五人》中体质分类理论，对《灵枢·行针》中所划分的五种体质特点进行理论分析②。

此外，林法财、费飞将《灵枢·行针》中的五种体质类型的描述与《灵枢·通天》的阴阳"五态人"进行对比，以神与气和针刺的相对关系为划分依据，论述《灵枢·行针》的理论对针灸临床的实际意义③。

虽然《灵枢·行针》体质观之探讨不在少数，但未见针对其中"气"所传达的思想内涵的专门研究。《灵枢·行针》篇幅虽小，但短短一篇含诸多内涵不同的"气"字，不失为特色之一，足见作者于此阐述针道时，对"气"运用之灵活与精当。下文将由此对"气"于不同语句中的具体所指展开论述。

---

① 赵京生. 试论《内经》中针灸的体质观［J］. 中医杂志，1988（2）：9-11.

② 李雪青，石志敏. 从《灵枢·行针》论体质的分型［J］. 中医临床研究，2013，5（14）：48-49.

③ 林法财，费飞. 论《黄帝内经》中"五态人"对针刺得气的影响［J］. 北京中医药大学学报，2013，36（2）：90-91，107.

•《灵枢·行针》之"气"辨

现有对《黄帝内经》的各类注评及语译中，有部分对"气"概念的注解及阐释，但大多缺乏细致的系统辨析。如对"神动而气先针行"一句中的"气"，注解为"指得气，即针感"①，本文对这类解释不再重复，而以逐句讨论特定句意中气所指代的具体内容为要。

1. 语句筛选 《灵枢·行针》中"气"字共出现 27 处，其中有部分语句的"气"明显重复，即含义与具体所指无显著差别，在此予以分辨。列举如下：

"或神动而气先针行"——"故神动而气先行"；

"或气与针相逢"——"其气与针相逢奈何"；

"或针已出气独行"——"针已出而气独行者"；

"或针已出气独行"——"故针已出，气乃随其后，故独行也"；

"或发针而气逆"——"针入而气逆者"；

"或发针而气逆"——"其气逆与其数刺病益甚者"；

"其气易往也"——"其气沉而气往难"；

"阳气滑盛而扬"——"其阴气多而阳气少"；

"针已出而气独行者，何气使然"——"数刺乃知，何气使然"；

"针已出而气独行者，何气使然"——"针入而气逆者，何气使然"；

"其阴气多而阳气少"——"阴气沉而阳气浮（笔者注：

---

① 中医研究院研究生班. 黄帝内经（灵枢）注评 [M]. 北京：中国中医药出版社，2011：383-387.

后'者内藏'为错简）"；

"其阴气多而阳气少"——"阴气沉而阳气浮（笔者注：后'者内藏'为错简）"；

"其阴气多而阳气少"——"非阴阳之气"。

根据上述统计，所指完全相同之"气"共 13 处，可知不同所指之"气"有 14 处。以下对此 14 个"气"逐一分析。

2. **针刺之气**　本篇重在讨论不同体质的人针刺后反应特点，因此关于针刺反应的相关讨论中，气的内涵多有相似。首先回顾其所在原文语句。

或神动而气先针行；或气与针相逢；或针已出气独行；或发针而气逆；故针入而气出。

本段旨在以气描述针刺时患者的不同反应。如有些患者十分敏感，甚至针未刺入，仅于寻按时，就已出现肌肉收缩等近似针感的反应，这便是所谓"神动而气先针行"；而有些患者体质无偏颇，针刺中适时产生针感，即"针入而气出"，此即"气与针相逢"；若患者阳有余而阴不足，则针刺良久，迟迟不能产生针感，甚至针已出，针感方至，这便是"针已出气独行"之意；而当医者操作失误或取穴不当，致患者出现晕针，甚至病情加重，此与患者体质无关，属医过，即"发针而气逆"。

可见，这里的气是表达患者的某种反应，不宜统而称之为"得气"。在正常情况下，气代表针刺时患者对针刺的某种反应，或曰感应。而在医过情形下，则以气逆代表晕针等不良反应。

3. **形体之气**　本篇另一部分含"气"的语句则用以描述人体自身的形体状态，或以"气"言反应机理。以下九段经文之"气"均属这一范畴。

百姓之血气各不同形；

其气易往也；

心肺之脏气有余；

阴阳和调而血气淖泽滑利；

何气使然；

其阴气多而阳气少；

其阴气多而阳气少；

其气沉而气往难；

其形气无过焉。

从作用分析，首先①④⑨三句，均用以总体描述患者体质状况，两处"血气"都是指体质基础；而"形气"则与"（百姓之）血气"所指相仿，亦为宏观机体状况。句之⑥⑦则是将这种形体之气一分为二，以"阴气"概括机体偏于沉降、收敛的特征，以"阳气"概括偏于亢奋、发散的特征。因此，具体到阴阳，则"气"是对特征性质的描述。

其次，②与⑧句中的"气"，抽象地说，代表经络之气，但具体而言，则是对患者敏感与否的描述，"气沉"指反应偏于迟钝，"气易往"指反应迅速。因而此处的"气"是对反应（现象）的概括。

此外，本篇中较特殊的用法是句③，即心与肺的功能偏于亢进，则此"气"是从阳脏功能状态角度说明反应敏感的（体质）机理。

最后，句⑤多次出现于篇中，作为引出后文的承接句，旨在提问什么机制导致出现这种状态，因此"气"意为作用机理。

•《灵枢·行针》中两种"气"

　　基于对《灵枢·行针》不同"气"之内涵分析，不难看出，本篇一部分"气"用于表示抽象的机体状况或脏腑功能，而另一部分用于描述具体的机体反应或表现。因而可将表述特征、阐述机理时所使用的"气"称为"观念之气"，亦即理论的气；将描述现象、说明变化时所使用的"气"称为"现象之气"，亦即具象的气。观念之气无法用肉眼观察，是古人为表述理论思想时所借用的哲学概念，而当古代医家行针刺操作时，观察到某些现象或反应，并使用气进行描述，此时的"气"已不再属抽象概念层次，而成为对临床具体现象的指称。

　　基于此标准，再次对篇中所含"气"之属性进行分类。其中属于观念之气共有七处，如下表所示。

序号	原句	含义
1	百姓之血气各不同形	体质特征
2	心肺之脏气有余	脏腑功能
3	阴阳和调而血气淖泽滑利	血脉、经络功能
4	针已出而气独行者，何气使然	机制
	数刺乃知，何气使然	
	针入而气逆者，何气使然	
5	其阴气多而阳气少	偏阴的特征
	阴气沉而阳气浮（者内藏）	
	非阴阳之气	

续表

序号	原句	含义
6	其阴气多而阳气少	偏阳的特征
	阳气滑盛而扬	
	阴气沉而阳气浮（者内藏）	
	非阴阳之气（同阴气）	
7	其形气无过焉	机体状态

而篇中属于现象的气亦有七处，如下表所示。

序号	原句	含义
1	或神动而气先针行	患者的敏感反应
	故神动而气先行	
2	或气与针相逢	患者得气之感
	其气与针相逢奈何	
3	或针已出气独行	患者的迟至针感
	针已出而气独行者	
	故针已出，气乃随其后，故独行也	
4	或发针而气逆	晕针等不良反应
	针入而气逆者	
	其气逆与其数刺病益甚者	
5	故针入而气出	患者针感
6	其气易往也	患者反应
	其气沉而气往难	
7	其气沉而气往难	患者的迟至反应

根据上表中的语句，观念之气多用于描述人的体质特征、表述机体脏腑生理功能、说明针刺作用机理等偏于理论性的语境中；而现象之气则多用于描述针刺中患者反应、针刺效果等可见的表现与变化。

"气"频见于《黄帝内经》，在研读中，对观念之气与现象之气进行分辨，有助于明晰古人表述意图，若属于观念之气，则意在阐述理论思想；若属现象之气，则倾于记载所见的表象。

"气"作为中医学、尤其针灸学的重要概念，其意义的准确理解将直接影响理论与实践的衔接。笔者以《灵枢·行针》为例，对篇中 27 个"气"的具体所指深入分析，目的在于区分理论性的观念之气与实践性的现象之气。观念之气是古人阐明医理内在逻辑所借用的抽象概念，而现象之气是古人对所见或实际感知的某种具体现象的表达。由于古时少有内涵唯一、精准之概念，因而含义丰富的"气"成为必然选择。辨析"气"义可帮助理解古医籍中以"气"贯穿医理的论述，观念之气似可对理论体系之完善有所启示，而现象之气则可直接影响临床对理论的发挥运用。

【散论四】"气"的跨文化阐释与启发

随着中医的国际化发展，中医理论亦引起国外学者的广泛关注，并出现了一些国外有关中医理论的研究成果。由于中西方文化背景与思维方式存在着较大差异，对中医传统思想的论述也必然有相异之处。气是中医理论乃至中国哲学中的核心概念，对气的认识将影响对整个中医理论与思想的理解。对比中西方气思维差异，一方面有助理解西方人的认识特点与思维习惯，另一方面也可帮助进一步思考中医对外交流的跨文化方式。

国外的中医类研究著作大致可分为教材、研究专著、科普性读物等三类。由于资源有限，仅选择研究专著与科普性读物两类文献中较具代表性的作品各一部，作为本文研究对象，讨论中，同时选择国内教材类英文著作一部作为参考。通过对比，探讨其中有关气的论述之异同，并分析其成因。

• 作者与其书简介

1. *Voices of Qi: An Introductory Guide to Traditional Chinese Medicine*　该书作者为 Alex Holland，是美国的针灸师、教师、音乐家、作家。1985 年作为第一届毕业生之一，毕业于西雅图"西北针灸与东方医学院"。1992—1996 年担任学院的教务处长与理事会主席。1985 年在中国重庆的传统医学研究所工作。现于汤森港口经营"半岛针灸诊所"。他同时从事着针灸、音乐和教学工作，并研究能量医学与扩展意识等治疗方法。

Alex Holland 的这一部作品中文名意为《气之声：中医入门》，出版于 1999 年。该书虽题为"气之声"，但并非关于"气"的专论，而是从宏观角度概述中医理论，简介针灸临床实践。仅从该书标题，足见作者对中医之气的重视。全书共分五个部分，具体章节及主要内容如下表所示①。

---

① Alex Holland. Voices of Qi: An Introductory Guide To Traditional Chinese Medicine [M]. San Francisco Bay Area: North Atlantic Books, 1999.

章节		内容
第一章	中医的基础	开篇；阴阳平衡；八纲；五行
第二章	理论框架	生命基础：气、血、神、津液；脏腑系统；经络与腧穴理论；失调的原因；诊法：望、闻、问、切
第三章	治疗方法	今日的中国医学；针刺；点穴；灸法；拔罐；梅花针；电针；中草药；医学气功
第四章	中医就诊	多种治疗方法；看病；花销；寻找一个中医
第五章	未来：世界医学	个人展望
附录		中医简史；WHO 中医辅助治疗疾病名单；国家组织；实践教学与范围；针灸及东方医学的安全报告摘要；术语；参考文献；索引

从该书的目录可看出，全书虽篇幅不长，其所涉及的中医相关知识较为全面，具有较强的科普性。全书专业性、理论性内容偏少，语言用词简单，通俗易懂，且善用比喻，描述中医理论十分形象。书中常于论述之中列举实践案例，帮助理解，对理论的分析深入浅出。总体而言，是较具代表性的科普中医读物。

2. *The Web That Has No Weaver：Understanding Chinese Medicine* 该书作者为 Ted J. Kaptchuk，哈佛医学院教授，波士顿 Beth Israel Deaconess 医学中心的安慰剂研究项目带头人，哈佛医学院全球健康与社会医学部讲师。Kaptchuk 教授同时还是东亚医学研究学者，医学多元化学术权威，研究方向主要针对概念、研究设计、分析方法等人文科学以及基础、临床与社会科学的研究。

Kaptchuk 教授的这部著作中文名意为《无人编织的网：理解中医》，出版于 2000 年。全书共分为 10 个篇章，每一章均围绕一个话题展开研究性探讨。具体篇章主题及内容如下表所示①。

章节	内容
第一章 中西方医学:两种观点,两种思维	对自然与人的景观模式
第二章 基本结构:气、血、精、神、津液	人体生命的基本要素
第三章 人体脏腑:和谐的风景	解剖及其缺失
第四章 经络:曲线与纬线	针灸与草药
第五章 失调之源:暴风雨天气	当病因不是起因
第六章 四诊:迹象与症状	重观亚里士多德与老子
第七章 八纲模式:阴阳表象	模式的基本结构与构成
第八章 人文景观模式	临床情境之细节
第九章 中医是艺术	深刻的神启
第十章 无人编织的网:西奈山	真理的位置
附录	疾病的阶段:一系列临床征象
	阳腑失调
	重观脉象
	奇怪的脏腑
	与东亚医学的科学邂逅:功效与不良反应
	五个向度(五行)
	历史的书目:传送中的链接
	所选参考书目
索引	—

① Ted J. Kaptchuk. The Web That Has No Weaver: Understanding Chinese Medicine [M]. 2 edition. New York: McGraw Hill Education, 2000.

生命与深度①。

Ted J. Kaptchuk 教授在论及气的概念时，认为气是宇宙基础中基本的人体子范畴。在中国文化与医学思想中，气与阴阳同为基础。中国人认为，宇宙万物无论有机、无机，都由气构成与定义。与其说气是加于无生命事物上的力量，不如说是对所有现象的表现。对中国人来说，气就是宇宙本身的脉搏。中国人的思想并不太区分事物与能量。气是一切存在与生成的本质。气并不"引起"变化，它代表着变化的过去、现在和将来。事物因气而变化成为不同的形式。Kaptchuk 教授十分重视气与感应的关系，并以感应来解释气的作用方式。他指出，一个事物影响另一个事物的能力称为"感应"，如果气是链接，感应就是其方式。一个事物能引起有相似频率的其他事物的感应，彼此激活。通过感应，一个气唤醒其他的气。同时宇宙通过感应影响人类。此外，Kaptchuk 教授对气的广义与狭义概念范畴进行了划分，认为广义之气包含阴阳，而狭义的气从实践与临床角度界定为，发生、运动、收缩、激活的特殊动力，这一层面仅体现其阳的属性。在中医文献中两者并存，广义的气可用于任何情境，狭义的气只能用于能动的部分。该书中所使用的气全部都是狭义范畴的气②。

而在《中国针灸学》（英文版）中对气的探讨则广为熟知，程莘农的定义为，气是构成宇宙的基本物质，一切现象都是由气的变化与运动产生的。中医学的气既指构成人体与维持人体生命活动的基本物质，又指脏腑组织器官的功能活动。基

①　Alex Holland. Voices of Qi: An Introductory Guide To Traditional Chinese Medicine [M]. San Francisco Bay Area: North Atlantic Books, 1999: 21-22.

②　Ted J. Kaptchuk. The Web That Has No Weaver: Understanding Chinese Medicine [M]. 2 edition. New York: McGraw Hill Education, 2000: 41-47.

本物质是功能活动的基础，由于气太过稀薄难以看到，它的存在只能由脏腑器官的功能表现出来，人体所有生命活动都是由气的运动变化来解释的①。

3. **气的分类** 两部英文著作中都有关于气之分类的独立讨论，且对气的划分类别的认识不尽相同。其中 Alex Holland 首先将气分为先天之气、后天之气、肾精等三类，但指出尽管这三种气十分重要，却非"负重之马"；继而又提出其他四类作为"负重之马"的气，即原气、谷气、营气、卫气②。Ted J. Kaptchuk 教授于书中虽论及原气、谷气与清气，但在后文气的分类中却并未将这三种气纳入讨论，而认为气分为脏腑之气、经络之气、营气、卫气、宗气等五类③。相较之下，《中国针灸学》（英文版）对气的划分类别最少，仅分为原气、宗气、营气、卫气等四种④。

• 论气特点对比

1. **气之描述的异同** 在对气之本质的探讨方面，两位西方作者都认为，气是中国哲学中构成宇宙万物的基本物质，也是中医学中构成人体的生命基础，与阴阳一样占据十分重要的位置。同时，两位作者也认同气的概念内涵比较难以理解，充满神秘感。不同的是，Alex Holland 将气理解为一种流动的动力，而 Ted J. Kaptchuk 教授则倾向于认为气并非加于无生命事物上的力量，而更像是一种对所有现象的表现。

---

① 程莘农. 中国针灸学（英文版）[M]. 北京：外文出版社，2009：53.

② Alex Holland. Voices of Qi：An Introductory Guide To Traditional Chinese Medicine [M]. San Francisco Bay Area：North Atlantic Books，1999：22-25.

③ Ted J. Kaptchuk. The Web That Has No Weaver：Understanding Chinese Medicine [M]. 2 edition. New York：McGraw Hill Education，2000：47，49-50.

④ 程莘农. 中国针灸学（英文版）[M]. 北京：外文出版社，2009：53-54.

　　为了便于读者理解气的属性，两位作者都指出了气的双重性质。Alex Holland 从气的词性角度，认为气兼有名词与动词的用法，并以光的波粒二象性的比喻来进一步解释说明；同时指出气不仅是演化中的主体，也是演化这一过程本身。Kaptchuk 教授的论述则更注重气的过程性，认为气代表过去、现在和将来。但两位作者的观点在本质上是相似的。比较特殊之处是，Alex Holland 注意到在中医文献中气的概念内涵并不单一，而是随语境发生变化；而 Kaptchuk 教授特别对气的阴阳属性进行了划分，认为中医文献中既有广义的气（阴与阳），又有狭义的气（阳），并界定了在他研究中的气均是阳的属性，表述上十分严谨。

　　两位作者对于气产生作用的方式都进行了探讨。Alex Holland 直接阐明气对于人体健康的重要意义，认为气是推动人体各种生理活动的能量，具有生命内涵，人体健康是因于整体的协调与平衡，而其基础则由气支撑。而 Kaptchuk 教授则十分注意"感应"这一概念，他认为气是事物间变化的链接，而感应就是气发挥其作用的方式，气之所以可以代表变化的过程，是因其通过感应作用相互影响与唤醒，从而实现不同事物之间的相互作用，以及宇宙与人体间的相互作用。

　　与两位西方作者的探讨相比，我国编写的《中国针灸学》（英文版）教材对气的讨论则相对简明。明确气是构成万物的基础；对其二重属性表述为既是物质，也是功能；强调气无法看到，因此要由脏腑器官功能体现其存在，并以气来解释人体的所有生命活动。

　　综上所述，三部著作的共同之处主要体现于对气于中国古人思想世界中的重要地位，以及气作为构成万物之本源的核心位置。但对于气之本质的理解则有动力与现象表达的分歧；三者虽都阐明气的二重属性，但具体划分方式存在细微差别；而对于气如何发挥作用，亦存在不同的理解。

2. 气之分类的异同 从气的分类数目对比，Alex Holland 将气分为七种，Ted J. Kaptchuk 教授分为五种，而程莘农将之分为四种。此时的气仅指中医学之气，不包括哲学之气的范畴。三部著作中气的分类情况如下表所示。

作者	先天之气	后天之气	肾精	原气	谷气	营气	卫气	宗气	脏腑之气	经络之气
Alex Holland	○	○	○	○	○	○	○	×	×	×
Ted J. Kaptchuk	×	×	×	(×)	(×)	○	○	○	○	○
程莘农	×	×	×	○	×	○	○	○	×	×

*注：○表示包含此项；×表示不含此项；（×）表示未列此项，但有相关论述。

根据上表的对比，结合三位作者的论述方式可以发现：第一，对于营气与卫气的分类，三部著作具有较高的一致性。第二，三位作者都谈及原气，但对于原气的理解则有所不同，Alex Holland 将原气与先天之气作为两种不同的气并列类举，但 Ted J. Kaptchuk 教授则认为原气就是先天之气①，而程莘农则表述明确为原气由先天之气产生，因而并不等同于先天之气②，在这一方面，西方学者对概念的准确表述尚有模糊之处。第三，从对气的分类数量来看，似乎西方学者更注重理论的细化以及概念的诠释。

---

① Ted J. Kaptchuk. The Web That Has No Weaver：Understanding Chinese Medicine ［M］. 2 edition. New York：McGraw Hill Education，2000：47.

② 程莘农. 中国针灸学（英文版）［M］. 北京：外文出版社，2009：53.

• 成因分析

通过对比，上述三部著作在对气的认识、气的作用方式以及气的分类等论述方面均存在着一定的差异，这种差异的背后有其自身的思想与文化背景、作者的学术背景以及著作面对的读者人群特点等三个方面影响因素。

1. **思想与文化背景** 西方的原子论与中国气的思想具有高度相似性，古希腊哲学的发展是由气论至原子论的逻辑演进[①]。当古希腊哲学家发现气无法满足物质始基的"质料"特质的要求时，原子论便应运而生。从逻辑上，原子论与中国之气论是相似的，但存在着细微的差异。中国之气的最根本特点在于其连续性、不间断性，且处在永恒的运动变化之中；而原子论认为世界是由某种质料的原子构成，原子间有空隙，不是连续的[②]。原子论的这种特点决定了西方学者在探讨中医之气时，容易将气进行分割，如 Ted J. Kaptchuk 教授在论述感应的发生时，表达为"一个气唤醒其他的气"，便体现了这一特点。

2. **作者的学术背景** 作者自身的学术背景也将影响其对气的观点。本文研究对象中，Alex Holland 为国外针灸专业出身的学者，因其从事临床工作，并涉猎广泛，因而在论述中对概念理论的涉及较全面，且擅用比喻探讨中医文化与思想内容。Ted J. Kaptchuk 教授具有严谨的西方医学研究背景，注重对概念的挖掘，在诠释中医概念时，常使用西医术语进行理解，体现了其学术背景特点，并使全书风格更倾向于学术研究

---

① 曾振宇. 中国气论哲学研究［M］. 济南：山东大学出版社，2001：40.

② 曾振宇. 中国气论哲学研究［M］. 济南：山东大学出版社，2001：49-53.

与探讨。

3. 读者人群的特点 由于著作面对的读者人群不同，其论述的重点与语言风格也呈现出相应特点。本文探讨的三部著作分别面对中医爱好者、中医研究者与中医学习者，因而讨论深度由浅入深，语言风格也具有介绍、探讨与讲解等不同体现。

通过两部国外中医著作中有关气之探讨的对比，可发现二者在对气的基本认识与理解方面有较多相似之处，但有关气的性质、分类，以及对原气与先天之气的诠释等方面尚存在许多相异之处，且与我国著作《中国针灸学》（英文版）的相关内容亦存在较大差异。析其成因，主要包括思想文化差异、作者自身学术背景以及面对的读者人群等方面。

对比分析的结果启发了笔者进一步的思考：

首先，中医对外交流的前提是自身理论的清晰、完善，而因中医理论的源泉是古代中医文献。因此，深入理解古人提出的概念与理论之本义，对中医自身现代化发展与对外交流都具有深刻意义。

其次，对中医外文文献著作的研究，一方面可帮助我们了解国外的研究动态，并进一步理解不同文化背景下有关中医的认识与思考；另一方面，也可通过研究外文文献的表达，学习表述中医理论的语言特点，有助于推动中医的跨文化传播。

最后，作为成熟的理论体系，在概念的表述与分类方面是不宜存在不确定性与分歧的。而中医之气的多种分类方式并存、不同的理解与诠释方法并存的现象，将影响中医理论框架的稳固性，以及中医理论的对外交流，这一点还值得今后进一步反思与研究。

【散论五】 模型理论与针灸之气

气是中国古代思想的核心概念，诸家多将之视为构成世间万物之本始。中医学根植于中国思想的土壤，在有关气的认识与表述上可谓一脉相承。在古人的世界观中，气的概念并不如今人看来这般玄幻，因而常被用以描述某些切实可观、可感知的现象与体悟。也正因为气的这一特点，在中医学体系中，针灸与气的关联最为密切。古代医家擅以气来描述针灸实践中所观察到的现象、反应等，也用之表达某些人体中暂时无法理解的因果关系，这是符合思想发展规律的。研究者发现，在《黄帝内经》针灸医学中，比起作为操作概念的阴阳来，反而更重视接近实体概念的"气"[①]，这一说法虽将不在同一范畴的气与阴阳两个概念浑然并立，但依然从一定程度上体现了针灸之气的实体特点。如果说中医学整体范畴内，形而上学层面的气占有较大比例，那么多数针灸理论之气，则更偏于实在。

纯粹基于传统思想对气进行研究，在意识形态上确实更能展现古人本意，但易在现代、尤其与西方的交流中存在障碍。因此笔者认为，在不扭曲气之本质内涵的基础上，引用现代科学哲学的相关概念与方法，对气进行新角度的探察，不失为将传统与现代结合的有益尝试。本文选择西方科学哲学中模型理论，通过对针灸之气多个相关概念不同认识角度的梳理，以及现代科学认识的探讨，试论针灸之气与模型理论相融合之可能及其类属，并在模型视角下，辨析气与以太的本质差异。

---

① 小野泽精一，福永光司，山井涌. 气的思想——中国自然观与人的观念的发展 [M]. 李庆，译. 上海：上海人民出版社，2014：270.

● 模型理论概述

模型（model）是现代西方科学研究中认识、解释现象最常用的方法之一。在对抽象问题的研究中，模型理论更多地借鉴语言学概念，其发展经历了从"句法"到"语义"的转变。具体而言，由于"句法"观自身理论存在局限，而无法合理地表征科学理论，"语义"观开始渐上科学表征问题的舞台。而模型理论正是在"语义"观基础上应运而生①。基于"语义"观，所有的理论都是模型的集合。

模型理论重在解决两个问题，其一是模型对现象或理论的表征（representation），其二是模型对实践中原理的解释（explanation）。国外已有关于模型表征与模型解释问题的诸多研究，并因使用于不同的目标（target）而分为两种流派，一种因其对数学上的严谨性的强调而被称为"Strong Account"，另一种则更偏重于模型的实际运用，弱化数学的严格规定，被称为"Deflationary View"②。前者对于模型表征世界的方式以（局部）同构为其核心，并认为"同构"这一概念本身就适用于精确的数学客体③；而与之相对的，后者则更注重模型使用者的引入，并认为"相似"是模型表征世界的主要方式④。因此，结合针灸之气自身的特有性质，有关模型对目标的表征方

---

① French S, Ladyman J. Reinflating the semantic approach [J]. InternationalStudies in the Philosophy of Science, 1999, 13 (2): 103-121.

② Suárez M. Deflationary representation, inference, and practice [J]. Studies in History and Philosophy of Science, 2015 (49): 36-47.

③ French S, Ladyman J. Reinflating the semantic approach [J]. InternationalStudies in the Philosophy of Science, 1999, 13 (2): 103-121.

④ Giere RN. An agent–based conception of models and scientific representation [J]. Synthese, 2010, 172 (2): 269-281.

式，本文主要采用 "Deflationary View" 的研究角度。

　　模型解释世界原理的方式，则涉及不同模型的分类问题。在此与本题关系较密切的是 "理想化模型" 与 "虚构模型" 这两种类型。通常认为，科学模型是对真实现象与事物的凝练，因而都是不准确、不完整、理想化的，正如 William Wimsatt 所言 "错误的模型是通往正确理论的途径"，因而理想化的模型是能够发挥解释现实原理、现象的作用的①。而 "虚构模型" 则起源于对 "模型是否是虚构" 的探讨，并通过模型与 "虚构文学作品" 的对比，讨论以虚构一词形容模型的适当性，从而得出认知科学中，所有思想交流为了对现象具有较好的代表性，都包含着理想化范畴、刻板印象等因素在内；科学虽然与 "虚构文学作品" 不属同一范畴，但科学模型在某种程度上确实与之存在许多共通之处②。在自然科学领域中，较为著名的虚构模型实例为 Maxwell 的 "以太" 模型，以太在 Maxwell 的力学模型中发挥着重要的解释、预测等作用，而 "以太" 这一物质本身是完全虚构的、不存在的③。从某种角度来看，"以太" 与本文所言 "气" 有着一定的相似性，但借助模型理论，仍可明确二者的差异，就此将在后文讨论。

　　划分理想化模型与虚构模型有一重要标准，即是否可以

　　① Kennedy AG. A non representationalist view of model explanation [J]. Studies in History and Philosophy of Science, 2012, 43 (2): 326-332.

　　② Giere RN. An agent-based conception of models and scientific representation [J]. Synthese, 2010, 172 (2): 269-281.

　　③ Morrison M. Fictions, representations, and reality [M] //Mauricio Suárez. Fictions in science: Philosophical essays on modeling and idealization. New York & London: Routledge, 2008: 8.

"去理想化（de-idealized）"①。正如上文所述二者特点，理想化模型是由现实事物或现象出发，将其某些条件进行理想化，因此去掉这些理想化条件，则仍可还原为现实；而虚构模型属于纯粹的虚拟"物质"，并不实际存在，仅可在模型的解释中发挥其功能，因而无从还原。这一划分标准将对后文具体探讨针灸之气模型的性质有重要意义。

• 针灸之气相关概念

在古代针灸文献中，单字"气"作为一个独立概念固然发挥着重要作用，但于不同语境中其意义繁多，因篇幅有限本文不逐一展开，仅以某些具体、关键的气相关概念为探讨对象。针灸学中由"气"构成的概念、术语主要可分为基础理论概念与临床实践概念。前者是指与针灸学理论相关的术语，是认识针灸学理论体系所必需的概念基础，如经气、营气、卫气等；后者则指在实践操作中用以描述某些现象、反应的名称，如得气、导气、守气等。

1. 基础理论概念认识

经气。经气也称脉气，于《黄帝内经》中未出现相互代用的情形，但后世含义发生变化，在解释说明腧穴、病理之时逐渐趋同②。吕金山（2009）对《黄帝内经》中出现的"经气"本义进行分析，归纳出"经气"在不同语境中的七种不同义项，包括在经之气、经脉气血、真气正气、得气现象、脉

---

① 引自 Ashley Graham Kennedy 教授授课内容（2015）。
② 赵京生. 针灸关键概念术语考论［M］. 北京：人民卫生出版社，2012：136.

诊反应、虚邪和虚风、"常"规气等①。经气和脉气均是将气和经脉概念结合而产生的说理性概念工具②。

血气（气血）。《黄帝内经》相关经文所用的是血气，如"经脉者，所以行血气而营阴阳"，但近人则称"气血"为多。李鼎（2009）先生曾就血气与气血进行辨析，认为"血"在前还是"气"在前，表明其间有主次之分。称"气血"是随着人们对气的重要性和多样性的重视而发生的。因此，将"血气"与"营气""宗气"等并列而称是不合适的。"气血"已经是一种理性的认识，概括出人的生命特征，是古人直观地从总的方面观察和体验人的生命现象的结果③。

营气与卫气。李鼎（2009）先生基于对《黄帝内经》有关营卫之气的经文进行释义，总结出营气偏于对内的营养功能，卫气偏于对外的防卫功能。营接近于物质，卫偏重于功能，故分称营血、卫气。传统针灸学，则以卫气、营气及谷气来分析经脉的脉气，说明针刺的效应④。不同历史时期对营卫之气有不同的内涵认识，如营卫为经气的组成部分、卫气与营气内外相贯、卫气为针刺所调之气等等。总结出营卫之气都与脉相关，虽分布有异，却内外贯通，功能上相辅相成，病理上相互影响，特征上，卫属阳，营属阴等⑤。

原气。原气未见于《灵枢》，仅有关于原穴的论述。自

---

① 吕金山.《黄帝内经》"经气"本义考［C］//中国针灸学会2009学术年会论文集（上集）. 北京：中国针灸学会，2009：1-3.

② 赵京生. 针灸关键概念术语考论［M］. 北京：人民卫生出版社，2012：135.

③ 李鼎. 中医针灸基础论丛［M］. 北京：人民卫生出版社，2009：67-68.

④ 李鼎. 中医针灸基础论丛［M］. 北京：人民卫生出版社，2009：357.

⑤ 赵京生. 针灸关键概念术语考论［M］. 北京：人民卫生出版社，2012：140-147.

《难经》始提出人身之"原气"的概念，用以指一身本原之气。李鼎（2009）先生就命门原气说展开讨论，认为是《难经》对《黄帝内经》肾气理论和"肓之原，出于脖胦"的阐发，又是对"冲为血海"理论的补充。以"脐下肾间动气"来说明"下元之气"的重要性，从而补足了上焦"宗气"、中焦"水谷之气"和下焦"原气"的完整内容①。

2. 临床实践概念认识

调气。调气是基于气"不调"而设的一种治疗方法。即针对程度各异的虚实寒热等病理表现，随其证而调其气。而气调的标志在于脉气之"平"。调气的方法是至为精微的过程，医者的持心凝神是调气的重要前提。调气的宗旨有二：一是令"气至"，此类调气操作主要包括循摄、爪切、摇针、捻转、搓弹等手法，以促其得气；二是令"气至病所"，即令针刺感应达到病变部位，此类调气法包括龙虎升腾法、纳气，以及龙虎龟凤等通关过节诸法。调气的概念属于较概括和抽象的治疗大法，一定程度上具有治疗原则的性质②。

得气与气至。得气与气至是对针刺过程中出现同一现象的不同称谓，关于这两个概念的相关探讨最多。从理论角度来看，有关得气的具体内容，李鼎（2009）先生认为是以谷气为主，因针刺经穴多数在"分肉之间"③。而气至的具体所指，也是"谷气至"，"谷气"是为了表明这种反应有益于机体，表现为"徐而和"；而邪气出不是有效效应的反应，所以称"邪"，表现为"紧而疾"。那些认为得气有邪气反应和正气反

---

①　李鼎. 中医针灸基础论丛 [M]. 北京：人民卫生出版社, 2009：212-214.

②　赵京生. 针灸关键概念术语考论 [M]. 北京：人民卫生出版社, 2012：355-357.

③　李鼎. 中医针灸基础论丛 [M]. 北京：人民卫生出版社, 2009：97-101.

应两类的理解是错误的①。对于得气引起的受术者反应，现代有关针刺感应的研究表明，穴位肌电可在一定程度上作为针刺肌肉丰厚处穴位获得针感的客观反映指标②，根据组织形态学，针感的感受器分布于各个穴位深浅不同部位的游离神经末梢，同时，外周体液因素也参与了针感的形成③。此外，《黄帝内经》强调"气至"与否的判断标准为针刺前后脉象的变化，提示在临床实践中，脉诊对于针灸处方施治、判断疗效有重要意义④。

导气。导气针法出自于《黄帝内经》五乱病候论述之中。导气针法的意义在于，分析认识疾病的机制，或可从经脉之气的自身运行规律出现紊乱这一角度来考虑。治疗不唯补泻之法，还可立导气之法，以与病理机制相合。在临床运用导气针法操作时，始终以相同的速度缓缓行针。因而只要在进针后，在一定深度内以相同的速度、幅度、频率及力量，较缓地提插、捻转行针，就不悖导气针法的立意⑤。

• 针灸之气现代认识

关于针灸之气的现代认识主要集中于对气的实质的探索。梁忠、王华（1993）首次提出氧是经气实质的重要组成部分及经络实质即氧通道的观点⑥。梁忠等（2012）研究进一步表明，中医"经气"与氧都是具有物质、功能及信息特性的

① 赵京生. 针灸经典理论阐释 [M]. 上海：上海中医药大学出版社，2000：132.

② 张笑平. 针灸作用机理研究 [M]. 合肥：安徽科学技术出版社，1983：16.

③ 张笑平. 针灸作用机理研究 [M]. 合肥：安徽科学技术出版社，1983：21-23.

④ 赵京生. 针灸经典理论阐释 [M]. 上海：上海中医药大学出版社，2000：133.

⑤ 赵京生.《内经》导气针法研究 [J]. 南京中医学院学报，1993，9（2）：49-50.

⑥ 梁忠，王华. 氧、经气、经络——关于经气和经络实质的新假说 [J]. 湖南中医学院学报，1993，13（3）：13-15.

"质",两者在生理作用和病理反应上具有极高的相似性。实验结果表明,中医经气与氧代谢物质关系十分密切,与氧代谢相关物质的特异分布及其功能可能是经络及经气的实质内容之一,氧及携氧蛋白可能是中医经络之"气血"实质的主要内容,针灸调节经气的机制可能是通过调控整体及局部氧代谢状态而实现的①。笔者认为,这种将中医理论的气与现代科学的氧直接对等的说法,虽有一定新意,但实难以与古人创气之思想的本意相合。氧的概念源于现代科学的背景环境之中,这类研究实为对思想发展顺序的倒置。也许在针刺过程中,机体局部的确产生了某种氧代谢变化的反应,但并不代表这种"氧"便直接对应了经典理论所言之"气"。但作为对气的实质回归的探索,则不失为一种较具代表性的思路。

张维波(2013)由气在不同的位置和条件下有不同的名称这一观点出发,认为气是人体体液的不同表现形式,并基于对《黄帝内经》原文的理解,分别总结出气血经络于营分、卫分等处的分布及概念内涵的示意图②。这是从客观层面明确划定不同概念间的界限。此种研究角度,强化了中医学之气、血、经络、营卫等概念的科学依据,较淡化其中的哲学意味,并为针灸之气作用的物质基础提供了一种解释的可能。

此外,国外学者亦有关于针灸之气的研究。麻颖、刘炜宏(1997)对世界针灸学会联合会"针灸与气"国际专题研讨会的与会文章进行综述,其中有关"气"的专门性探讨十分丰富。美国 Smith M 提出,气在血液循环中对平衡液体运动是不

---

①　梁忠,黄波,陈军. 中医之经气与氧代谢相关性研究 [J]. 中国针灸,2012, 32 (2):183-186.

②　张维波.《黄帝内经》气血经络概念解析 [J]. 中国针灸, 2013, 33 (8):708-716.

可缺少的成分；乌克兰 A Orel 等认为，"气"的运行有一定的规律，在特定的时候应严禁损害"气"所在的空间，因而编制了针灸禁忌系统的计算机程序；土耳其 Kemal Nuri Ozerkan 提出整体的变化是由两个相互作用的基本极性，即阴和阳来表达的，这种相互作用产生新的能量，从而产生"气"的震动，针刺则把体内的阴阳结合为协调的震动。在治疗方面，墨西哥 Hector 分别总结了用以调整元气、宗气、营气、卫气的特定穴位；拉脱维亚 Nicholaey 提出治疗不同疾病应追求不同的针感，在治疗中应有意识地采用各种手法引导气的流动①。上述国外学者的观点一方面使揭开针灸之气本质有了更多的研究思路与角度，有助于在未来研究中发掘在不同文化背景下对针灸与气的全新认识，另一方面也体现了气作为针灸学核心概念之一，其本质的明晰将产生重要影响与意义。

• 模型理论重观针灸之气

气在针灸学中具有理论与实践层面的说理意义，其丰富的概念内涵，以及对现象与观念的阐述作用，使我们可以将之视为针灸学中的重要理论"模型"。根据模型理论，是否可以去理想化是辨析理想化模型与虚构模型的重要标准。而这一辨析则决定了模型本身的实体性。换言之，如将气视为理想化模型，则意味着气的"实体"需要得到明确；而如将之视为虚构模型，则意味着气本身并不"存在"，而是古人为了阐述理论、描绘现象而凭空创造了它的概念。

基于笔者对上文有关基础理论及临床实践角度对气的认识

① 麻颖，刘炜宏. 世界针联"针灸与气"国际专题研讨会论文综述 [J]. 国外医学中医中药分册，1997, 19 (3)：16-19.

的梳理，大致可将基础理论的气的相关概念视为古人对人体构成、作用方式的观念的体现；而临床实践的气则更偏于古代医家在针灸操作中对某些现象或感知的描述。如果将这两种气的"模型"进行"去理想化"，则前者还原后是现代科学所认识的多种物质基础的综合体；而后者的还原，则更似是这些综合体发挥作用后的"量变"与"质变"。因而如果说气是古人凭空"创造"的概念，则将之架空在说理层面，完全忽略了气的实在性。且现代研究对气的实质，虽未达到统一的认识，但已有相当成果明确其实际存在。基于此，笔者认为，如果气是针灸学的理论模型，则宜归属于理想化模型的范畴。

• 气与"以太"差异探讨

虽然气的本质有待明晰，但其仍可在多种层面上去理想化，这一点决定了其与西方科学中常用的"以太"有着本质的差别。"以太"的虚构性是十分明确的，甚至"以太"的产生就是为了平添某一概念，来暂时"取代"某些尚待揭示的物质或存在。而一旦这些物质的本质得到证实，以太也就失去了在此的意义。换言之，以太并非其所替代的物质或现象本身。而气从宏观上，可谓中国古人的"世界观"，体现了中国人认识世间万物与现象的观念，并没有"取代"的必要，而如果说气也是因无法明确事物本质而具有某种虚构内涵，那么这种虚构更多的仅停留在语言层面，而非意识层面，即古人本就是将这些事物、现象命名为气。

明晰气和"以太"的本质差异，则引起对气的英译问题的思考。关于气的英语翻译方法已有丰富的研究，译法也比较繁多。根据所出现的语境不同，普遍运用的英译方式有breath、air、vapour、stream、vital fluid、temperature、energy、 anger 等。曾出现比较特殊的译法，即 ether（以太、大气以外的媒介物）①。笔者认为，将气对应于 ether，不仅容易产生误导作用，且无助于对气的丰富内涵的传达。现在较通行的译法是直接采用汉语拼音 Qi，在明确气的本质内涵，并为之创造最贴切的英译方式之前，这种译法虽有无奈，但尚稳妥。

模型理论在某种程度上，能对针灸之气的研究有所助益。但因于中国思想与西方哲学的范畴跨度，使得两者并不能完全结合。气的多种层面内涵无法由模型进行刻板，而模型也缺乏更广泛的理论以容纳气的全部特性。这种现阶段的遗憾，却也同时提示了此类探讨的意义所在。

一方面，它暗示了西方模型理论作为一种新的研究视点，在中国传统思想、中医思想的探索中的运用，是一种较具新意的尝试。在二者结合中，往往可引出更多的思考盲点，从概念的规范、内涵的阐发、理论的本源等进行更准确、深入的挖掘，以发现以往研究中的缺漏。就针灸之气而言，这种尝试为今后的研究提供了一种反推还原以定性的方法，增加了"气"的多元讨论之可能性。更进一步，则是西方科学哲学对中国思想与中医理论研究的补充。

另一方面，中国思想、中医理论与其他文化范式相较具有许多特殊之处。在中西方思想的碰撞中，这些特点的难以纳入则提示了西方理论体系中某些环节的薄弱，就本文所论"气"而言，则引申出模型理论对功能的弱化；真正认识"气"，则亟需一种可留于功能层面说理的模型，而无需对应实体物质。也许，这也将是中国思想对西方科学哲学的一种推动。

---

① 李存山. 中国气论探源与发微［M］. 北京：中国社会科学出版社，1990：385-386.

【散论六】《黄帝内经》针刺诊治气思想钩沉

现代为人所熟知的针灸理论多源于《黄帝内经》。无论《灵枢》《素问》，对与针灸相关之理、穴、脉、形、器、法等内容均有深入论述。虽言"针灸理论"，但针灸本身又属以操作为主的疗疾方法，具有较强的实践特性，对经典中与针灸实践相关内容的深入挖掘，在现代针灸临床对古法的传承与运用中意义重大。

古代经典医籍有关针灸实践层面的论述中，有关针刺与脉诊关联的内容较少在现代临床得到运用与发挥，而从其在经典中所占篇幅，即可想见其在古时的重要地位。作为针刺治疗中的主要诊法，脉诊与针刺理论之关联也较为复杂，对于这一问题，赵京生（1990，2000）早先已有从脉诊与针灸治则、针刺方法、得气、治法选用等四个方面的讨论，并从文献角度就经脉与脉诊之关联与渊流进行了深入分析，在此不做赘述①。而本文所关注的，是从脉诊至针刺这一实践过程中，起到主要衔接与表述作用的一个关键概念。

气，源于中国传统思想，其意象与观念的产生要远早于"气"字的出现，早期气的概念来源于远古时期对风雨土壤的信仰与崇拜，这与中国悠久的农耕社会形态有直接关系②。气

---

① 赵京生，史欣德. 针灸与脉诊之关系初探 [J]. 江苏中医，1990（6）：19-21.

赵京生. 经脉与脉诊的早期关系 [J]. 南京中医药大学学报（自然科学版），2000，16（3）：168-171.

② 小野泽精一，福永光司，山井涌. 气的思想——中国自然观与人的观念的发展 [M]. 李庆，译. 上海：上海人民出版社，2014：3.

的概念，在中医理论中有着根本性地位，而于针灸理论，更是演绎原理、描述现象、透视观念的关键所在。在针刺与脉诊相关的医论中，气是内涵丰富、表述功能灵活的高频词。因于这一现象，本文以《黄帝内经》针灸理论之针刺与脉诊相关经文为材料，钩沉于这一易被忽视的文本内，气所扮演的角色与发挥的作用，透过文字层面的分析，挖掘隐含其中的理论与实践意义，并呈现其所投射的古人独特的气语言与思维模式。

• 气口：人身内外之窗

在解剖并不盛行、且缺乏现代检验技术的古代，若要了解人身内部器官功能状态，是十分困难的。在古人对身体漫长而不懈的探索中，把握外显之规律、征象，成为古代发展各种诊法的重要基础。不难联想，四肢和人身其他各处的动脉跳动，及其与心脏节律的相关性，必然引发古人的关联性思考，并容易将这种搏动作为反映在内脏腑功能状态的重要指征。

在《黄帝内经》的很多语境中，"气"都有着功能、状态的内涵，这也是诊脉之处的"脉口"亦称"气口"的原因。早期经脉与脉诊关系密切，经脉运行气血，联络脏腑，经脉功能体现之"经气"，在内脏腑功能体现之"脏气"，通过经脉的连通，至诊脉处，便是"脉气"，因此，揣度"脉气"，即可判断经脉脏腑的盛衰状态。在这一语境中，"气口"就如同位于体表的窗口，通过这些特定部位，可以"内观"人体深处之动态。

此外，《黄帝内经》有关脉诊内外之应的论述中，"气"也有其特定内涵。《灵枢·根结》关于脉动与脏腑病之数的对应中，有论曰：

一日一夜五十营，以营五脏之精，不应数者，名曰狂生。

所谓五十营者，五脏皆受气。持其脉口，数其至也，五十动而不一代者，五脏皆受气；四十动一代者，一脏无气；三十动一代者，二脏无气；二十动一代者，三脏无气；十动一代者，四脏无气；不满十动一代者，五脏无气。予之短期，要在终始。所谓五十动而不一代者，以为常也，以知五脏之期。予之短期者，乍数乍疏也。

气血在经脉中循环，一昼夜五十周，以提供五脏所需，维持和协调五脏功能，其中"受气"与"无气"分别代表着常与病的五脏状态，所谓"受气"，可理解为功能之正常，而"无气"则是脏腑功能未能得以发挥。古人通过"持其脉口"，计算脉动的节律来推测所病之脏的数目，亦即病情的深重程度，此处脉动异常节律的具体数值，虽不免有说理意图，但依然是古人临床诊疗经验认识的一种体现。

与之相似，《灵枢·终始》中有"少气者，脉口人迎俱少而不称尺寸"之论，此为人迎寸口诊脉法，诊脉部位在广泛意义上实都属"气口"，而前者所少之"气"，则是对人在内一身之气的概指。

此外，透过"气口"，还可探察具体身形部位之状态，如《素问·三部九候论》中，以天、地、人三部察"胸中之气""头角之气""口齿之气""耳目之气"等。

● 气：难言之脉的代词

脉，其本身是可感知的，但是，这种透过医者指尖的触觉，到作为经验记述传承的文字，其转换之难如隔天堑，而"气"便是构筑于两者之间的通途。

古人观念中，"气"是对无形的、不可见的状态的概括。具体在脉诊相关论述中，"气"在很多语境下，是脉象的代名词，其后常伴随对脉象的具体描摹，这一用法在《黄帝内经》中也最为多见。如《灵枢·五色》对人迎寸口之脉的描述"人迎气大紧以浮者……人迎与寸口气小大等者"，较明确地使"气"的含义指向脉动特点。《素问·脉要精微论》中对"脉气少"之表现有十分传神的形容，谓"按之至骨"，此时的"气"偏于抽象，有透过脉象洞悉的人身之"气"状态的内涵。与之相对，《素问·阴阳类论》之"气浮不鼓"的描述，则更偏于具体，是指浮脉而不鼓于手下的感觉。

《素问·平人气象论》中有一处特殊部位脉诊的描述：

胃之大络，名曰虚里，贯膈络肺，出于左乳下，其动应衣，脉宗气也。盛喘数绝者，则病在中；结而横，有积矣；绝不至曰死。乳之下其动应衣，宗气泄也。

这一段是对十五络之"胃之大络"的描述。根据历代注家注释，此"宗"为"尊"之义，"宗气"即"一身之中血气所尊"，强调其于人身之重要地位与意义。而通过其定位的描述，可知此"宗气"脉动之处，即心尖搏动点，大致于左侧第四肋间隙，亦即感知心脏搏动的部位，这与古人将"宗气"置于如此高的位置亦是相合的。而出现"乳之下其动应衣"症状，现代医学亦将之视为病理表现，而古人则以"宗气泄"阐释其机理。在这里，虽然所诊之"脉"与所察之"气"异于通常所言的脉诊，但其所察部位仍可归结为广义的"气口"范畴内，且附加了对此"气"的意义的界定。

在古人的观念中，脉诊之"气"并非全然恒定，这种"不定"一方面体现于脉气本身的周流，从经脉循行理论即隐约可察这种如环无端的流动性，在诊脉的相关表述中，这种特性时有流露；另一方面，则在于人之常脉与病脉特点，随不同天时而变化的特征。《素问·玉机真脏论》论四时所主之常脉特征及其病脉与病症，其间对脉象特点均以"其气来"这一句式表达，此"气"指"脉气"无疑，而一个"来"字，充分体现了古人所体察到的，脉象随四时而发生相应变化的规律。

● 气与络脉之诊

如果说诊脉于"气口"处，所察目标在藏于体内深处的经脉，那么尺肤诊法及其他皮肤浅表的望诊，所察目标则在于表浅的络脉。正如《灵枢·经脉》所言："经脉者常不可见也，其虚实也以气口知之，脉之见者皆络脉也。"相较而言，前者之诊，重在体悟与感知，而后者之诊，则重在直接的感受与观察。《黄帝内经》中有关络脉诊法的载述与"气"依然有着密切关联，其于不同语境中的含义指向也十分多样。

尺肤诊法在《黄帝内经》针灸理论中很少作为独立的诊查依据，常与脉诊相参并用，但所用之方式不尽相同。如《灵枢·邪气脏腑病形》中，"脉小者，尺之皮肤亦减而少气"，从其表述上，可揣测诊尺之方法似与诊脉之法无异，《太素》在此有释文言：

尺之皮肤者，从尺泽至关，此为尺分也；尺分之中，关后一寸动脉，以为诊候尺脉之部也；一寸以后至尺泽，称曰尺之皮肤。尺皮肤下，手太阴脉气从藏来至指端，从指端还入于藏，故尺下皮肤与尺寸脉六变同也。皮肤者，以手扪循尺皮肤，急与寸口脉同。

可见，这里的尺肤诊法是在尺之皮肤部位通过扪循的方式，感受其皮下"脉气"状况。

而至《灵枢·论疾诊尺》一篇中，则有"尺肤寒，其脉小者，泄，少气"，显然，这里所诊尺肤之要在于其寒热，而两种诊法相合所察为一身之"气"的总体状况,"少气"便意味着全身与"气"相关的各类症状表现呈现不足之虚象。

除通过尺肤诊法外,通过望诊皮肤浅表处的细小血脉,也是探析"络气"的方式之一。《灵枢·经脉》有对望诊络脉及其相应含义的枚举:

> 凡诊络脉,脉色青则寒且痛,赤则有热。胃中寒,手鱼之络多青矣;胃中有热,鱼际络赤;其暴黑者,留久痹也;其有赤有黑有青者,寒热气也;其青短者,少气也。凡刺寒热者皆多血络,必间日而一取之,血尽而止,乃调其虚实;其小而短者少气,甚者泻之则闷,闷甚则仆,不得言,闷则急坐之也。

络脉行于浅表,肉眼可见,古人总结规律,通过观察络脉颜色即可判断络脉之气的盛衰与寒热特质,并从而影响相应针刺治法的取用。如络脉"有赤有黑有青",则为有寒热之"邪气"蕴于其中;如络脉"青短",则是"经气"不足,有气虚之证,亦即文末"小而短者少气"之义。对应于治疗原则,则以寒热、多血络者,用刺法泻之,而对于气虚太过者,则不宜行针刺泻法。

• 气贯针脉

《灵枢·九针十二原》早已有言:"凡将用针,必先诊脉。"古代针灸实践中,针刺与脉诊的密切关联现已毋庸置疑,而"气"是这两者之间关系言说中的核心语言,演绎了针刺疗法从诊到治的完善逻辑。对此,《灵枢·终始》一篇有十分经典的论述,经言:

> 人迎一盛,泻足少阳而补足厥阴,二泻一补,日一取之,必切而验之,疏取之上,气和乃止。人迎二盛,泻足太阳,补足少阴,二泻一补,二日一取之,必切而验之,疏取之上,气

和乃止。人迎三盛，泻足阳明而补足太阴，二泻一补，日二取之，必切而验之，疏取之上，气和乃止。脉口一盛，泻足厥阴而补足少阳，二补一泻，日一取之，必切而验之，疏而取之上，气和乃止。脉口二盛，泻足少阴而补足太阳，二补一泻，二日一取之，必切而验之，疏取之上，气和乃止。脉口三盛，泻足太阴而补足阳明，二补一泻，日二取之，必切而验之，疏而取之上，气和乃止。

其中"气和乃止"为通过针刺补泻表里两经，使人身阴阳之气和调，脉象表现上则体现为将所盛之脉调至平脉。总体而言，这一方法是通过人迎寸口之脉的比较，作为判断应取针刺的部位以及具体选择的补泻方法。而文段中反复出现的"气和乃止"，则是作为针刺之术时间上的尺度与效果上的标准，亦是对人迎寸口之脉本身的抽象概括。

在《黄帝内经》的针灸理论中，脉诊是目前临床上继承相对薄弱的环节，这一方面与现代诊断技术在针灸临床的发展与运用有关，另一方面，也不可否认的是对经典解读的疏漏。厘清这部分内容，对针刺实践中脉象传达深层内涵的把握有重要意义。通过本文的梳理，"气"在此既是相关概念的组成元素，亦是对抽象概念与变化的代称，时而为可察之实体，时而为难解之言语。"气"的多变灵活的义项特征，大概也铸成了现代理解针刺脉诊相关内容之沟壑。

就理论而言，"气"亦是古人之于人身内外关联的神秘遐想。气的活动，气的变化，气的探知，气的调整，作为认识身体和调节身体的医学思想，在《黄帝内经》中已经是自成系统的成熟思维和表达方式。而且，其形成之初就与经脉和刺灸密不可分。透过脉象指导针刺，是知外揣内思想的典例。其实不仅脉象，五输穴等针刺远治作用之法的由来亦是与这种思想密切相关。而无论诊、治，在古人看来，均是借助"气"的唯一媒介启动所有作用的发生。因此说"凡刺之道，气调而止"（《灵枢·终始》），"用针之类，在于调气"（《灵枢·刺节真邪》），"是故工之用针也，知气之所在，而守其门户，明于调气，补泻所在，徐疾之意，所取之处"（《灵枢·官能》），这是针灸疗法贯穿始终的思想认识和方法原理。

海德格尔提出，"存在在思想中达乎语言，语言是存在之家"[①]，没有语言也就没有人类的思想。"气"，便是在《黄帝内经》时期，中国古人通用的、传达记述身体及其现象反应的语言与核心概念。而更深层的，实为古人建构完善的"气"思想世界。

【散论七】 针刺究竟补泻了什么？

针刺法及其背后的理念，基本可划分为两类：补泻与对症[②]。相较而言，补泻刺法的后世发展成熟多样，也更得到历代医家的重视。时至今日，在统编《针灸学》教材及针灸相关工具书中仍可见这一偏倾的痕迹。临床运用中，针刺补泻法也始终备受关注，于经典补泻刺法的基础上，又衍生出愈渐丰富的种类，其根源多不离补泻之基本要义。然而补泻法的壮大并不等同于针刺技术的发展，反而过于繁复的操作给质朴的体表疗法披上了层层神秘外衣。故而回归经典，返璞归真，客观看待古人的记述尤显必要。

---

① 海德格尔. 路标［M］. 孙周兴，译. 北京：商务印书馆，2000：366.
② 赵京生. "补泻"与"对症"两类刺法分析［J］. 中国针灸，2012，32（9）：837-841.

●"神奇"的补泻

补泻刺法于《黄帝内经》中并未形成十分严整鲜明的理论体系，而更多的是对其理念的描述，赵京生从所刺之处的部位与脉象两方面对此概括①。或有如"补方泻圆"之类内涵天圆地方动静阴阳的文化动因，而对补泻之法的形象说明②。

纵观补泻法的发展，于早期周秦时，成形的补泻手法包括开阖补泻、迎随补泻、呼吸补泻等③；至隋唐五代，则在《黄帝内经》基础上，进一步衍生、丰富出补泻刺法的各类运用方法，如留针时长，据四时与时日而用补用泻的方法等④；而明代《金针赋》所发展出的补泻八法等，可视为补泻手法之丰富的重要标志。

补泻刺法发展到今天，于第 9 版统编《针灸学》教材中，对其原则描述如下：

"补虚泻实就是扶助正气，祛除邪气……'虚'指正气不足，'实'指邪气盛。虚则补，实则泻，属于正治法⑤。"

此外，通过择要梳理历版统编《针灸学》教材及术语标准中对针刺补泻的定义，亦可概览其认识的发展，如下表所示。

---

① 赵京生."补泻"与"对症"两类刺法分析 [J]. 中国针灸，2012，32（9）：837-841.

② 赵京生. 针灸关键概念术语考论 [M]. 北京：人民卫生出版社，2011：375-377.

③ 马继兴. 针灸学通史 [M]. 长沙：湖南科学技术出版社，2011：88.

④ 马继兴. 针灸学通史 [M]. 长沙：湖南科学技术出版社，2011：359.

⑤ 王华，杜元灏. 针灸学 [M]. 北京：中国中医药出版社，2012：207.

材料名称	针刺补泻定义
《针灸学》(3 版)	(针刺补泻) 是根据 "盛则泻之, 虚则补之" 的治疗原则而确立的两种针法①。
《针灸学》(4 版)	(针刺补泻) 是根据《内经》"实则泻之, 虚则补之" 的理论确立的两种不同的治疗原则和方法②。
《针灸学》(5 版)	(针刺补泻) 是根据《灵枢·经脉》"盛则泻之, 虚则补之, 热则疾之, 寒则留之, 陷下则灸之" 这一针灸治病的基本理论原则, 而确立的两种不同的治疗方法③。
《GB/T 30232—2013 针灸学通用术语》	(针刺补泻) 补泻手法。针刺得气后, 根据患者病证的不同情况采用相应的针刺操作以补虚泻实。
《WHO 西太平洋地区传统医学名词术语国际标准》	"补" 意为激活降低的功能, 使之恢复正常; "泻" 意为祛除病邪, 使亢盛恢复正常④。

而毫针补泻手法的种类, 第 9 版《针灸学》教材中有捻转补泻、提插补泻、徐疾补泻、迎随补泻、呼吸补泻、开阖补泻、平补平泻、烧山火、透天凉等九种之多⑤。

不难看出, 自《黄帝内经》伊始, 针刺补泻被演绎得说理性渐强, 种类样式愈加丰富; 且大多以 "气" 为认识、诠

---

① 江苏新医学院. 针灸学 [M]. 上海: 上海人民出版社, 1975: 76.

② 南京中医学院. 针灸学 [M]. 上海: 上海科学技术出版社, 1979: 147.

③ 邱茂良. 针灸学 [M]. 上海: 上海科学技术出版社, 1983: 158.

④ 世界卫生组织. WHO 西太平洋地区传统医学名词术语国际标准 [M]. 北京: 北京大学医学出版社, 2009: 237.

⑤ 王华, 杜元灏. 针灸学 [M]. 北京: 中国中医药出版社, 2012: 155-156.

释的媒介，对于补泻的结果，有些甚至清晰确凿得令人难以置信。

但问题在于，补泻是对刺法而言，与临床关系最为密切。面对这类描述与认识，施术者或靠自身体悟，通晓其义，而以自己的体会运用于实践；或不明其义，仅一味刻板操作，而难解操作之缘由。然而能准确"体悟"者又有几人？懵懂地照本宣科又怎能保证手法尽达古人经验之初衷？

补泻，本是最密切关联实践的概念，这种玄化的情形，实在不利于对其思想的运用与发展。我们亟需以质朴的语言明了，针刺补泻究竟是在说什么。

• 当古人说"补泻"时是在说什么

补泻刺法起源于《黄帝内经》。通过集中梳理《灵枢·九针十二原》《灵枢·官能》《素问·离合真邪论》等三篇中有关补泻较为完整的论述，提出《黄帝内经》中补泻刺法的两个操作特点及其立意[①]：

① （补泻刺法）是对应着病证的虚与实的外在表现特征而制定的；

② （补泻刺法）是基于对发病机理的朴素认识。

这两个特点中，后者是对古人思想的解释，而前者，才是直接关系临床运用的本质阐发，也是我们探讨这一问题的关键。

基于这样的认识，补泻之本质实为：**所谓补法，就是对于体质较虚、呈现衰弱征象的受术者，进行轻微徐缓的刺激；所**

① 赵京生. 论《内经》补泻针法的立意及其演变 [J]. 南京中医学院学报，1994，10（6）：35-36.

谓泻法，就是对于体质偏盛、呈现亢进征象的受术者，进行强劲有力的刺激。

早在1954年的《新针灸学》中，朱琏就已提出："如治疼痛、痉挛等症，说是'实状'要'泻'，给予镇静和缓解，这相当于我们用的抑制法；如治虚脱、麻痹等症，说是'虚状'要'补'，给予激发和解除过度抑制，这相当于我们用的兴奋法①。"这一论述已较贴近可实用的补泻真谛，只可惜西方医学与中医思想维度有异，纯粹从抑制与兴奋的角度理解补泻难免失当。

总而言之，以朴素的语言所论之补泻，使其要义更贴近"用"的层面，更能体现出补泻的实际价值所在。而后出各类花样翻新的手法，实万变不离其宗，只要秉承着这种根本的顺势思想②，补泻刺法的创意可以说是无穷的，但应认识到，这些华丽面纱所覆盖的都是同一张面孔。

补泻刺法所以会经历特别丰富的创新，并遭受了过度诠释与过度强调，其部分原因在于对"补"与"泻"二字的语言上的解读。所谓"补"，即补充之义③；所谓"泻"，即卸除之义④，二者都存在着某物相对某种容器的空间位移关系。在此文义的影响下，补泻刺法颇富神秘气息。那么，随针刺被纳入与放出的是什么呢？

• 热闹的背后：气

《灵枢·九针十二原》对补泻的论述如下：

① 朱琏. 新针灸学 [M]. 南宁：广西科学技术出版社，2008：23.

② 赵京生. 针灸经典理论阐释（修订本）[M]. 上海：上海中医药大学出版社，2003：182-183.

③ 王力，等. 古汉语常用字字典 [M]. 北京：商务印书馆，2014：29.

④ 王力，等. 古汉语常用字字典 [M]. 北京：商务印书馆，2014：423.

泻曰，必持内之，放而出之，排阳得针，邪气得泄。

补曰随之，随之意若妄之，若行若按，如蚊虻止，如留如还，去如弦绝，令左属右，其气故止，外门已闭，中气乃实。

不难发现，隐约看去，补法最终要保守"气"，而泻法则要排出"气"。顺着这一思路，难怪后人常执著于对补泻中纳入与祛出气的追求，就算不解气为何物，也硬要拉拢些针刺中相关的反应来迎合气的概念，而难明补泻刺法的本意所在。渐渐地，既玄化了补泻刺法，也神化了气。

《灵枢》对补泻的这一描述，二分而论，一半是实践中真正应留意的"法"；另一半只是古人基于当时的认识，对此法所以有效的解释之"理"，与实践关联甚微。这种以气论理的现象，体现了《黄帝内经》时期的思想和语言特点，应认识到，古人并非在今日自然科学视野下用现代语言载述经验，他们的一切理解，都立足于那个气一元的世界。

补泻并非多样而神奇。

因此，将补泻与对症称为两种并立的针刺之法①实不为过，在古人最初始本义中，二者的地位关系不过如此。

古汉语的精炼，局限了表达，却释放了理解。这种特点成就了寥寥数语尽言天地道理的画面。在今天，宜认清这一特点，避免望文生义的玄化，跳出现代思维模式和语言习惯的樊笼。

从某种角度讲，古典经文是不能进行直接的现代翻译的。

---

① 赵京生."补泻"与"对症"两类刺法分析 [J]. 中国针灸，2012, 32（9）：837-841.

但不可翻译不等于不可破译，关键则在于区分观念论述与经验记述，进而辩证地解释不同性质的内容，避免过度诠释或以经解经的谬误。

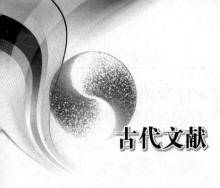

古代文献

1. 黄帝内经素问 ［M］. 北京：人民卫生出版社，2012.

2. 灵枢经 ［M］. 北京：人民卫生出版社，2012.

3. 明·李时珍. 蒋力生，叶明花，校注. 濒湖脉学 ［M］. 北京：中国盲文出版社，2013.

4. 明·马莳. 孙国中，方向红，点校. 黄帝内经素问注证发微 ［M］. 北京：学苑出版社，2011.

5. 明·马莳. 孙国中，方向红，点校. 黄帝内经灵枢注证发微 ［M］. 北京：学苑出版社，2007.

6. 明·汪机. 贺普仁，郭静，杨光，点校. 针灸问对 ［M］. 北京：北京科学技术出版社，2013.

7. 明·吴昆. 素问吴注 ［M］//郭君双. 吴昆医学全书. 北京：中国中医药出版社，1999.

8. 明·杨继洲. 赵京生，王桂玲，胡俊霞，点校. 针灸大成 ［M］. 北京：北京科学技术出版社，2013.

9. 明·张景岳. 范志霞，校注. 类经 ［M］. 北京：中国医药科技出版社，2011.

10. 南京中医学院. 难经校释 ［M］. 北京：人民卫生出版社，2009.

11. 牛兵占. 难经 ［M］. 北京：中国盲文出版社，2013.

12. 清·张志聪. 黄帝内经素问集注 ［M］//郑林. 张志聪医学全书. 北京：中国中医药出版社，1999.

13. 清·张志聪. 灵枢集注 ［M］//郑林. 张志聪医学全书. 北京：中国中医药出版社，1999.

14. 唐·杨上善. 李云，点校. 黄帝内经太素 ［M］. 北京：学苑出版社，2007.

15. 西晋·皇甫谧. 针灸甲乙经 ［M］//黄龙祥. 针灸名著集成. 北京：华夏出版社，1996.

16. 元·滑寿. 李玉清，主校. 十四经发挥 ［M］. 北京：中国医药科技出版社，2011.

气的相关术语索引